생체리듬의 과학

이 책은 의학 서적이 아닌 참고용 도서로 기획되었습니다. 여기 소개된 정보는 여러분이 건강에 관한 결정을
내릴 때 도움이 되도록 고안된 것입니다. 따라서 이를 여러분의 주치의가 처방한 치료법 대신으로 사용해서
는 안 됩니다. 자신에게 의학적 문제가 있다고 의심된다면, 지체하지 말고 유능한 의료진의 도움을 받을 것
을 권고합니다.

밤 낮 이 바 뀐 현 대 인 을 위 한

생체리듬의 과학

사친 판다 지음 · 김수진 옮김

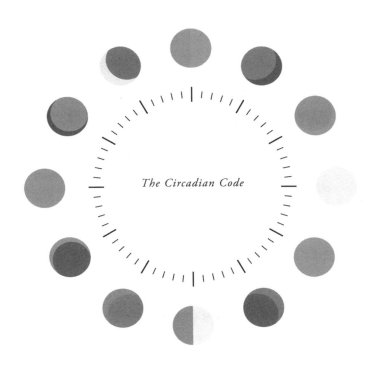

The Circadian Code

세종

들어가며

리듬에 따라 생활하고 조화를 이루는 것이 건강하게 사는 길이다.
다만 무턱대고 아무 리듬이나 따라서는 안 된다.

세균 이론—그리고 이와 관련되어 등장한 위생, 백신, 항생제라는 인류 건강을 위한 획기적인 발견들—은 지난 세기에 보건 분야에 지각변동을 일으킨 주인공이다. 덕분에 전염성 질환을 예방하게 되었고 인류 역사상 유례없이 인간의 기대수명이 극적으로 늘어났다. 그러나 장수한다는 것이 항상 더 건강하게 산다는 것을 의미하지는 않는다. 실제로 오늘날에는 몸과 마음의 만성 질환이 일찍이 아동기에 시작되어 노령기까지 이어지면서 급증하는 모습이 목격되고 있다. 그나마 다행스럽게도 우리는 그 원인이 무엇인지 파악하기 시작했다. 그것은 우리안에 뿌리 깊이 박혀 있는 원초적이고 보편적인 건강 코드를 현대의 생활습관이 교란하고 있기 때문이다.

지난 20년간 나와 동료 연구자들, 그리고 여러 다른 과학자들이 일주 생물학circadian biology이라는 작은 분야에서 관찰과 연구를 계속해오고 있다. 그 결과, 몸과 마음이 최적으로 기능하는 법을 파악하는 방식이 급격히 달라지고 있다. 사실 생체리듬의 과학은 다양한 분야에 걸쳐 있다. 생물학, 운동 생리학, 수학, 심리학, 수면학, 영양학, 내분비학, 안과학, 유전학, 종양학 등의 학문을 모두 아우른다. 우리는 함께 연구를 진행하면서 생활하는 타이밍을 조절하는 단순한 방법—그리고 그렇게 해서 생활방식을 손쉽게 바꾸는 것—이 우리 생체리듬을 회복하는 비결임을 알게 되었다. 이것은 의료 분야의 차세대 혁명이 될 것이 분명하다. 나는 개인적인 연구를 통해, 그리고 다양한 분야에서 저마다 최고의 인재들과의 협업을 통해 발견한 내용을 공유하는 대화의 장에 여러분을 초대한다. 그것은 바로 생체주기 코드circadian code다. 이 발견을 통해 얻은 교훈을 삶에 적용하여 잠자고, 먹고, 일하고, 운동하고, 집안 조명을 켤 때 작은 변화를 주기 바란다. 이러한 작은 변화가 여러분의 건강과 관련된 모든 측면에서 심오한 차이를 만들어낼 것이다. 사실, 이를 통해 여러분이 얻게 될 이익은 그 어떤 약물이나 특별한 다이어트법보다도 훨씬 효과적일 것이고 오래 지속될 것이다.

아마도 여러분은 생체리듬에 대해 이미 들어본 적이 있을 것이다. 2017년 노벨상 수상을 계기로 이 연구 분야가 인간의 건강에 미치는 영향력을 인정받았기 때문이다. 생체리듬이 금시초문이라 하더라도 걱정할 필요는 없다. 아주 단순한 개념이기 때문이다. '생체주기circadian'라는 용어의 어원은 라틴어로 '둘레'라는 의미의 circa와 '하루'

라는 의미의 diêm이 결합된 것이다. 따라서 모든 식물과 동물, 인간이 '하루라는 시간 동안' 드러내는 생물학적 과정이 생체리듬이다. 이러한 리듬은 실제로 여러 종種 간에 상호 연결되어 있으며 체내의 생체시계 혹은 생물학적 시계internal circadian or biological clock에 의해 통제된다. 여기서 말하는 생체시계는 흔히 떠올리는 '똑딱거리며 흘러가는 생체시계'와는 성질이 매우 다르다. 앞으로 다루겠지만, 우리 세포는 거의 모두가 저마다 이런 생체시계 가운데 하나를 지니고 있다. 이 시계는 밤낮으로 다양한 시간에 수천 개의 유전자를 가동하거나 멈추도록 프로그래밍되어 있다.

이러한 유전자들은 모든 측면에서 우리의 건강에 영향을 준다. 예를 들면 우리는 건강할 때 밤에 숙면을 취한다. 그러면 아침에 일어날 때 상쾌하고 에너지 넘치는 기분이 들면서 당장이라도 일하러 갈 마음이 생긴다. 이때는 장 기능도 완벽하게 정상적이다. 우리는 건강한 허기를 느끼고 맑은 정신을 갖게 된다. 오후에는 운동할 에너지도 생긴다. 밤에는 별다른 노력 없이도 잠자리에 들 수 있을 정도로 피곤해진다. 그런데 이런 일상리듬이 하루나 이틀 잠시 방해를 받으면 우리 생체시계는 이 유전자들에 올바른 메시지를 보내지 못한다. 그러면 우리 몸과 마음은 우리에게 필요한 만큼 제대로 기능하지 못한다. 만약 이러한 교란 상태가 며칠간, 몇 주 혹은 몇 달 동안 계속된다면 우리는 모든 유형의 전염병과 질병에 무릎을 꿇게 될지 모른다. 불면증에서부터 주의력 결핍 및 과잉행동장애ADHD, 우울증, 불안장애, 편두통, 당뇨병, 비만, 심혈관 질환, 치매, 심지어 암에 이르기까지 온갖 병을 얻게 된다.

불행 중 다행으로 자신의 생체리듬과 조화로운 상태로 되돌아가는 일은 어렵지 않다. 불과 몇 주 만에 우리의 생체리듬을 최적화할 수 있다는 말이다. 자신의 24시간 주기 리듬, 즉 생체리듬을 회복하면 오히려 일부 질병의 진행을 역전시키거나 치료를 가속화하여 더 좋은 건강 상태로 회복될 수 있다.

시간의 생물학을 둘러싼 비밀을 발견하는 여정

역사적으로 특별한 시기인 1971년에 인도에서 태어나 자랐다는 점에서 나는 행운아다. 덕분에 급속도로 진화하는 현대사회가 우리 인간의 생체리듬을 비롯한 상호 연결된 삶interconnectedness of life을 어떻게 단절시키는지 직접 경험할 수 있었다. 나는 유년시절 내내 외가와 가까운 작은 도시에서 살았다. 외할아버지는 지역 철도역에서 화물 담당 직원으로 일하면서 자주 야간근무를 하곤 하셨다. 외할아버지와 외할머니가 사시던 집에는 현관 근처에 커다란 재스민 나무가 있었다. 어린 내 눈에 이 나무는 마법과 같았다. 밤이면 꽃을 흐드러지게 피우고 새벽이 오기 직전에 꽃잎을 떨어뜨렸기 때문이다. 마치 매일 아침 야간근무를 마치고 퇴근하시는 할아버지를 아름다운 꽃잎 카펫을 펼치며 맞이하는 것만 같았다.

여름방학과 겨울방학이 되면 우리 가족은 농촌에서 농장을 하는 친가에 갔다. 철도역에서 교대근무를 하는 외할아버지와 농장에서 자연과 조화를 이루며 사는 친할아버지의 삶은 너무도 대조적이었다. 자동차로 겨우 2시간 거리밖에 떨어져 있지 않았지만 마치 최소 1세기는 되는 듯한 거리감이 느껴졌다. 내 어린 시절의 대부분 동안 친할아버지가 살던 마을에는 전기가 들어오지 않았다. 여러분도 상상할 수 있듯이 농장의 삶은 우리 집이 있는 도시의 삶과는 무척 달랐다. 친척들은 그들이 먹는 것을 거의 다 직접 키웠다. 내 기억에 할아버지가 한 번이라도 시계를 차고 계신 모습은 남아 있지 않지만, 그들의 일상은 시계처럼 정확하게 태양과 별과 조화를 이루며 전개되었다. 동이 트면 수탉의 울음소리가 알람 역할을 하여 모두를 깨웠다. 온종일 사람들은 식물과 동물을 돌보고 먹을 것을 준비하며 하루를 보냈다. 우리는 과일과 채소를 따거나 삼촌이 농장 연못에서 낚시하는 것을 거들었다. 식사는 아침과 점심 중심이었는데, 방금 딴 채소와 막 잡은 물고기로 차려 잔칫상과 다름없었다. 반면 저녁은 늘 해가 지기 전에 먹었고, 대부분은 점심때 먹다 남은 음식으로 때웠다. 익힌 음식을 밤 동안 저장하는 것이 불가능했기 때문이다. 시골의 저녁 풍경 역시 도시와는 매우 달랐다. 우리가 사용할 수 있는 불빛은 등유 램프 불빛이 전부였다. 당시에는 등유가 비싸서 정부로부터 배급을 받아 썼다. 우리 조부모님 댁은 침실 6개가 있는 비교적 넓은 집이었다. 그래서 매일 저녁 램프를 사용할 수 있도록 우리에게 허락된 시간은 한두 시간뿐이었다. 다만 베란다 양 끝에 있는 램프 두 개만은 밤새 깜빡이며 켜져 있었다. 저녁식사를 마치면 집안의 아이들은 너 나 할 것 없이 달려가 램프 하나

를 가운데에 두고 둘러앉았고—교사였던—어머니는 우리에게 퀴즈를
내곤 했다. 때때로 고모들도 합류해서 우리에게 이야기를 들려주었다.
삼촌은 우리를 데리고 뒷마당으로 나가서 여러 가지 달의 위상 변화를
가르쳐주었다.

한번은 내가 집에서 즐겨 먹던 과일이나 채소를 먹고 싶다고 이야
기하자 사촌들이 이상하다는 눈으로 나를 쳐다보았던 기억이 난다. 그
들이 보기에 나는 어떤 계절에 어떤 과일과 채소가 자라는지도 모르는
멍청한 도시 아이였다. 하지만 사촌들이 몰랐던 사실이 있다. 할아버
지의 농장에 다수확 품종의 과수와 채소, 쌀을 도입한 사람은 바로 대
학에서 농학을 전공한 우리 아버지였다. 이렇게 도입된 신품종 쌀 가
운데 몇몇은 심지어 여름과 겨울에도 자랄 수 있어서 근본적으로 같은
땅에서 수확량이 두 배로 늘었다. 이 같은 경우에는 만물의 자연스러
운 질서를 방해하는 것이 그리 나쁜 생각은 아닌 듯 보였다.

나는 중학생일 때 교통사고로 아버지를 잃었다. 십중팔구 수면 부족
상태였던 트럭 운전자가 졸음운전으로 차량을 통제하지 못하고 사고를
냈다. 몇 년이 흐른 뒤 나는 수면 부족 상태의 뇌가 알코올의 영향을 받
는 뇌보다 더 위험하다는 사실을 알게 되었다. 그러나 밤새 잠들지 못한
채 운전대를 잡는 것은 오늘날에도 여전히 불법이 아니다.

고등학교 졸업 후 나는 아버지처럼 농학 전공으로 진학했다. 당시에
는 이것이 정부나 은행업계에서 안정적인 일자리를 얻을 수 있는 가장
빠른 길이었다. 내가 할아버지의 시골 마을을 찾을 때마다, 할아버지
는 나를 놀리시려고 당신이 계절에 상관없이 어떤 과일이나 채소도 키

울 수 있게 내가 자연의 암호를 풀 수 있겠냐고 묻곤 하셨다. 이를 계기로 나는 모든 살아 있는 것들이 하루 주기와 계절 단위의 시간에 어떻게 연결되어 있는지 파악하는 일에 흥미를 느끼기 시작했다.

나는 당시에 현업에서 은퇴하신 외할아버지도 찾아뵙곤 했다. 외할아버지는 은퇴 후 불과 몇 년 만에 치매 증상을 보이기 시작하셨다. 할머니는 할아버지를 아기처럼 돌보셨다. 대학교 4학년 때에는 거의 매주 주말마다 할아버지를 뵈러 갔다. 나는 할아버지가 유일하게 알아볼 수 있는 서너 사람 가운데 한 명이었다. 할아버지는 밤낮에 대한 감각을 잃으셨다. 아무 때고 허기를 느끼거나 졸려 하셨고 어떤 때는 한밤중에도 멀쩡히 깨어 계셨다. 나는 단순한 시간의 암호가 우리 일상생활에서 얼마나 중요한지 주목하기 시작했다. 내가 대학을 졸업한 후 며칠 뒤에 할아버지는 72세를 일기로 세상을 떠나셨다.

대학에서 식물육종과 유전학을 전공한 나는 성적이 썩 좋았다. 나로서는 같은 전공으로 석사과정에 진학하는 것이 자연스러운 행보였을지 모르겠다. 하지만 나는 인도에서 생명공학biotechnology이라고 불리는 분자생물학 석사과정 장학금을 지원받는 행운을 얻었다. 그 당시 분자생물학은 새롭게 등장한 과학 분야였고, 덕분에 나는 유전자 코드라는 분야에 입문하게 되었다.

석사 학위를 받은 후 나는 센네이 시에 있는 부시 보크 앨런Bush Boake Allen(지금의 IFF, International Flavors & Fragrances)이라는 좋은 연구 환경에서 연구원으로 일하게 되었다. 이 회사는 거의 모든 세계 주요 식품업체에 공급되는 착향료와 향료를 생산하는 곳이다. 내게 주어진 첫 번째 과제는 바닐라콩이 향을 띠게 되는 화학적 메커니즘을 밝히는 것이었다. 나는 인도 남부 닐기리 구릉에 있는 바닐라 농장을 찾았다. 그곳에서 농장주인은 새벽 2시쯤 나를 깨워 차에 태우고 바닐라 밭으로 갔다. 꼭두새벽에 바닐라 꽃이 봉우리를 터트리자마자 일꾼들이 일일이 손으로 수분하는 모습을 보여주기 위해서였다. 벌이가 좋은 일자리였지만, 일꾼들은 두어 달 동안 한밤중에 일어나야 하는 것을 무척이나 싫어했고, 시즌이 끝날 때 즈음 크게 앓아누웠다. 나는 그들이 아픈 원인이 밭에 있는 어떤 물질에 대해 반응을 일으킨 탓인지, 아니면 두 달 동안 잠을 자지 못한 탓인지 고민했다. (2017년 노벨 생리의학상을 공동 수상한) 제프리 C. 홀Jeffrey C. Hall, 마이클 로스배시Michael Rosbash, 마이클 W. 영Michael W. Young 교수가 그들의 획기적인 연구 결과를 발표하면서 생체리듬 연구 분야가 주요 과학저널의 헤드라인을 장식하기 시작하던 시기였다.

얼마 후 나는 인도를 떠나 캐나다 매니토바주의 주도인 위니펙으로 건너가 대학원에 입학했다. 이 경험은 많은 면에서 내게 깊은 충격을 안겼다. 그중 가장 소소한 일이 기온이 섭씨 37도에 이르는 인도에서 살다가 겨울이면 영하 18도가 일상이 되는 위니펙에서 살게 된 것이었다. 겨울이면 밤이 너무도 길어진 상황에서 내 머리는 도무지 갈피를 잡지 못했다. 이것이 문화충격 때문인가? 아니면 기온 충격? 그것도 아니면 빛이 부족한 탓? 면역학을 전공한 급우들 가운데 거의 절반이 극도로 무기력한 상태에 빠져 있었는데, 그들은 이를 "윈터 블루스, 즉 겨울 우울증"이라고 불렀다. 위니펙의 기나긴 밤이 나의 생체리듬과 기분에 영향을 미치는 경험을 하면서 이 분야에 대한 내 관심에 다시 불이 붙기 시작했다. 그렇게 나는 단 한 번의 겨울만 보낸 뒤 어렵사리 샌디에이고로 옮겨갔다. 그리고 바로 그곳에서 한평생 품었던 질문과 경험을 모조리 한 연구 분야에 쏟아부었다. 이렇게 해서 생체리듬에 대한 나의 연구가 공식적으로 출범했다.

지난 21년간 나는 이 연구에 내 삶을 바쳤다. 캘리포니아 라호야에 있는 스크립스 연구소Scripps Research Institute에서 대학원생 신분으로 식물이 어떻게 시간을 측정하는지를 연구했다. 가장 짜릿했던 점은 이 분야에서 선두를 달리는 실험실에 소속되어 있었다는 사실이다. 식물과 동물 모두 시계clock 유전자를 지니고 있다는 사실을 우리가 처음 발견한 것이 바로 이때였다. 우리의 연구 범위에는 이러한 시계 유전자들이 어떻게 작동하는지 그 신비의 베일을 벗기는 것도 포함되어 있었다. 하루하루가 스릴 넘치는 날의 연속이었다. 매일 밤 여러분이 가장 좋아하는 브로드웨이 쇼를 맨 앞자리에 앉아서 볼 때와 같은 기분이라고 생각하면 된다. 특정한 식물 시계 유전자들은 함께 작용하여 식물이 광합성을 하여 연료로 이산화탄소를 흡수할 때와 잠을 자거나 회복할 때를 알려준다. 나는 이 유전자들이 어떻게 작용하는지를 밝혀낸 팀의 일원이었다. 내가 발견한 식물 유전자 가운데 하나는 생체시계와 신진대사, DNA 복구가 어떻게 연결되어 있는지에 대한 우리의 이해를 도왔다.

2001년, 나는 새로 설립된 노바티스 연구재단의 게놈학 연구소 Genomics Institute of Norvatis Research Foundation(GNF)의 초청을 받아 그곳

에서 동물 시계 유전자를 대상으로 박사후과정 연구를 수행했다. 이 최고의 연구소에서는 최근에 만들어진 인간과 쥐의 게놈을 이용해서 생물학을 이해하는 데 주안점을 두었다. 그곳에서 나는 일주 생물학에 숨어 있는 신비를 푸는 작업을 했다.

나의 첫 번째 획기적인 발견은 첫해에 나왔다. 생체리듬이 다양한 계절이나 다양한 유형의 빛에 어떻게 적응하는지를 설명할 수 있게 된 것이다. 우리 팀은 포착하기 힘든 청색광 센서를 눈의 망막에서 발견했다. 이 센서는 빛 신호를 뇌 시계에 보내어 언제가 아침이고 언제가 밤인지 알려주는 역할을 한다. 광센서를 파악하게 됨으로써 우리는 생체시계를 빨리 가게 하거나 늦추기 위해 얼마나 많은 빛이 필요한 지—어떤 색의 빛을, 얼마나 오랫동안, 하루의 어떤 시점에 필요로 하는지—알게 되었다. 이것은 실로 어마어마한 발견이었다. 거의 100년 동안 과학자들은 눈에 광센서가 존재한다는 사실은 알았지만, 어느 부분에 있는지 혹은 무슨 역할을 하는지는 알지 못했기 때문이다. 이 발견은 저명한 과학저널인 〈사이언스Science〉지가 선정한 '2002년을 빛낸 10대 발견 중 하나'로 선정되었다. 여러분이 사용하는 스마트폰이나 태블릿 PC가 예정된 취침시간 몇 시간 전에 배경색을 밝은 백색에서 어두운 오렌지색으로 바꾸는 이유도 바로 이 때문이다.

이 광센서가 어떻게 작동하는지, 어떻게 눈에서 뇌로 정보를 전달하는지, 수면과 우울증, 생체리듬, 고통을 조절하기 위해 뇌의 어떤 부위에서 이 정보를 받아들이는지 밝히는 데에는 거의 8년이 걸렸다. 심지어 오늘날까지도 나는 빛이 생체리듬에 영향을 미치는 모든 범위와 현대 조명이 이 과정에 어떻게 영향을 주는지 알아내기 위해 여전히 노력하고 있다. 그래도 우리의 발견이 단순한 관찰과 연구 수준에서 실제 적용되는 단계로 옮겨간 모습을 보았을 때는 무척이나 뿌듯했다. 이 발견 덕분에 불과 15년 만에 10억 명 이상의 사람들이 자신의 건강에 빛이 미치는 영향을 알게 되었기 때문이다.

이 연구의 두 번째 포인트는 우리의 체내 시계가 그들의 타이밍 정보를 어떻게 전달하고 우리 몸의 기관들이 어떻게 시간을 읽어서 특정한 시간에 각기 다른 임무를 수행하는지 밝혀내는 것이었다. 우리는 현대적인 게놈 기술을 활용하여 다양한 신체기관에서 다양한 시간에 어떤 유전자가 켜지고 꺼지는지를 모니터하기 시작했다. 이 연구는 2002년에 시작되었는데, 그 이래로 우리는 또 하나의 획기적인 발견을 해냈다. 뇌와 간에 있는 수백에서 수천 개의 유전자가 특정한 시간에 켜지고 꺼진다는 사실을 발견한 것이다. 우리는 지금도 실험 대상을 다양한 기관과 조직, 뇌중추, 분비선으로 확장하면서 이 실험을 계속해서 진행하고 있다. 현재 우리는 거의 모든 신체기관이 저마다의 시계를 지니고 있으며 각 기관에 있는 유전자들이 켜지고 꺼지면서 하루 중 예측 가능한 시간마다 단백질 생성 정도에 영향을 준다는 사실을 알아가고 있다.

명망 높은 소크 생명공학 연구소Salk Institute for Biological Studies에서 실험실을 이끌어가기 시작한 후, 나는 지금까지 진행해온 생체시계 연구를 유수의 대학들과 협업하며 계속 이어갔다. 이제 우리는 예측 가능한 생체리듬을 지니는 것이 건강한 신체기관을 가지는 길임을 알게 되었다. 유전자 암호에서 일어난 돌연변이가 질병으로 이어질 수 있는 것과 마찬가지로, 생체주기 코드에 반反하는 생활은 우리를 질병으로 몰아갈 수 있다. 지난 몇 년 동안 나는 심혈관 및 신진대사 질환 연구 분야의 석학들과 함께 연구할 수 있는 행운을 누렸다. 그 결과 우리는 정상적인 생체시계가 결핍된 동물들이 이러한 질환을 앓을 가능성이 크다는 사실을 밝혀냈다. 고장 난 생체시계가 만병의 근원이며, 역으로 대부분의 만성 질환에서는 생체시계 기능이 제대로 발휘되지 못한다는 사실이 서서히 분명해졌다.

2009년, 마침내 내 연구의 양대 분야—빛과 시간—가 하나로 합쳐졌다. 우리는 앞선 두 차례의 연구를 확장하는 차원에서 한 가지 단순한 실험을 설계했다. 실험용 쥐들을 특정한 주기로 빛과 어둠에 노출한 것이다.[1,2] 쥐는 대개 야행성이라 밤에 음식을 먹는다. 하지만 이 실험에서 우리는 낮에 먹이를 준 다음 쥐의 체내 시계에 어떤 일이 벌어지는지 지켜보았다. 놀랍게도 24시간 주기 안에 켜지고 꺼지는 간liver 유전자들 거의 모두가 빛 신호를 완전히 무시했으며, 그 대신 간 유전자들이 쥐가 먹는 시간과 굶는 시간에 동기화된다는 사실을 발견했다. 또한 이 실험을 통해 하루 주기의 섭식(음식 섭취)—공복 사이클이 간에서 거의 모든 리듬을 불러일으킨다는 것도 알게 되었다. 모든 시간 정보가 외부세계로부터 눈의 청색광 센서를 거쳐 들어온다고 생각하는 대신, 우리는 아침의 첫 번째 빛 한 줄기가 우리 뇌 시계를 재설정한다는 것을 알게 되었다. 이와 마찬가지로, 이제는 아침에 섭취하는 첫 번째 음식 한 입이 다른 모든 신체기관의 시계를 재설정한다는 것도 알게 되었다.

그 후 2012년, 우리는 도전 영역을 더 멀리 확장했다. 질병이 식습관뿐만 아니라 생체주기 코드의 붕괴와도 관련되어 있는지 확인하고 싶었기 때문이다. 쥐에게 기름지고 달콤한 음식을 마음껏 먹게 하면 몇 주 안에 비만과 당뇨 증상을 보인다는 것을 증명한 연구 논문은 지금껏 수천 편이 발표되었다. 우리는 첫 번째 실험군의 쥐들에게는 고지방 식단에 언제든 자유롭게 접근하게 하고 두 번째 실험군의 쥐들에게는 8시간—내지 12시간—안에 먹이를 다 먹게 한 다음 양쪽을 비교했다. 그 결과 아주 놀라운 사실을 발견했다. 양쪽 모두 같은 음식에서 같은 열량을 섭취했지만, 이 음식을 매일 12시간 혹은 그보다 짧은 시간 안에 다 먹은 쥐들은 비만, 당뇨, 간과 심장 질환에 대한 방어력이 철벽과 같았다. 더욱 놀라운 사실은, 병든 쥐에게 이렇게 예정된 시간에 먹이를 주면 투약이나 식단 변화 없이도 병의 진행을 역전시킬 수 있다는 점이다.

과학계에서는 처음에는 우리의 발견을 회의적으로 바라보았다. 당시에는 무엇을 얼마나 많이 먹느냐가 우리의 건강을 결정한다는 것이 사회적 일반통념이었다. 그러나 인문학 연구 분야를 포함해서 전 세계 실험실에서도 서서히 이와 유사한 연구 결과가 연이어 나오기 시작했다. 이제 우리는 무엇을 얼마나 많이 먹느냐에 덧붙여서 언제 먹느냐 하는 문제도 중요하다는 사실을 알게 되었다. 많은 주요 의료기관에서 우리의 발견에 주목했고, 음식 섭취 타이밍이 중요한지 알아내기 위해 각자 나름대로 문헌고찰을 시행했다. 예를 들면 그중에서도 국립보건원National Institutes of Health, 미국 심장협회American Heart Association, 미국 당뇨협회American Diabetes Association에서는 내 생각과 마찬가지로 생체시계를 재설정하는 것이 만성 질환 예방과 치료 가속화를 위해 우리가 앞으로 나아가야 할 최선의 희망이라고 믿는다. 2017년, 미국 심장협회는 거의 70년 만에 음식 섭취 타이밍과 빈도에 관한 첫 번째 권고안을 발표했다. 이는 우리의 연구를 뒷받침하는 것으로, 섭식 패턴이 심혈관 질환 예방 혹은 감소를 위한 방안으로 어떻게 활용될 수 있는지를 보여주었다.[3]

　나의 연구를 바탕으로 한 이 책은 생활습관에 간단한 변화를 주어 생체시계를 최적화할 수 있도록 여러분에게 필요한 도구를 제공하고자 한다. 지금껏 인류의 건강 측면에서 현재보다 더 위험한 상황은 없었다. 오늘날 전체 성인의 1/3가량은 비만, 당뇨, 심혈관 질환, 고혈압, 호흡기 질환, 천식, 만성 염증과 같은 만성 질환을 적어도 한 가지 이상 앓고 있다. 미국인들은 은퇴 시점이 되면 두 가지 이상의 만성 질환을 앓는 경우가 많다. 그런데 만성 질환에는 치료법이 거의 없다는 것이 진리다. 당뇨병 환자 가운데 완전히 정상으로 회복되는 경우는 그리 많지 않다. 심혈관 질환을 앓는 사람들도 정상 상태로 돌아가는 일은 드물다. 그저 이러한 질병을 다스리면서 병과 함께 사는 방법만 있을 뿐이다.

　그런데 이제 상황이 변하고 있다. 이 책에서 나는 여러분이 매일 활용할 수 있는 아주 간단한 아이디어와 실천방법을 제공하고자 한다.

이러한 이론과 실행법은 질병을 예방하거나 발병을 늦추기 위한 활발한 실험 연구 과정을 거쳐 입증된 것이다.

나에 관해 여러분이 알아야 할 일이 한 가지 더 있다. 내가 연구하는 분야는 미국 정부의 지원을 받고 있으며, 여러분과 같은 정직한 납세자와 독지가 덕분에 성공적으로 진행되고 있다. 이 연구 결과가 백만 명의 사람들에게 영감을 주어, 그들이 작은 변화를 만들어 한 가지 만성 질환의 발병을 단 1년 지연시킬 수 있기만 해도 나라 경제에 연간 최소 20억 달러 비용 절감 효과를 가져올 것으로 추정된다. 이 연구는 내가 여러분을 위해 준비한 선물이다. 2001년 당시 나는 박사 학위를 받은 지 얼마 되지 않은 외국 국적의 F-1 비자 소지인이었다. 그런데 GNF에서 박사후 연구를 계속할 수 있게 되자 너무도 설레었고, 그런 마음을 안고 H-1B 비자를 신청했다. 취업 비자가 발급되기를 초조하게 기다리며 속이 시커멓게 타들어 가는 심정은 외국 국적인이라면 누구나 잘 알 것이다.

그러는 중에 9·11 테러가 일어나고 말았다. 2001년 9월 12일 오후 5시 즈음, GNF 인사부장이 손에 서류 한 장을 들고 내 자리로 다가왔다. 내가 가장 두려워했던 최악의 시나리오가 머리에 떠올랐다. 미국 정부가 나의 H-1B 비자 발급을 거부한 것이 틀림없다고 생각했다. 그러나 이런 내 짐작과는 달리 비자는 그날 일찍 승인되었다는 소식이었다. 그 순간 나의 새로운 터전이 된 이 나라가 참으로 멋진 곳임을 깨달았다. 9월 12일, 내가 그 전날 발생한 사고로 인해 완전히 무기력해져 실험실에서 도무지 연구에 집중하지 못하고 있는 동안, 동부의 누군

가는 출근해서 내 신청서를 보고 승인한 것이다. 그날 나는 미국에 머물면서 내가 받은 도움을 다른 사람들에게 갚으리라 결심했다. 이것이 내가 여러분과 연구 결과를 공유하는 이유다. 부디 이 연구가 여러분에게 유익하기를 바란다.

이 책은 어떻게 구성되어 있는가?

여러분의 생체시계에 접근하는 것은 식습관 그 이상의 문제다. 사실, 그것은 식습관과는 전혀 별개다. 바로 생활방식의 문제이기 때문이다. 언제 먹고 언제 조명을 꺼야 하는지 아는 것이 그 출발점이다. 여러분의 하루 가운데 이같이 소소한 부분에 주목하는 것만으로도 질병을 예방하고 발병을 지연시키는 데에 큰 도움이 될 것이다.

여러분도 알게 되겠지만, 생체리듬은 깨지기 쉽다. 밤샘 비행을 했거나, 밤잠을 설쳤거나, 아프거나, 지장이 있을 정도로 업무 일정에 시달려서 아주 살짝 혼란에 빠지는 것만으로도 충분하다. 이 책은 하루 중 여러분이 깨어 있는 시간을 관리하는 데 유용한 강력한 도구가 될 수 있다. 여러분이 부모이건 자녀이건(특히 10대 자녀), 밀레니얼 세대이건 퇴직자이건 상관없다. 정규 근로자나 야간 교대 근로자, 워킹맘, 건강문제에 열광하는 사람 등 누구에게나 이 책은 유익할 것이다. 혹시 여러분에게 현재 한 가지 이상의 만성 질환이 있다면 반드시 이 책을 읽어야 한다. 여러분이 어떤 사람이건, 이 책을 통해 하루 중 언제가 여러분이 먹고, 일하고, 운동하기에 최적의 시간인지, 저녁시간을 어떻게 관리해야 가장 편안한 최선의 숙면을 취할 수 있는지 알게 될 것이다.

무엇보다도 이 책은 예방에 관해 다루고 있지만, 지금 당장 더 나은 삶을 사는 데에도 이러한 정보를 활용할 수 있다. 1부에서는 체내에 있는 생체시계가 어떻게 작동하는지, 완벽한 타이밍을 유지하는 것이 어른, 아이 할 것 없이 모두에게 최고로 중요한 이유가 무엇인지를 규명하는 데에 초점을 맞춘다. 건강을 위한 첫걸음은 여러분이 실제로 몸이 편한지, 편하지 않은지를 인식하는 것에서 출발한다. 그래서 1부에는 여러분의 건강 상태가 현재 어떻게 생체리듬에 영향을 주는지 알아볼 수 있는 간단한 테스트가 포함되어 있다. 이것으로 여러분의 타이밍을 추적하여 어느 지점에서 조정이 필요한지도 파악할 수 있다.

2부에서는 체내 리듬을 극대화하기 위해 여러분의 하루를 가장 잘 활용하는 방법이 무엇인지 설명한다. 정확히 언제 그리고 무엇을 먹어야 하는지는 다루겠지만, 얼마나 많은 양을 먹을지는 논외다. 이 프로그램에서는 열량을 계산하지 않지만, 내가 제시하는 가이드라인을 따르면 체중 감소는 거의 불가피하다. 여러분은 하루 중 언제가 일하고 생산적인 활동을 하기에 최적의 시간인지, 언제가 운동하기에 최적의 시간인지 알게 될 것이다. 이뿐만 아니라 밤에 더욱 질 좋은 숙면을 취할 수 있는 새로운 기법과 여러분의 경험을 모두 강화하고 추적할 수 있는 기술도 발견하게 될 것이다.

나이가 들수록, 생체리듬의 교란이 우리에게 미치는 영향은 젊었을 때보다 더 커진다. 성인이 되어 앓는 대부분의 질병은 추적해보면 생체리듬 교란으로 귀결될 수 있다. 3부에서는 특정한 질병들을 다루면서 이들이 생체리듬과 어떤 관계가 있는지를 규명한다. 여기에서는 암, 기타 면역체계 문제, 대사증후군(심장병, 비만, 당뇨), 우울증과 치매, 파킨슨병, 기타 퇴행성 신경 질환을 포함한 신경건강 문제가 다루어진다. 또한 여러분은 장내미생물이 체내 리듬의 영향을 어떻게 받는지, 위산 역류와 속쓰림, 염증성 장 질환을 야기하는 환경이 어떻게 조성되는지도 알게 될 것이다.

나는 의학박사가 아니기에 약을 처방할 수는 없다. 그리고 내 안에 있는 과학자 정신은 신체가 어떻게 작용하는지 우리가 실제로 알고 있는 것이 너무도 없다는 사실을 내게 매일같이 일깨워준다. 그럼에도 나는 상당한 확신을 가지고 이 강력하고, 원초적이며, 피할 수 없는 우리의 생체리듬에 대해 내가 알고 있는 것을 공유하고자 한다. 여러분의 일과를 최적으로 활용하도록 내가 제공할 수 있는 최선의 조언도 함께 제안한다. 부디 생체리듬을 최대한 활용하는 일상 생활습관에 대한 이런 정보를 여러분의 주치의나 다른 의료진과 공유하기 바란다. 그래야 그들이 치료방법을 선택하거나 행동방침을 정할 때 더 나은 결정을 내릴 수 있다. 이 책에 담겨 있는 도구들을 잘 활용하면, 여러분의 건강이 회복될 가능성은 매우 높다.

1부
고장 난 생체시계가
건강을 위협한다

1장

우리는 모두
교대근무자

여러분이 한밤중에 일어나 출근하고 밤늦게 퇴근하거나 밤샘 근무를
하는 정식 교대근무자라면, 밤에 잠자고 낮에 깨어 있고 싶은 원초적
이고 근본적인 욕구에 반하는 생활을 하는 것이 어떤 느낌인지 잘 알
것이다. 하지만 꼭 그렇지 않더라도 나는 여러분 모두 한 번쯤은 자신
의 체내 시계와 싸웠던 기억이 있을 것이라 확신한다. 사실 우리는 모
두 교대근무자다. 살다 보면 만성적인 수면장애를 겪게 되는 경우가
종종 있는데, 많은 이들은 이런 습관이 오래 지속되기도 한다. 학교나
직장에서 밤샘 공부 또는 밤샘 근무를 하거나, 밤을 새면서 시험공부
를 하거나, 간밤에 잠을 잘 자지 못하거나, 여행 때문에 시차를 겪거나,
아픈 가족을 간호하느라 밤늦게까지 깨어 있거나, 아기에게 수유하고

기저귀를 갈아주느라 밤새 몇 번이고 자다가 깨어야 한다면, 여러분 역시 교대근무자다. 장시간 출퇴근하며 정규직으로 일하면서 평범한 집안일까지 한다면 교대근무를 2번이나 한 뒤 자정이 넘어 잠자리에 드는 것과 같다. 심지어 하룻밤 밤늦게까지 파티를 하는 것도 한 시간대에서 다른 시간대로 여행하는 것만큼 생활에 지장을 줄 수 있다. 그래서 우리는 이것을 일컬어 사회적 시차증(불규칙한 근무로 인한 수면장애에 따른 피로감 - 옮긴이)이라고 한다.

'우리는 모두 교대근무자'라는 표현은 그저 하나의 발상에 불과한 것이 아니다. 데이터가 이것을 사실로 입증해주고 있기 때문이다. 예를 들면 뮌헨에서 연구하는 틸 뢴네버그Till Roenneberg 교수는 유럽과 미국에 거주하는 사람 5만 명 이상을 대상으로 설문조사를 실시했다. 그 결과, 대다수가 자정이 넘은 시간에 취침하거나 충분한 수면을 취하지 못한 상태로 아침 일찍 잠에서 깬다는 사실을 알게 되었다.[1,2] 마찬가지로 사람들은 주중과 주말에 취침하고 기상하는 시간이 달랐다. 2017 세계수면학회에서 뢴네버그 교수는 그가 수집한 데이터를 발표하면서 성인의 약 87%가 사회적 시차증을 겪고 있으며, 주말에는 주중에 비해 최소 2시간 늦은 시간에 잠자리에 든다는 것을 보여주었다.

거의 6년 전쯤, 우리 실험실에서는 200명에 육박하는 대학생들을 대상으로 활동과 수면 패턴을 모니터하기 시작했다. 그리고 뢴네버그 교수가 보고한 것과 동일한 패턴을 발견했다. 지금까지 전체 조사대상 그룹 가운데 실제로 단 한 명만이 주말까지 포함해서 매일 같은 시간에, 30분 이내의 시차를 두고, 잠자리에 들었다. 이외에도 일주일에

2회 이상 자정 이전에 취침한 학생은 단 한 명뿐이었다.

우리는 임산부와 아기가 있는 워킹맘도 모니터하고 있는데, 이들의 수면 패턴도 무척이나 불규칙적이다. 실제로 매일 밤 몇 차례씩 잠에서 깨야 하는 소방관과 거의 동일한 수면 패턴을 보인다. 많은 여성의 경우, 육아에서 가장 힘든 부분은 자신의 생체시계에 맞서서 밤에 깨어 있고 낮에 짬짬이 애써 수면을 보충하는 것이다. 신생아를 둔 엄마들이 실제로 숙면을 취할 수 있었던 유일한 시간은 그들의 배우자 외에도 시부모님이나 친정 부모님처럼 밤 육아 중 일부를 맡아서 도와줄 사람이 있을 때였다.

워킹맘들의 경우에는 그들의 생활과 일상리듬을 동기화하는 것을 가장 힘들어한다. 그들의 하루는 가족 모두로부터 영향을 받기 때문이다. 전형적인 워킹맘들의 아침 시간을 보면, 이들은 아침 일찍 일어나 가족의 아침식사를 차리고, 아이들을 깨워서 등교 준비를 시키고, 점심 도시락과 가방을 챙겨주고, 학교나 어린이집에 아이들을 데려다준 다음에야 직장으로 출근한다. 저녁에는 식사를 마친 뒤 아이들의 숙제를 봐주고, 운동을 하거나 밤늦게까지 집에서 일한다. 주말로 갈수록 그들의 생체리듬이 점점 심하게 교란된다. 예를 들자면 우리 딸이 아기였을 때 아내는 금요일이 되면 말 그대로 앓아누울 지경이 되었고 몸을 회복하는 데에는 주말 내내 걸렸다.

원인이 무엇이건, 특별히 힘든 밤을 보낸 다음 날이면 어떤 기분인지 누구나 잘 알 것이다. 졸리지만 잠을 잘 수는 없다. 위가 거북하게 느껴질 수도 있고, 근육은 힘이 빠지며, 정신이 안개 낀 것처럼 몽롱하고, 체육관에 운동하러 가고 싶은 마음이 들지 않을 것이 분명하다. 마치 몸과 마음이 혼란에 빠진 듯한 느낌이다. 뇌 한쪽에서는 모자란 잠을 보충할 시간이라고 이야기하는 반면, 다른 한쪽에서는 낮이라서 잠을 자면 안 된다고 고집한다. 그러면 여러분은 그대로 밀어붙여 진한 커피나 에너지 드링크를 마시면서 잠자고 싶은 충동을 몰아내거나 가능한 한 빨리 평상시 일과로 돌아가려고 애쓸 것이다.

교대근무를 하는 사람의 두뇌로는 합리적인 결정을 내릴 수 없다. 〈파퓰러 사이언스*Popular Science*〉(미국에서 발간되는 일반 대중을 위한 과학잡지 – 옮긴이)[3]에 최근 소개된 기사에 따르면, 하룻밤 야간근무를 하면 인지능력에 미치는 영향이 1주일간 지속될 수 있다고 한다. 또한 이렇게 기억력이나 주의력을 깜빡 상실하면 우리에게 쉽사리 나쁜 버릇이 생길 수도 있다. 수면시간이 줄어든 상태로 며칠간 지내면 우리의 식욕에도 변화가 생길 수 있다. 밤에 깨어 있는 동안 먹고 싶은 음식의 양뿐만 아니라 우리가 좋아하는 음식 종류도 달라지는 것이다. 밤은 원래 위가 휴식을 취하고 회복하는 시간이지만, 흔히 밤늦은 시간이면 열량이 높은 정크푸드를 더 많이 먹는 경향이 있다.

교대근무 생활을 하면 잠이 드는 데에도 어려움이 생길 수 있다. 그래서 어떤 이들은 술이나 수면제를 찾기도 하는데, 두 가지 모두 우울증을 유발할 수 있다. 그러나 이보다 더 중요한 사실은 술과 수면제모두 중독성이 있다는 것이다. 그러면 우리가 밤에 깨어 있을 필요가없는 생활을 하게 되더라도 이들에 의존하는 나쁜 습관은 계속 남게된다.

혹시 야간근무 생활이 다음 날 우리의 기분에 그리 나쁜 영향을 미치지 않는다 하더라도, 본질적으로 가족 구성원들도 간접적인 교대근무자가 되는 셈이 된다. 우리의 비정상적인 일정에 맞춰서 우리가 깨어 있는 동안 동반자가 되어 주기 위해 가족들도 일찍 일어나거나 늦게까지 깨어 있기 때문이다. 그러면 우리는 무심코 그들의 수면을 방해하게 될지도 모른다. 이런 생활이 가족들의 건강에 미치는 영향 또한 걱정스럽다. 가령, 이 주제를 다룬 논문들을 분석해서 작성한 2013년 분석보고서에 따르면, 부모가 교대근무자인 자녀들은 부모가 교대근무자가 아닌 자녀들과 비교했을 때 인지와 행동에 문제가 더 많았을 뿐만 아니라 비만 가능성 또한 더 높았다.[4]

하루나 이틀 정도 밤늦게 깨어 있었다거나 시차를 겪으며 여행한 지 이틀 정도 지난 경우에는 불편한 느낌만 들 수 있다. 하지만 생체시계를 반복적으로 교란하면 건강에 부정적인 결과를 가져올 수 있다. 신체의 모든 기관이 제대로 기능하지 않기 시작하기 때문이다. 그러면 면역체계가 너무도 약해져서 대개는 아무 문제도 일으키지 않는 세균과 바이러스 같은 병원균에도 배탈이 나거나 감기와 유사한 증상마저 야기한다. 교대근무자들이 비非교대근무자들보다 건강상의 문제가 더 많다는 사실은 데이터로 잘 입증되어 있다. 특히 위장 질환, 비만, 당뇨, 심혈관 질환의 경우가 그렇다.[5,6,7,8,9,10,11,12,13,14,15,16]

놀랍게도 현역 소방관의 첫 번째 사망 원인이자 업무로 인한 장애의 첫 번째 원인은 화재나 사고가 아니라 심장병이다. 지금은 그 이유가 생체리듬의 교란과 관련된 것으로 여겨지고 있다.[17,18]

대부분의 연구 결과, 교대근무는 특정 유형의 암 발병 위험을 크게 증가시키는 것으로 알려졌다. 2007년에 세계보건기구World Health Organization, WHO 산하 국제암연구소International Agency for Research on Cancer에서 교대근무를 잠재적 발암원으로 분류했을 정도다.[19]

그러므로 우리가 모두 교대근무자라면 우리 모두 고통을 받게 된다

생체리듬이 깨지면 무슨 일이 일어날까?

ADHD	다낭성 난소증후군	장 누수 증후군
자폐	불규칙한 월경주기	소화불량
계절성 정서장애	산후우울증	속쓰림
불안장애	불임	복통
공황 발작	입덧	크론병
우울증	유산	궤양성 대장염
학업능력 저하		염증성 장 증후군
야간 간질		염증성 장 질환
양극성 장애(조울증-옮긴이)		대사증후군
중환자실에서 잘 생기는 섬망		체중 증가/비만
편두통		소아 비만
외상 후 스트레스 장애		2형 당뇨병
발작		당뇨병전증
조증		뇌졸중
정신병		이상지질혈증
다발성 경화증		고혈압
헌팅턴병		부정맥
알츠하이머	불면증	만성신부전
파킨슨병	프래더-윌리 증후군	지방간 질환
세균성 감염증	스미스-마제니스 증후군	비알코올성 지방간염
수면병	폐쇄성 수면무호흡증	난소암
말라리아	수면 위상 지연 증후군	유방암
관절염	비(非)24시간 수면-각성 증후군	간 섬유증
천식	가족성 전진성 수면위상 증후군	대장암
알레르기		간암
림프종	**생체리듬 교란과 관련된 질환**	폐암

는 말이다. 바로 이러한 이유 때문에 우리는 자신의 생체시계가 어떻게 작동하는지를 파악해야 하며, 자연스러운 신체 리듬을 양성하기 위해 우리의 생활방식을 어떻게 최적화해야 하는지 알아야 한다.

여러분은 어떤 유형의 교대근무자인가?

밤 10시부터 새벽 5시 사이에 3시간 이상 깨어 있는 날이 연간 50일 이상인 사람은 유럽에서 공식적으로 규정한 교대근무자 조건에 부합하는 사람이다. 그러나 나는 우리가 생활하는 방식 하나 때문에 우리가 모두 교대근무자라고 생각한다. 자, 그렇다면 여러분은 어떤 종류의 교대근무를 하고 있는가?

- **전통적인 교대근무:** 모든 개발도상국과 선진국에서는 병력을 제외한 노동력의 20~25%가량이 교대근무를 한다. 여기에는 긴급 구조 요원(소방관, 응급상담원), 경찰, 의료계 종사자(간호사, 의사), 제조업, 건설업, 전기·수도·가스 공급 서비스, 항공교통(조종사, 승무원, 지상요원), 육상교통, 요식업, 환경미화원, 콜 센터 고객 지원 담당 등이 포함된다.
- **교대근무와 유사한 생활방식:** 여기에는 고등학생, 대학생, 음악가, 공연 예술가, 초보 엄마, 가정 내 돌보미, 교대근무자의 배우자가 해당된다.
- **임시직:** 차량공유서비스와 음식배달서비스의 계약직 운전기사, 탄력근무 노동자, 프리랜서가 해당된다.
- **시차증:** 하루 안에 둘 이상의 시간대를 넘나들며 여행할 때 일어나는 증상이다. 매일 8백만 명에 달하는 사람들이 항공 여행을 하는데,[20] 이

중 절반은 최소 두 가지 시간대를 넘어 여행한다.

- **사회적 시차증:** 이 증상은 주말에 늦게 자고 평소보다 최소 2시간 늦게 일어날 때 발생한다. 현대사회에 사는 사람들 가운데 50% 이상이 사회적 시차증을 경험한다.
- **디지털 시차증:** SNS나 디지털 기기를 통해 여러 시간대 거리에 떨어져 있는 친구나 동료와 채팅하기 위해 밤 10시에서 새벽 5시 사이에 3시간 이상 깨어 있어야 할 때 일어나는 증상이다.
- **계절성 생체리듬 교란:** 북극과 남극에 가까운 지역(가령 캐나다, 스웨덴, 노르웨이, 칠레 남부)에 사는 수백만 명의 사람들은 겨울이면 햇빛을 볼 수 있는 시간이 8시간 미만이며 여름이면 16시간 이상이 된다. 이처럼 일광 노출 시간이 극단적으로 차이가 나면 생체리듬에 지장을 초래한다.

생체리듬은 실제로 존재한다

과거 우리는 낮밤 주기가 오로지 외부세계에 좌우된다고 믿었다. 아침 햇살이 우리를 잠에서 깨우고 밤에 달이 뜨면 잠자리에 들 신호로 여겨졌다. 1970년대 중반까지도 많은 과학자가 일주 생물학이라는 분야 전체를 도외시했다. 식물에 체내 시계가 있다는 사실은 일찍이 1700년에 알려졌다. 반면 동물과 인간이 외적으로 자극을 받기보다는 내적으로 유도된다는 발상은 입증하기가 어려웠다. 게다가 더 진화된 종種인 인간은 태양과 달을 능가하는 외부적 또는 환경적 요인에 의해 유도되는 것이 틀림없다는 것이 일반적인 사회적 통념이었다.

식물 실험은 꽤 쉬웠다. 어두운 지하실에 놓인 식물도 매일 특정한 리듬에 따라 잎을 위아래로 움직이기 때문이다.[21] 많은 식물이 햇빛으로부터 더 많은 에너지를 포착하기 위해 낮 동안 잎을 위로 올린다. 밤이 되면 잎은 아래로 떨궈진다. 잎을 위로 올린 상태를 유지하는 것이 에너지 낭비가 되기 때문이다. 마찬가지로 많은 꽃이 꽃가루 매개 벌과 새가 주변을 날아다니는 낮 동안에만 꽃을 피운다. 하지만 우리 외할아버지댁 옆에 있던 재스민 나무처럼 어떤 식물은 밤에 꽃을 피운다. 이런 식물은 다른 동물들이 아니라 바람에 의존해서 수분한다.

다음에 이루어진 연구들은 기하급수적으로 훨씬 더 어려웠다. 과학자들은 곤충과 새를 시작으로 나중에는 동물을 대상으로 실험했다. 과학자들은 애벌레가 초파리로 변하는 타이밍을 연구했다. 이 과정은 비교적 바람이 잠잠하고 습도가 높은 아침에만 일어나기 때문에 하루 단위의 주기로 이루어진다. 과학자들은 철새들의 이동 패턴과 다른 동물들의 각성 패턴을 연구했다. 통제된 환경 아래에서 실험용 쥐도 연구되었다.[22] 별다른 외부의 시간 신호 없이 계속해서 어둠 속에 놓인 쥐들도 23시간 45분마다 시계처럼 정확하게 깨어나고 잠자는 것을 반복했다. 마찬가지로 많은 식물과 균류의 생체시계 역시 정확히 딱 떨어지지는 않지만 거의 24시간에 가까웠다.

인간에게도 이와 같은 체내 시계가 있는지 조사하기란 거의 불가능했다. 외부세계와 연결된 외부의 모든 타이밍 신호를 쉽게 제거할 방법이 없었기 때문이다. 그러다가 1950년대에 들어서면서 과학자들에게 한 가지 아이디어가 떠올랐다. 그들은 실험 자원자가 단 한 사람하고만 연락할 수 있는 단순한 전화기를 만들었다. 자원자는 안데스 산맥 깊은 곳에 있는 한 동굴로 들어갔다. 그가 가져갈 수 있는 물건은 충분한 식량과 초, 몇 주간 읽을 책이나 읽을거리가 전부였다. 그는 잠자리에 들고 싶을 만큼 졸릴 때마다 전화기 반대편에 있는 파트너에게 전화했고, 그때마다 파트너는 그 시간을 기록했다. 실험자는 잠에서 깰 때도 마찬가지로 파트너에게 전화했다. 이 연구 결과, 동굴 속에서 지낸 몇 주 동안 그의 취침-기상 주기가 시계처럼 정확하게 유지된 것으로 나타났다. 다만 그가 잠자리에 드는 시간은 매일 조금씩 늦어졌다. 이것은 그의 생체시계 주기가 24시간보다 약간 길다는 것을 시사했다. 사실, 그는 정확히 24시간 15분 주기로 취침과 기상을 반복하고 있었다. 오직 체내 시계에 의해 지배된다고 볼 수밖에 없을 정도로 그의 주기는 예측 가능했다.[23]

생체리듬이 정확히 24시간이 아니라는 사실은 놀라운 일이 아니다. 이는 세계 대부분 지역에서 일출 후 다음 일출까지의 시간이 정확히 24시간이 아니기 때문이다. 지구가 수직축으로 기울어졌기 때문에, 지구가 태양 주위를 돌 때 한 해 동안 북반구나 남반구가 더 오랫동안 태양을 바라보는 시기가 생긴다. 그러면 한 해 동안 낮이 서서히 길어지거나 짧아지기 때문에 일출 시각과 일몰 시각이 달라진다. 적도에서는 이 차이가 아주 미미하지만, 보스턴이나 스톡홀름, 멜버른에 산다면 일출 시각은 하루 사이에 몇 분이나 달라질 수 있다. 여름이 다가올수록 낮의 길이가 길어지면, 체내 시계는 아침에 좀 더 이른 시간에, 즉 해가 뜰 때 우리를 깨운다. 비행기를 타고 한 시간대에서 다른 시간대로 넘어가면, 우리의 수면−기상 주기는 서서히 새로운 시간대에 적응한다. 이러한 사실은 우리에게 체내 시계가 있는 이유와 이 체내 시계의 적응 메커니즘이 일출 시각이나 낮의 길이 변화에 어떻게 연결되어 있는지 보여주는 몇 가지 사례에 불과하다. 일단 이 사실이 알려지자, 과학자들은 생체리듬이 빛과 관련되어 있거나 혹은 시간을 빛에 맞출 수 있다고 추측했다.

일상생활의 리듬

나와 같은 과학자들은 성인을 대상으로 병리학, 신진대사, 심지어 인지기능 차원에서 일상리듬을 계속 연구하고 있다. 그 결과 우리는 현재까지 우리 일상생활의 거의 모든 측면에 주기적인 리듬이 있음을 발견했다. 물론 인간은 꽃을 피우거나 철새처럼 장거리를 이주하지는 않는다. 그러나 우리 안에는 생체시계가 있어서, 하루의 건강과 관련된 거의 모든 측면이 밤낮으로 가장 알맞은 순간에 이루어지도록 시간이 맞추어져 있다. 실제로 우리 몸은 매일 특정한 리듬을 거치도록 프로그램되어 있다. 흥미롭게도 여러분의 저녁 활동이 생체리듬에 광범위한 영향을 미친다. 이 책을 읽음으로써 앞으로 여러분은 근원적으로 달라질 텐데, 저녁 6시부터 자정까지 여러분의 생활을 모니터하면서 변화가 시작될 것이다.

아침에 잠에서 깨기 전부터 이미 체내 시계는 우리 몸이 기상을 대비하도록 준비시킨다. 우선 솔방울샘에서 수면 호르몬인 멜라토닌 생성을 중단하는 것으로 시작한다. 호흡이 조금씩 빨라지고, 혈압이 서서히 높아짐에 따라 맥박은 분당 몇 회씩 빨라진다. 우리가 눈을 뜨기 전에 이미 심부 체온은 0.5° 올라간다.

건강에 대한 우리의 감각은 전체적으로 우리의 하루 리듬에 의해 지배된다. 아침에 건강하다는 것은 간밤에 숙면을 취한 덕분에 잠에서 깰 때 잘 쉬고 개운한 느낌이 들고, 건강한 배변으로 간밤에 쌓인 독소를 제거하고, 정신이 맑고 몸이 가볍다고 느끼며, 허기를 느껴서 아침 식사를 하고 싶어지는 것을 의미한다. 눈을 뜨면 금세 부신에서는 스트레스 호르몬인 코르티솔을 더 많이 생성하여 우리가 일상적인 아침 일과를 서둘러 수행하도록 돕는다. 췌장은 아침식사를 처리하기 위해 인슐린을 분비할 준비를 마친다.

간밤에 숙면하고 아침식사로 영양을 공급받은 뇌는 오전 동안 학습과 문제 해결 임무를 수행할 준비가 되어 있다. 오후에 우리의 노력에 만족할 만큼 과제를 충분히 성취하면 건강하다고 느낀다(간밤에 잠을 잘 자지 못했을 때는 하루를 허비하고 있다는 엄청난 압박감을 느끼게 될 수 있다). 시간이 지나면서 낮이 저물어감에 따라 근 긴장도가 최고조에 이른다. 해가 지고 저녁이 되면 체온은 떨어지기 시작하고 수면 호르몬인 멜라토닌 생성이 증가하기 시작하면서 몸이 수면을 취할 준비에 들어간다.

저녁에 건강하다는 것은 몸의 긴장이 풀리고 피로감을 느끼며 별다른 노력 없이도 깊은 잠에 빠지는 것을 의미한다. 그런데 수면은 뇌가 작동을 멈추고 아무것도 하지 않는 디폴트 모드 상태가 아니다. 실제로 뇌는 우리가 잠자는 동안 매우 분주히 활동한다. 뇌에서는 서로 다른 뉴런들 사이에 새로운 시냅스 혹은 연결을 만들면서 낮에 우리가 받아들인 감각정보를 백업하고 이런 정보를 바탕으로 한 기억을 강화한다. 밤에 뇌에서는 극소수의 호르몬을 생성하기도 한다. 수면 호르몬인 멜라토닌은 뇌에 있는 솔방울샘에서 분비된다. 인간성장 호르몬 역시 우리가 잠자는 동안 분비된다.[24] 실제로 충분한 수면을 취하지 않은 사람들은 성장 호르몬을 적게 생성한다. 이것은 어린이들에게는 매

하루 동안의 신체 리듬

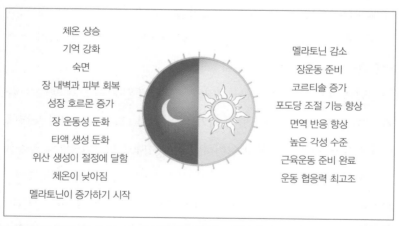

체온 상승
기억 강화
숙면
장 내벽과 피부 회복
성장 호르몬 증가
장 운동성 둔화
타액 생성 둔화
위산 생성이 절정에 달함
체온이 낮아짐
멜라토닌이 증가하기 시작

멜라토닌 감소
장운동 준비
코르티솔 증가
포도당 조절 기능 향상
면역 반응 향상
높은 각성 수준
근육운동 준비 완료
운동 협응력 최고조

우리의 많은 신체 기능은 낮 또는 밤의 특정 시간에 최고조에 달한다. 이러한 리듬은 생체시계에 의해 조절되는 것으로 여겨진다. 우리가 자연의 낮과 밤 주기로부터 완전히 격리되더라도 이 생체리듬은 며칠 동안은 정상 스케줄대로 지속된다.

우 중요한 내용이다. 수면 부족이 이 중요한 호르몬의 분비를 감소시켜서 성장을 저해할 수 있기 때문이다.

밤이면 뇌에서는 해독작용도 한다. 낮 동안 뇌세포는 영양분을 흡수하여 처리하는 과정에서 부산물로 원치 않는 독소를 만들어낸다. 이런 독소는 우리가 잠자는 동안 깨끗이 청소되고 신경발생 과정을 통해 새로운 뇌세포가 생성된다. 어쩌면 우리 뇌는 사무실과 같다고 생각할 수 있겠다. 아침에 사무실로 출근할 때 여러분은 간밤에 누가 나와서 일했다는 생각을 하지 않지만, 실제로는 그 시간 동안 많은 일이 일어났다. 쓰레기가 버려지고 설비직원이 와서 서버를 업그레이드하거나 전구를 교체했을 수 있다. 이런 모든 업무가 이루어져야만 다음 날 여러분이 출근해서 새롭고 신선한 하루를 시작할 수 있다.

우리에게는 튼튼한 생체리듬이 필요하다

생체리듬은 생물학적 기능을 최적화한다. 신체 기능은 각기 특정한 시간에 작용한다. 신체에 필요한 모든 것을 동시에 모두 수행할 수는 없기 때문이다. 신생아를 관찰해보면 왜 생체리듬이 필요한지 더 잘 이해할 수 있다. 우리는 신생아의 발달 패턴을 관찰한 결과, 아기는 기능적인 생체리듬이 없는 상태로 출생한다는 사실을 알게 되었다. 아기에게는 생체리듬이 분명히 있기는 하지만 튼튼하지는 않기 때문이다. 가령 아기들은 잠을 자려고 애쓰지만, 한밤중에 배가 고파지거나 응가

를 하게 되는데, 자다가 깰 정도로 이런 생리적 욕구가 강하다. 그러면
아기들은 배가 고프거나 찝찝한 것과 동시에 졸리기도 해서 우는 것이
다. 이렇듯 아기들에게는 모든 것이 혼란스럽기만 하다. 그러나 차츰
생체리듬이 강해지면서, 생후 5~8개월 정도가 되면 아기들은 자신의
신체 기능을 더 많이 통제할 수 있게 된다. 그러면 가장 먼저 일어나는
일은 몇 시간 동안 중단 없이 잠을 잘 수 있게 되는 것이다. 소화 기능
이 느려져서 밤중에 수유할 필요가 없어진다. 잠자는 동안 배변을 촉
진하는 호르몬 분비가 억제되어서 아침까지 배변을 보류할 수 있게 된
다. 하루하루 날이 갈수록 이 리듬은 강해지고 더욱 단단히 자리를 잡
는다.

아기가 자라서 걸음마를 떼게 되면, 가정생활을 통해 신체활동 시간
이 정해지기 시작한다. 우리에게는 아침, 점심, 저녁 세 끼를 먹는 시간
이 미리 정해져 있다. 이와 동시에, 우리 눈에 있는 빛 센서는 아침 햇
빛이 비치는 시간이 달라지는 것을 주목하고 우리의 체내 시계를 매일
몇 초 혹은 몇 분씩 서서히 조절하도록 프로그램되어 있다. 이러한 '광
동조' 혹은 체내 시계를 자연의 낮-밤 주기에 맞춤으로써 우리 선조들
은 어떤 계절이건 새벽에 일어날 수 있었다.

생체시계는 우리의 하루 주기 리듬을 생성하기 위해 빛과 음식의 타
이밍과 상호작용하는 체내 타이밍 시스템이다. 우리가 최적의 건강을
누리며 살 수 있도록 이 시계를 잘 유지하는 것이 우리가 해야 할 일이
다. 여러분도 앞으로 알게 되겠지만, 이렇게 하기 위한 최선의 길은 생
체시계에 맞서서 밀어붙이는 것이 아니라 조화를 이루면서 사는 것이

다. 자, 가장 먼저 빛의 역할을 알아보도록 하자.

빛의 활용에 대한 짧은 역사

원초적 생체리듬이 진화하여 환경을 예측하고 이에 적응할 수 있게 됨에 따라, 인류의 모든 역사는 생체시계와의 전쟁에서 이기려는 시도로 요약될 수 있다. 빛이 어떻게 행동에 영향을 주는지 이해하기 위해서는 진화생물학에 주목해야 한다. 진화생물학은 대략 2백만 년 전으로 거슬러 올라가 우리가 어떤 환경에서도 살아남기 위해 발달시킨 적응 메커니즘으로 연결된다. 인간의 생리—우리가 기능하기로 되어 있는 방식—는 2백만 년 전이나 지금이나 대체로 같기에, 진화는 오늘날에도 의미가 있음을 우리는 잘 알고 있다. 그래서 우리는 체내 시계에 의해 프로그램된 주기에 따라 여전히 밤에는 자고 낮에는 일과 식사를 하게 되어 있다.

우리는 현대 인류가 대부분 적도 부근에서 진화했다고 알고 있다. 이들의 하루 활동은 태양의 지시에 따라 이루어졌고 이에 대응하는 매우 강력한 생체리듬의 영향을 받았다. 선사시대 사람들은 훌륭한 사냥꾼이 되기 위해 해가 뜨기 전에 일어나야만 했다. 그들의 전략은 먹잇감이 물웅덩이 옆을 지나기를 기다리는 것이었다. 사냥을 할 수 없는 경우라면 탐험을 하면서 딸기류와 과일을 채집하는 데 많은 시간을 보냈다. 음식을 찾고 먹는 데에는 시간이 아주 오래 걸렸다. 특히나 그들 역시 포식자들을 피해야 하는 경우에는 더 오래 걸렸다.

그들은 늦은 오후가 되면 먹이를 찾아 떠나온 동굴이나 은신처로 돌아가기 위해 충분히 몇 km를 달릴 수 있는 근 긴장을 유지해야만 했다. 인류학자들의 추측에 따르면, 초기 인류는 땅거미가 질 무렵에 마지막 식사를 했다고 한다. 그래야만 밤이 되기 전에 잠잘 수 있는 안전한 장소를 물색할 충분한 시간이 확보되었기 때문이다. 밤에는 12~15시간 동안 휴식을 취했는데, 그중 많은 시간을 잠자는 데 썼다. 이러다 보니 자연스레 야간에는 공복을 유지하게 되었고, 이것이 장을 청소하는 데에 도움이 된 것이 틀림없다. 그 결과 이들은 아침에 몸이 가벼워져서 식량을 더 구하러 다시 사냥에 나서게 되었다.

인간에게는 자발적으로 낮에서 밤으로 생활습관을 바꿀 수 있는 독특한 능력이 있다. 필요한 경우 밤새 깨어 있으면서 우리의 생체리듬을 바꾸고 이에 도전할 수 있다. 우리는 특이하게도 자신의 생체리듬을 조절할 수 있는 능력을 갖추고 있다. 커다란 동물들로부터 위협을 받았던 탓에 우리는 밤에 어둠 속에서 몇 분 동안만이라도 깨어 있도록 진화해야만 했다. 아마도 다른 사람들이 자는 동안 한 명씩 순서대로 깨어 있으면서 나머지 공동체를 지켰을 것이다. 바로 이들이 인류 최초의 교대근무자들이다.

밤을 쟁취함으로써 생존뿐만 아니라 번영과 부를 얻는 티켓을 손에 넣은 셈이었다. 많은 사냥꾼이 야간 사냥을 더 선호하게 되었다. 그리고 이들 교대근무자들이 인류사회의 핵심 구성원이 되었다. 시간이 흐르면서, 밤중에 길을 찾아서 적에게 기습공격을 가할 수 있는 탐험가와 정복자가 영토를 확장해 새로운 농장과 광산, 보석, 천연자원을 차지하게 되었고 그러면서 부와 번영을 모두 거머쥐게 되었기 때문이다.

불은 인간이 자신의 생체시계와 맞서기 위해 사용한 최초의 도구였다. 불을 피우고 관리할 수 있는 능력은 인간에게 두 가지 이점을 안겨주었다. 첫째, 불빛 덕분에 우리는 몇 시간 더 깨어 있거나 필요한 경우에는 밤새 깨어 있을 수 있게 되었다. 불타는 장작에서 나오는 저녁시간대의 깜빡이는 불빛은 어둑어둑했다. 간신히 초창기 사람들이 길을 찾고, 거대한 육식동물들이 공격을 포기하게 만들고, 밤 동안 온기를 제공할 수 있을 정도였다. 둘째, 불은 강력한 무기가 되었다. 수천 년간 우리의 유일한 무기는 불이었다. 지금도 우리가 사용하는 무기의 대부분은 여전히 화력을 바탕으로 한다.

화덕을 중심으로 한 생활은 인류 문명의 출현을 부채질했다. 불은 음식을 조리하고 물을 끓이는 데 핵심적인 역할을 하여 먹을 수 있는 음식의 유형을 확대했다. 조리과정으로 음식은 부드러워지고, 강한 맛이 누그러지며, 더 맛깔스러워진다. 또한 음식 속 병원균이 죽어서 더 안전한 먹거리다.[25] 조리과정 덕분에 음식의 소화가 더 쉬워져 같은 재료에서 더 많은 열량을 얻을 수 있다. 바로 이러한 이유로 인해 날 음식을 먹는 것은 체중 감량 전략이 될 수 있는 반면, 같은 음식이라도 조리후 먹으면 날로 먹는 것만큼 체중 감량에 영향을 주지 않는다.[26] 조리를 통해 같은 음식에서 두 배나 많은 에너지를 추출할 수 있게 된 덕분에, 음식을 구하기 위해 사냥하는 시간도 줄었다. 이와 동시에, 먹을 수 있는 음식 선택의 폭도 넓어졌다. 이제는 과거에 생으로 소화시킬 수 없었던 많은 음식을 먹을 수 있게 되었다.

불이 추운 밤에 온기를 제공했듯, 불 덕분에 초기 인류는 적도를 떠나 북유럽, 아시아, 북아메리카 등 고위도 지역으로 이주하는 모험을 감행할 수 있었다. 인류가 최북단에 도달한 것은 상대적으로 최근의 일로, 불과 3만~4만 년 전이다. 이 지역에서는 여름이면 낮이 길어져서 때로 20시간 넘게 빛이 환할 때도 있다. 하지만 낮이 긴 것은 적응하기에 그다지 어렵지 않았다. 여름 날씨가 그리 덥지 않은 데다 어두운 동굴이나 움막 안에서 모자란 잠을 보충할 수 있었기 때문이다. 반면 거의 햇빛을 볼 수 없는 기나긴 겨울밤은 인간의 뇌에 혼란을 야기했을 것이 분명하다. 오늘날에도 고위도 지방에서는 많은 사람이 길고 어두운 겨울밤에 적응하지 못하여 계절성 정서장애 혹은 계절성 우울증이 생긴다. 이들 지역의 우울증과 자살 기도 비율은 겨울에 증가한다. 오늘날에는 이런 현상을 생체리듬 교란과 관련된 것으로 파악하고 있다. 그러니까 계절성 우울증으로 고통받는 사람들은 마치 몇 주 또는 몇 달 동안 야간 교대근무를 하느라 꼼짝달싹할 수 없는 것과 같은 상황인 셈이다.

초기 인류가 살았던 장소가 어디였건, 불은 저녁 생활에 매우 특별한 영향을 주었다. 남성들이 낮에 사냥하는 동안, 여성들과 아이들은 집 근처에 남아서 가축을 돌보거나, 비 오는 날이나 겨울에 대비해서 음식을 말리고 가공했다. 저녁의 화덕은 가족 모두를 한 자리로 다시 불러 모아서 가족끼리 즐겁게 보내고, 휴식을 취하고, 긴장을 풀 수 있는 특별한 시간을 만들었다. 이 시간에 사람들은 이야기를 나누고, 미래를 계획하고, 상상력을 발휘하여 생각하고, 과학, 문화, 공예와 관련해서 새로운 아이디어를 개발했으리라. 저녁시간에 화롯가에서 나누는 대화는 예술과 문화, 과학 그리고 우리를 인간답게 만드는 것들에 대한 철학을 탄생시킨 요람이다.[27] 빛을 중심으로 한 이러한 저녁 사회생활은 일상의 삶 속에 깊이 뿌리 박혀 있다.

그러나 화롯가에서 보내는 저녁시간은 불과 한두 시간으로 제한되었다. 불을 유지하기가 어려웠고, 나중에는 상대적으로 비용이 많이 들었기 때문이다. 산업화 초창기만 해도 불, 그리고 빛과 접촉할 기회는 드물었다. 인류가 더 나은 연료원으로 고래기름, 밀랍, 수지를 사용하게 되면서 조리용이나 난방용 불은 조명용 불과 구별되었다. 이런 연료들은 보통 사람들이 조명에 사용하기에는 너무 비쌌다. 오늘날의 달러 가치로 환산해보면, 19세기의 평균적인 가정에서 매일 저녁 몇 시간 동안 조명을 밝히는 데에는 무려 1,000달러에서 1,500달러가 들었을 것으로 추산된다.[28] 이렇듯 저녁에 밝은 빛을 보는 일이 드물었던 탓에 19세기까지 대부분의 사람들은 해가 지고 한두 시간만 지나면 졸음이 와서 잠자리에 들었다. 오늘날에도 아프리카와 남아메리카, 호주, 인도의 토착민 가운데에는 2, 3세기 전의 생활방식과 유사한 농경 생활 또는 수렵채집 생활을 하며 사는 경우가 있다. 전기를 많이 접할 수 없는 이런 공동체 생활을 하는 사람들은 일찍 잠자리에 들고 새벽 즈음이 되면 일어난다.[29,30,31]

20세기로 접어들면서 전기와 전구가 서방세계 전체에 퍼져나갔다. 그러나 밤에 깨어 있으면서 많은 일을 할 이유는 여전히 많지 않았다.

가스스토브와 전기스토브가 보급되면서 전통적인 장작불 방식의 난방이 사라져갔고, 집 밖에 있던 부엌은 현대식 가정의 중심부로 들어와서 원하는 때에 언제건 음식을 안전하게 조리할 수 있게 되었다. 냉장법과 함께 음식 가공과 보존 기술이 발전하면서 아무 때고 음식을 먹을 수 있게 되었다. 그리고 바로 이때부터 진짜 문제가 발생하기 시작했다.

초창기 산업화로 광산업과 제조업이 발달하면서 식량이 늘어났고, 직장이나 가정에서는 육체노동이 덜 필요하게 되었다. 증가한 생산량은 이내 지역 소비량을 초과해버려서 인프라—고속도로와 기차, 건물과 창고—발달로 이어졌고, 이는 인간의 육체적 활동에 대한 수요를 더욱 감소시켰다. 그런데 이러한 현대적 인프라를 건설하고 유지하기 위해 밤에 깨어 있으면서 일할 새로운 유형의 노동자가 필요해졌다. 오늘날 산업화사회에서 일하는 정규직 노동자의 20~25%가 교대근무자다.

20세기 초, 농업의 기계화로 작물 수확량이 증가했다. 식물육종 전문가들은 자신도 모르게 자연적으로 생체시계를 비틀어서 변경한 식물들을 선택했다. 이러한 '돌연변이' 작물들은 여름인지 겨울인지 알기 위해 정확하게 낮의 길이를 계산할 필요가 없었다. 긴 여름 낮이나 짧은 겨울 낮 동안 제한적으로 꽃을 피웠던 과거와 달리 계절에 상관없이, 온실 속에서 꽃을 피울 수 있었다. 덕분에 농부들은 같은 땅에서 한 해에 두 차례에서 세 차례 작물을 수확할 수 있게 되어 생산량을 신장시켰다.

식량 생산이 기계화됨에 따라 노동자들은 온종일 바깥에서 일할 필요가 없어졌다. 그러는 동안 전기 조명은 점차 감당할 수 있을 정도로 대중화되었다. 여기서 시간을 빨리 돌려 20세기 중반으로 건너가보자. 2차 세계대전 종전 후, 이 모든 산업 시스템이 자리를 잡자, 선진 공업국에 사는 거의 모든 사람이 생체리듬의 교란을 경험하기 시작했다. 잠을 덜 잔다는 것은 밝은 불빛 아래에서 깨어 있는 시간이 늘어난다는 의미이기도 했다. 특히 뇌가 빛의 자극을 받을 것이라 예상하지 않는 밤중에 말이다. 게다가 낮 동안 깨어 있을 때도 우리 가운데 많은 이들이 실내에 머물면서 밝은 햇빛에 충분히 노출되지 못했다. 이 두 가지 시나리오 모두 뇌 시계를 혼란에 빠뜨린다.

전화, 라디오, TV가 밤늦게까지 우리를 즐겁게 해주기 시작했다. 컴퓨터는 현지에서 저녁마다 이뤄지던 화롯가 대화를 앗아가버렸다. 그 대신 세계 어디에 있는 누구와도 어떤 주제로든 논할 수 있는, 진짜이지만 가상의 24시간 글로벌 채팅 시간으로 완전히 탈바꿈했다. 이렇듯 24시간 동안 뉴스와 예능 프로그램이 제공되고 전 세계적으로 수십억 대의 컴퓨터 기기가 사용 중인 상황에서, 접속 상태에 있지 않으려 해도 그럴 수 있는 사람이 어디 있겠는가?

그런데 이런 모든 진보 덕분에 이전의 기술이 업데이트되어 우리 삶이 더 윤택해졌지만, 갈수록 신체시계를 교란하고 있다. 우리의 생체리듬은 저녁의 밝은 빛 때문에, 그리고 낮 동안 자연광을 접할 기회가 제한됨에 따라 계속해서 혼란스러운 상태에 있다. 간단히 말하자면 우리는 체내 시계와 우리가 살고 있는 현대 세계의 현실이 조화를 이룰

만큼 충분히 진화하지 않았다. 그 결과, 최북단에 살았던 우리 선조들처럼, 혹은 심지어 현재 우리의 사촌뻘 되는 북유럽인들처럼, 우리는 모두 고군분투하고 있다. 우리가 진짜 교대근무자이건, 아니면 단지 교대근무자 같은 생활방식으로 살건, 밤에 지속적으로 빛에 노출되면 생체리듬 교란이 야기되어 수면을 방해하고 우리를 허기지게 만든다.

건강에 좋은 불빛과 시력에 좋은 불빛은 같지 않다

길고 어두운 밤을 누리겠다고 중세시대로 되돌아갈 수는 없는 노릇이다. 그러나 빛이 어떻게 생체시계에 영향을 주는지 알게 되면, 빛을 정복해서 우리의 건강까지 정복할 수 있다. 대학원 공부를 시작했을 때 내게는 많은 의문이 생겼다. 빛이 정확히 어떻게 체내 생체시계에 영향을 주는지 알고 싶었기 때문이다. 밤에 컴퓨터 스크린을 응시하면 잠이 오지 않는 이유는 뭘까? 반면 아침에 우리 뇌가 각성상태를 유지하려면 훨씬 더 많은 빛이 필요한 것이 분명하다. 생체시계에 더 강력한 영향을 주는 빛의 색이 존재하는 걸까?

빛의 밝기와 색상이 하루 중 각기 다른 시간에 우리의 생체시계에 어떻게 영향을 주는지 밝혀낼 수 있다면, 빛의 사용을 통제하여 우리의 건강을 증진할 수 있을 것이다. 아마도 여러분은 비타민 D를 합성하려면 밝은 햇빛에 피부를 노출해야 한다는 사실을 알고 있을 것이다. 하지만 이는 생체시계와는 아무런 관계도 없다. 빛이 생체시계에

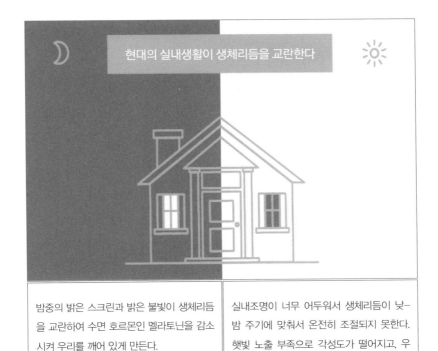

현대의 실내생활이 생체리듬을 교란한다

밤중의 밝은 스크린과 밝은 불빛이 생체리듬을 교란하여 수면 호르몬인 멜라토닌을 감소시켜 우리를 깨어 있게 만든다.

실내조명이 너무 어두워서 생체리듬이 낮-밤 주기에 맞춰서 온전히 조절되지 못한다. 햇빛 노출 부족으로 각성도가 떨어지고, 우울감이 유발되며, 모든 측면에서 뇌 건강에 영향을 미친다.

밤에 불면증 유발

아침에 몽롱한 정신 상태 유발

불안장애, 편두통, 짜증, 우울증, 산후우울증, 자폐 범주성 장애, 주의력 결핍 및 과잉행동장애, 외상 후 스트레스 장애, 조증 장애, 알츠하이머, 섬망, 정신 질환

현대의 실내생활은 생체리듬을 교란하여 다양한 뇌 질환에 취약하게 만든다.

미치는 모든 영향은 우리의 눈을 통해 이루어진다. 그러니 우리 눈이 어떻게 작동하는지부터 이야기하도록 하자.

인간의 눈은 카메라와 같이 작동한다. 눈에는 수백만 개의 막대세포(빛의 세기 감지 - 옮긴이)와 원뿔세포(빛의 색깔 감지 - 옮긴이)가 있다. 이 세포들은 고해상도로 이미지의 세부사항까지 포착하여 그 정보를 긴 와이어 같은 신경세포를 통해 뇌에 전달한다. 우리 눈의 뒤편을 막으로 감싸고 있는 감광조직인 망막에는 수백만 개의 막대와 원뿔 모양의 광센서가 있다. 광선은 각막, 동공, 수정체를 거쳐 망막에서 초점이 맞춰진다. 망막은 광선을 자극으로 전환하여 시신경을 통해 뇌로 보낸다. 그러면 뇌로 전달된 자극은 그곳에서 우리가 보는 이미지로 해석된다. 일부 선천성 실명의 경우처럼, 이런 막대세포와 원뿔세포가 죽으면 우리는 시력을 잃는다.

하지만 시각장애인들의 생체시계도 여전히 빛의 영향을 받는다. 놀랍게도 많은 시각장애인이 시력을 잃었음에도 여전히 빛을 '감지'할 수 있다. 많은 시각장애인이 햇빛 속을 걸을 때 어떤 밝은 기운이 자신의 눈을 가득 채우는 느낌을 받는다고 이야기한다. 실제로 그들의 동공은 밝은 빛에 노출되면 작아지고 다시 실내로 돌아오면 커진다. 이런 시각장애인들과 시력을 잃은 일부 동물들은 그들의 수면-기상 시간을 계절에 따라 변하는 낮의 길이에 맞출 수 있다.

이런 현상은 20세기 초에 파악되었지만, 그 후 거의 80년 동안 대부분의 과학자들은 이런 현상이 일어나는 이유가 빛을 감지할 수 있게 해주는 막대세포와 원뿔세포가 시각장애인에게 여전히 남아 있기 때문이라고 생각했다. 그러나 1990년대에 매우 세심하게 실시된 실험 결과, 눈에는 우리가 예전에 알지 못했던 포착하기 어려운 광센서가 존재한다는 사실이 밝혀졌다.[32,33,34] 2002년, 내가 이끄는 연구진을 포함해서 3개의 독립된 연구진들이 막대세포와 원뿔세포 외부에 존재하는 감광 단백질을 발견했다. 사실, 이 단백질은 하루의 수면-기상 주기를 빛에 따라 조절하는 광센서다.[35,36,37,38] 이 감광 단백질은 멜라놉신 melanopsin으로 명명되었다.[39] 모든 빛 정보를 뇌로 전달하는 10만 개의 망막 신경세포 가운데 오직 5,000개에만 멜라놉신이 존재한다. 막대세포와 원뿔세포도 생체시계를 조절할 수는 있지만, 이는 멜라놉신이 없는 경우에만 가능하고, 그때에도 멜라놉신만큼 효율적이지는 못하다. 시각장애인들 가운데 막대세포와 원뿔세포는 잃었지만 망막세포가 온전한 경우에 여전히 빛을 감지할 수 있는 이유가 바로 이 때문이다. 그러나 멜라놉신을 포함하는 이 망막세포들이 워낙 희박한 탓에 외부세계의 이미지를 생성하기에는 부족하다.

이 광센서가 어떻게 작동하는지 파악하기 위해 우리는 시력은 완벽하게 정상이지만—앞을 잘 볼 수 있고 어디든 잘 찾아갈 수 있지만—멜라놉신 유전자 또는 멜라놉신 세포가 결핍된 쥐를 대상으로 실험했다. 쥐에게서 유전자를 제거하면 세포는 여전히 살아 있지만. 세포가 제거되면 유전자 발현 또한 끝난다. 멜라놉신 유전자가 제거되면 빛 정보는 그래도 멜라놉신 세포를 통해 쥐의 뇌로 천천히 흘러 들어갈 수 있다. 그러나 세포가 사라져버리면 눈과 뇌의 생체시계 사이의 모든 연결망도 사라져버린다.

정상 쥐는 대개 저녁에 잠에서 깨고 (야행성이므로) 낮 동안에는 잠을 잔다. 하지만 멜라놉신 세포가 없는 쥐들은 빛과 어둠을 감지하지 못한다. 그런데 이 쥐들은 어두운 곳에 계속 있어도 정상적인 생체시계를 유지했다. 즉 정상 쥐와 똑같이 잠자고 일어나면서 23시간 45분마다 취침과 기상 주기를 반복했다. 하지만 정상 쥐에 비해 멜라놉신이 없는 쥐들은 몇 주가 지나도 작은 시간 변화에 적응하는 데에 큰 어려움을 겪었다. 정상 쥐가 1주일 이내에 빛-어둠 주기에 맞춰서 수면-취침시간을 다시 적응시킬 수 있었던 반면, 멜라놉신 유전자가 없는 쥐는 적응하는 데에 꼬박 한 달이나 그 이상이 걸렸다. 이뿐만이 아니다. 정상 쥐는─사슴처럼─밤에 밝은 빛을 보면 얼어붙은 것처럼 꼼짝도 하지 못한다. 그러나 멜라놉신이 없는 쥐는 밤에 밝은 빛을 보더라도 얼어붙지 않고, 계속해서 분주히 돌아다녔다. 결국, 멜라놉신 유전자와 세포가 모두 결핍된 쥐의 멜라토닌 생성 시스템은 밤중에 빛의 영향을 받지 않았다.

쥐와 인간은 대부분 같은 유전자를 공유하고 있는데, 멜라놉신도 그 중 하나다. 따라서 쥐를 대상으로 한 실험은 인간의 생체리듬에 대해서도 시사하는 바가 크다. 즉 이 연구 결과, 멜라놉신이 인간의 생체시계와 수면 주기, 멜라토닌 생성에 영향을 줄 수 있음을 알 수 있었다. 우리가 설정한 다음 목표는 어떤 종류의 빛이 멜라놉신 활성화에 가장 효과적인지 또는 가장 효과적이지 않은지를 더 잘 파악하는 것이었다. 이렇게 되면 우리는 적절한 때에 적절한 종류의 빛으로 생체시계를 최적화할 수 있다.

가시광선에는 모든 무지개색이 다 들어 있다. 그런데 색마다 파장이 다르다. 빨간색의 파장이 가장 길고, 보라색의 파장이 가장 짧다. 모든 파동이 함께 보이면 백색이나 햇빛이 된다. 이 백색광 안에 있는 다양한 색상이 3가지 종류의 옵신opsin 단백질(빨강, 초록, 파랑)을 활성화하고, 그러면 이번에는 이들 단백질이 이 색상들을 개별적으로 그리고 집합적으로 (백색광으로) 알아본다. 멜라놉신 단백질은 청색광에 가장 민감하고 적색광에 가장 둔감하다. 청색광을 인식함으로써 활성화된 멜라놉신은 어떤 빛이 있다는 신호를 뇌에 보낸다. 그러면 실제 시간과는 상관없이 우리 뇌는 지금이 낮이라고 생각하고 이에 반응한다. 만약 여러분이 밤에 식품점 안으로 들어간다면 여러분의 멜라놉신이 머리 위에 있는 빛을 인식하게 되고, 그러면 여러분의 뇌는 지금이 낮이므로 깨어 있어야 한다고 생각하게 되는 것이다.

밝기가 똑같은 전구 두 개가 있다고 상상해보라. 하나는 청색이고 하나는 주황색이다. 한밤중에 여러분이 주황색 전구를 켜면, 초록색 원뿔 안에 있는 옵신이 작동하여(무지개색 가운데 주황색이 초록색과 가까이 있기 때문에, 초록색 원뿔 옵신은 주황빛을 어느 정도 감지할 수 있다) 여러분의 뇌는 방 안에 있는 것을 알아본다. 만약 청색 전구를 켜면, 여러분의 청색 원뿔이 작동하여 방 안에 있는 같은 물건들을 볼 수 있게 된다. 하지만 멜라놉신 세포는 주황색 전구 불빛 아래에서는 거의 작동하지 않아서 뇌에게 지금이 밤이라고 말한다. 반면 청색광은 햇빛으로 인식된다. 그러므로 만약 여러분이 1시간 동안 주황색 전구 불빛 아래에 있더라도 여러분의 생체시계는 크게 방해받지 않는다. 그러나 청색 전구 불빛 아래에서 1시간을 보내면 여러분의 생체시계는 아침이 된 것처럼 재설정된다.

계절이 바뀌고 낮의 길이가 달라짐에 따라 생체리듬은 일출과 일몰 시각의 변화에 적응한다. 오랫동안 우리는 이러한 생체리듬이 새로운 일출이나 일몰 시각에 따라 어떻게 재설정되는지, 생체리듬이 어떻게 빛의 영향을 받는지 명확하게 알지 못했다. 하지만 연구 결과, 계절마다 낮의 길이가 변할 때 또는 다른 시간대로 여행을 갈 때 바로 이 청색광 센서가 뇌 시계를 재설정한다는 사실이 밝혀졌다. 청색광 센서는 우울감, 각성도, 수면, 수면 호르몬인 멜라토닌의 생성을 관장하는 뇌 부위뿐만 아니라, 편두통이나 두통을 조절하는 뇌 중추에도 연결되어 있다.

멜라놉신에는 또 다른 독특한 특성이 있다. 빛이 많아야만 활성화한다는 점이다. 가령 여러분이 어둑어둑한 방 안에서 몇 초 동안만 눈을 뜬다면, 여러분의 막대세포와 원뿔세포는 그 방의 이미지를 눈여겨볼 수 있지만, 멜라놉신 세포는 마치 방 안이 너무 어두워서 아무것도 볼 수 없는 것처럼 반응한다.

이러한 발견 덕분에 우리는 빛이 어떻게 건강에 영향을 미치는지 파악하기 시작했다. 우리는 대부분의 시간을 실내에서 밝은 스크린을 보며 지내고 밤이 되면 밝은 조명을 켠다. 이런 현대적인 생활방식은 밤낮으로 잘못된 시간에 멜라놉신을 활성화한다. 그러면 활성화된 멜라놉신은 우리의 생체리듬을 교란하고 수면 호르몬인 멜라토닌 생성을 감소시킨다. 그 결과, 우리는 기운을 회복할 수 있을 정도의 수면을 취하지 못한다. 다음 날 일어나서 낮 동안 대부분 실내에서 지내면, 어두운 실내 불빛이 멜라놉신을 충분히 활성화하지 못한다. 이는 우리가 자신의 생체시계를 낮-밤 주기에 맞추지 못해서 졸리고 정신이 뚜렷하지 않은 상태가 된다는 의미다. 이 상태로 며칠 혹은 몇 주가 지나면 우리는 우울증이나 불안장애를 앓게 된다.

이제 우리는 건강을 좌우하는 빛의 질과 양, 지속기간에 대해 더욱 잘 이해하게 되었다. 덕분에 이를 바탕으로 전구와 컴퓨터 스크린, 안경에 어떻게 하면 간단한 변화를 주어 우리 건강을 회복하거나 개선할 수 있을까 하는 상상을 할 수 있게 되었다.

2장

생체리듬은 어떻게 작동하는가: 관건은 타이밍

두 번째 연구를 통해 나는 체내 시계에 대한 새로운 정보를 밝혀냈다. 지구상에 사는 모든 생명체는 자신이 속한 환경 속에서 절대 피할 수 없으면서도 예측 가능한 하루 주기의 변화를 겪으며 산다. 바로 낮이 밤이 되는 현상 말이다.

사는 장소가 사막이건, 산이건, 열대우림이건, 또는 10억 년 전에 살았건 아니면 현재 살아 있건, 이와는 무관하게 모두가 겪는 일이다. 빛과 어둠이 바뀌는 이런 예측 가능한 하루 주기의 변화에 대처하기 위해, 살아 있는 거의 모든 생물은 체내에 타이밍 시스템을, 혹은 생체시계를 발달시켰다.

살아 있는 모든 생명체는 하루 24시간 동안 다음과 같은 활동을 한다.

- 에너지(식량)를 얻는다.
- 이렇게 얻은 에너지 가운데 일부를 일상기능을 유지하는 데 사용하며, 나머지는 나중에 사용하기 위해 저장하는 방식으로 에너지를 최적으로 활용한다.
- 해를 줄 수 있는 대상과 포식자로부터 자신을 보호한다.
- 기운을 차리거나 성장한다.
- 번식하며 생활한다.

이 모든 기능을 이끌어가는 것이 바로 생체시계다. 이 시계는 이런 본질적인 삶의 측면 하나하나마다 밤낮으로 가장 알맞은 최적의 시간을 할당하여, 모든 생명체의 이런 임무 수행 능력을 최적화한다.

식물은 대략 24시간 주기의 생체시계를 따른다. 일출과 일몰을 예측해주는 이 시계 덕분에 식물은 양분을 만들 햇빛과 이산화탄소를 최적으로 수확할 수 있다. 생체시계는 리듬을 제공한다. 덕분에 식물은 일출 한두 시간 전에 잎사귀를 위로 올리고 많은 유전자를 활성화해야 해가 뜨자마자 태양광선에서 빛을 동력원으로 이용할 수 있다는 것을 안다. 하루가 저물어 가면, 식물은 해가 지기 한두 시간 전에 집광기 작동을 멈추고 뚜껑을 닫아버린다. 빛이 없을 때 양분을 만드는 공장을 가동하느라 노력을 허비하지 않기 위함이다. 마지막으로, 저녁이 되면 식물은 마치 잠자리에 들 준비를 하는 양 잎사귀를 아래로 축 늘어뜨린다.

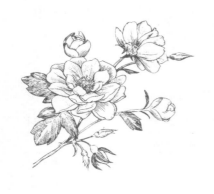

식물에게도 계절이나 밤낮으로 특정한 시간에 따라 언제 꽃을 피워야 하는지 알려주는 하루 주기의 리듬이 있다. 식물의 이러한 리듬은 식물의 꽃에서 먹이를 얻는 꽃가루 매개 벌과 꽃가루 매개 곤충의 리듬에 동기화되어 동시에 일어난다. 한편 젖소나 낙타처럼 덩치 큰 초식동물은 낮 동안 식물을 뜯어먹고, 작은 설치류는 포식자를 피하기 위해 밤에 과일과 채소를 배불리 먹는다. 달리 말하면, 이들은 자신의 생체시계를 이용해 가장 안전한 때에 일어나서 활동하고 먹이를 먹는 것이다. 다른 음식에서 자라는 빵곰팡이 뉴로스포라 Neurospora에도 생체시계가 있어서 하루 24시간 리듬을 바탕으로 성장하여 더 많은 포자를 만들도록 지시를 내린다. 이 경우에도 포자를 만드는 기능은 하루 중 바람이 포자를 최적으로 확산시키기에 가장 적합한 시간에 맞추어져 있다.

앞선 1장에서 여러분이 알게 된 바와 같이, 이렇듯 섬세한 타이밍은 처음에는 빛에 의해 통제되는 것처럼 보일 수 있다. 그러나 나와 같은 연구자들이 유전학을 탐구한 결과, 생체시계가 어떻게 작동하는지가 정확히 밝혀졌다. 우리는 생체리듬이 빛의 영향을 받는 반면, 이 리듬이 따르는 타이밍은 체내에서 유전자에 의해 통제된다는 사실을 알게 되었다.

생체시계의 유전학

인체는 위치에 따라 전문화된 세포 수백만 개로 이루어져 있다. 여러분의 발가락부터 뇌에 이르기까지 인체의 모든 부위를 구성하는 세포들이 존재하는 것이다. 그런데 이런 수백만 개의 전문화된 세포에는 모두 똑같은 게놈genome이 들어 있다. 게놈이란 우리가 부모로부터 물려받은 유전정보 전체를 뜻한다. 이 정보는 DNA로 암호화되어 있는데, 이 유전정보를 담고 있는 개개의 조각들을 가리켜 유전자gene라고 한다. 어떤 유전자들은 눈동자 색처럼 눈에 보이는 특성과 관련되어 있다. 그런가 하면 또 다른 유전자들은 생물학적 특성과 관련되어 있다. 혈액형, 특정 질병에 걸릴 위험, 그리고 우리의 생체시계를 비롯한 수천 가지 생리 화학적 과정 등이 그 예다.

이러한 생리 화학적 과정들은 다양한 유형의 단백질에 의해 수행된다. 어떤 단백질들은 건설 도구(송곳, 망치, 끌 등)처럼 작용하는 효소들이다. 모든 세포 안에서 효소는 콜레스테롤을 만들고 지방을 분해하는 것과 같은 많은 임무를 수행한다. 그런가 하면 다른 단백질들은 구조물 역할을 한다. 즉, 여러분의 집을 이루는 각 부분(벽, 문 등)처럼 세포를 이루는 구성 요소다. 일부 아주 작은 단백질들은 사실 기관의 기능을 통제하는 호르몬들이다(다만 모든 호르몬이 다 작은 단백질로 이루어져 있는 것은 아니다). 어떤 단백질은 수명이 긴 반면, 어떤 단백질은 수명이 짧다.

신체기관이 건강한지, 그리고 우리에게 특정한 병이 있는지는 우리가 어떤 유전자들을 가지고 있으며 이들이 어떻게 발현되느냐에 좌우된다. 특정한 유전자의 스위치가 켜졌는지 꺼졌는지, 혹은 정상적인 유전자인지 아니면 돌연변이인지에 따라 결정된다는 말이다. 예를 들면 여러분은 어떤 사람들은 먹고 싶은 것은 무엇이든 먹을 수 있는 반면, 또 어떤 사람들은 특정 음식, 주로 유제품이 소화불량을 야기해서 가스, 복부팽창, 변비를 일으킨다고 불평하는 것을 들은 적이 있을 것이다. 이렇게 고통을 호소하는 사람들은 사실 우유에서 영양분을 분해하고 흡수하는 데 도움을 주는 유전자에 돌연변이가 있는 경우다.

돌연변이 유전자와 정상유전자를 비교함으로써 우리는 유전자가 어떻게 작동하게 되어 있는지, 그리고 비정상으로 인해 어떤 결과가 일어나는지 등 많은 것을 알 수 있다. 일주 생물학 분야에서 가장 먼저 과학자들은 생체시계가 너무 느리거나 너무 빠른 돌연변이 생명체를 연구함으로써 생체시계가 어떻게 작동하는지 파악할 수 있었다. 1971년, 캘리포니아공대 초파리 유전학자인 시모어 벤저Seymore Benzer 교수와 대학원생 로널드 코놉카Ronald Konopka는 초파리 수천 마리를 24시간 내내 어두운 곳에 격리한 후 이들을 연구했다. 막 성충이 된 어린 초파리들은 대개 새벽과 해 질 무렵에 활발히 활동하며, 낮에는 낮잠을 자고 밤에는 잠을 잔다. 초파리들은 24시간 내내 깜깜한 곳에 있는 동안에도 대략 24시간 주기의 이 리듬을 유지한다. 벤저 교수와 코놉카는 새끼 초파리들이 완전히 깜깜한 곳에서도 언제 잠을 자고 일어나는지 모니터하기 위해 정말로 기발한 도구들을 만들었다. 이들은 수천 마리의 초파리를 분류한 결과 3가지 유형의 돌연변이체가 있음을 발견했다. 수면시간이 빨라진 경우와 늦어진 경우, 특정 패턴을 보이지 않는 경우로 분류된 것이다.[1] 이뿐만 아니라 돌연변이 초파리의 새 끼들도 똑같이 비정상적인 생체시계를 물려받거나 유지한다는 사실도 발견했다. 이것이 유전적인 요소였다. 바로 이 돌연변이는 초파리가 우화羽化하는 타이밍도 변화시켰다. 이것으로 미루어 보아 초파리는 단 하나의 생체시계를 가지는 것으로 추정되었다. 벤저 교수와 코놉카 는 이것을 주기 유전자Period gene, 또는 줄여서 Per 유전자Per gene라고 이름 지었다.

 과학적 연구 과정은 범죄를 해결하는 것과 무척이나 비슷하다. 몇 안 되는 단서만으로 범죄자의 프로파일을 구성할 수는 있지만, 용의자 를 찾고 범죄를 입증하는 데에는 몇 달 혹은 몇 년이 걸릴 수도 있다. 독립된 두 연구진이 초파리의 Per 유전자가 실제로 어떤 모습을 하고 있는지 밝혀내기까지는 거의 13년이라는 시간이 걸렸다. 그리고 이 유 전자가 어떻게 생체시계를 만들어내는지 알아내는 데에는 몇 년이 더 걸렸다.

 이제 우리는 모든 세포 안에서 Per 유전자의 지시에 따라 어떤 한 단 백질이 24시간 주기로 천천히 만들어진 다음 분해된다는 사실을 알게 되었다. 이것은 모든 생명체에 해당하는 현상이다. 해캄과 같은 조류 안에서 생체시계를 통제하는 유전자는 3개이며, 동물과 인간의 경우 에는 12개가 넘는다. 자, 그러면 이 단백질이 어떻게 작동하는지 알아 보자. 먼저, 하나의 단백질이 여러분의 냉동실에서 만들어진 얼음 조 각이라고 상상해본다. 냉동실에 있는 제빙기에 해당하는 Per 유전자는 앞으로 만들어질 얼음 조각의 양을 정확히 통제한다. 냉동실에서는 한

번에 한 조각씩 얼음을 만들어 제빙기 아래에 있는 통에 각각 떨어뜨린다. 20여 개가 넘는 얼음 조각이 만들어져서 통을 채우고 나면, 통이 충분히 무거워져서 제빙기가 스스로 꺼지면서 얼음 만드는 작업을 멈춘다(이와 마찬가지로 Per 유전자도 PER 단백질이 충분히 만들어지면 꺼진다).

우리는 매일 얼음 조각을 꺼내어 가족을 위해 스무디를 만든다. 그런 다음 다시 얼음 통을 제자리에 넣으면, 제빙기가 다시 가동을 시작하여 통이 가득 찰 때까지 계속해서 얼음 조각을 만든다. 이때 제빙기의 'Per 유전자'가 변하지 않기에, 매일 만들어지는 얼음 조각의 개수는 항상 같고, 제빙기에서 얼음이 만들어지고 우리가 얼음 통을 비우는 데에 걸리는 시간도 항상 똑같다. 바로 이 기간이 한 주기로 간주된다. 이 주기가 완수되는 데에 24시간이 걸리면 생체시계로 간주되는 것이다.

만약 모든 제빙기가 항상 완벽하게 작동한다면 우리는 모두 매일같이 동일한 리듬을 지니게 될 것이다. 그런데 문제는 여러분이 제빙기를 어떻게 관리하느냐에 따라 기계의 성능이 영향을 받는다는 것이다. 만약 여러분이 매일 얼음 조각 2개만 꺼내 쓴다면, 얼음 한 통을 다 채우는 과정을 완수하는 데에는 시간이 적게 걸릴 것이다. 마찬가지로 밤에 제빙기에서 신선한 얼음 조각을 만들어 얼음 통을 채우고 있는데, 만약 여러분이 밤늦게 마가리타를 만들려고 다시 얼음 통을 비운다면, 제빙기가 아침까지 얼음 통을 채울 시간이 충분치 않게 된다. 여러분이 밝은 불빛 아래 늦게까지 깨어 있거나 낮이 될 때까지 늦잠을 잠으로써 생체리듬을 깨뜨리는 과정이 바로 이렇다.

먼저 여러분이 제대로 작동하지 않는 기계를 가지고 있으면 두 번째 문제가 발생한다. 바로 돌연변이다. 제빙기의 'Per 유전자'가 돌연변이를 일으키면, 얼음을 너무 빨리 혹은 너무 천천히 만들 수 있다. 제빙기의 스위치를 끄도록 지시하는 센서가 잘못되었을 수 있는데, 그러면 기계는 얼음 통이 반밖에 차지 않았는데도 가동을 멈추거나 가득 찼는데도 계속 만들어 통을 넘치게 할 수도 있다. 이상이 있는 제빙기는 매일 한 분량의 얼음 조각을 만들어 완전히 소진하는 데 걸리는 시간에 영향을 준다.

모든 신체기관에는 저마다의 시계가 있다

과학자들은 전신을 통제하는 단 하나의 시계만 존재하는 것이 거의 당연하다고 여겼다. 또한 이 시계는 뇌 안에 존재한다고 추정했다. 그러다가 한 박사과정 학생이 진행한 실험으로 이러한 가정이 완전히 뒤집히고 말았다. 나보다 불과 몇 해 먼저 대학원에서 박사과정을 밟고 있던 제프 플라우츠Jeff Plautz는 초파리의 Per 유전자에 어둠 속에서 빛나는 형광 태그를 붙였다. 이 초파리들은 충분한 먹이와 물을 먹을 수 있으면 심지어 완전히 깜깜한 방 안에 있더라도 24시간 리듬에 따라 초록색으로 빛난 후 어두워졌다. 어느 날, 실험실을 청소하던 플라우츠는 살아 있는 초파리 몇 마리를 토막 낸 뒤, 그 조각들—날개, 더듬이, 입, 다리, 복부 등—을 다른 실험에 사용했다. 그가 듣기로 초파리는 몸이 잘린 뒤에도 각각의 기관이 며칠간 살아 있는 상태를 유지한다고 했다. 그런 다음, 그는 라스베이거스로 1주일간 휴가를 다녀왔다. 깜깜한 실험실로 돌아온 그는 초파리의 머리와 완전히 분리되었던 더듬이, 다리, 날개, 복부가 마치 온전한 초파리처럼 완벽한 리듬에 따라 여전히 빛을 발하고 있는 것을 발견했다. 각 신체기관은 24시간 리듬으로 빛을 발하고 어두워지기 위해 반드시 몸통에 붙어 있을 필요는 없었다. 이 실험은 동물의 모든 신체기관에는 저마다의 시계가 있으며, 이 시계가 기능하는 데에는 뇌의 명령이 필요하지 않다는 사실을 입증했다. 플라우츠의 발견은 〈사이언스Science〉지가 뽑은 1997년을 빛낸 10대 발견으로 선정되었다.

인체를 집과 같다고 상상해보자. 그러면 각 신체기관은 저마다 시계가 있는 각기 다른 방에 해당한다. 침실에 있는 시계는 여러분에게 언제 잠자리에 들고 일어날지 알려준다. 재택근무용 사무실의 시계는 언제 일해야 하는지를, 부엌에 있는 시계는 언제 먹어야 하는지를 알려준다. 욕실 시계도 마찬가지다. 이제 여러분은 이해가 되었을 것이다. 오늘날 우리는 허기나 포만감을 느끼기 위해 언제 장 호르몬을 생성해야 하는지, 음식을 소화하기 위해 언제 소화즙을 분비해야 하는지, 장 속에 있는 시계가 그 타이밍을 맞춘다는 사실을 알게 되었다. 또한 영양소를 흡수하고, 장내미생물microbiome(마이크로바이옴)에 슬쩍 자극을 주어 맡은 일을 하게 하고, 찌꺼기를 결장에서 밖으로 배출하는 타이밍도 장에 있는 시계가 알아서 한다는 것도 잘 알고 있다. 췌장에 있는 시계는 언제 인슐린을 더 많이 분비하고 언제 분비 속도를 줄일 것인지 타이밍을 잡는다. 마찬가지로 근육, 간, 우리 몸에 쌓이는 지방조직 안에 있는 시계들도 저마다 기관의 기능을 조율하는 역할을 한다.

나는 생체시계 유전자에 대한 연구에서 한 걸음 더 나아가 다음과 같은 의문을 품었다. 생체시계는 간에서 신진대사를 조절할 때와 비교하여 뇌에서는 어떻게 수면 추적기를 조정할까? 다른 연구자들은 열두 가지 시계 유전자가 뇌 혹은 간에서 밤낮으로 다양한 시간에 어떻게 작동을 시작하고 멈추는지에 초점을 맞추었다. 반면 나는 우리 연구팀이 매우 넓고 광범위하게 연구를 진행하기를 원했다. 그래서 우리 게놈에 속한 2만 개가 넘는 유전자 가운데 어느 것이 다양한 기관 안에서 다양한 시간에 작동을 시작하고 멈추는지를 테스트하고자 했다. 우리는 현대적인 게놈 기술을 사용해서 2002년에 연구를 시작했다.[2] 점점 더 복잡하고 세밀하게 현재까지도 계속 진행되고 있는 이 연구를 통해, 우리는 모든 신체기관에서 수천 개의 유전자가 동기화된 방식으로 다양한 시간에 작동을 시작하고 멈춘다는 사실을 발견했다.

우리의 게놈 안에 있는 모든 유전자는 24시간 주기를 지닌다. 그러나 모든 유전자가 동시에 순환하지는 않는다. 일부가 단지 하나의 기관 안에서 순환하는 것이다. 이는 모든 조직에는 우리의 게놈에 대한 숨겨진 시간 암호가 있다는 뜻이다. 예를 들자면 이렇다. 우리 인체에 있는 모든 세포 하나하나에는 온전한 게놈이 들어 있다. 그러나 2002년 연구 기간 동안 우리는 모든 유전자의 20%까지가 하루 중 다양한 시간에 작동하거나 멈출 수 있다는 사실을 발견했다. 명심하라. 이는 우리가 모든 생물학적 기능을 동시에 일어나게 할 수는 없기 때문이다. 더 흥미로운 사실은 뇌에서 특정 시간 동안 작동이 멈춰 있는 20%의 유전자들은 간이나 심장이나 근육 안에서 멈춰 있는 유전자들과 같은 유전자가 아니라는 점이다. 이렇듯 유전자들의 작용과 그 타이밍에 대해 자세한 지식을 갖게 된 우리는 생체리듬이 어떻게 세포 기능을 최적화하는지 명백히 파악할 수 있게 되었다.

자, 이제 어떤 세포 활동이 주기적으로 일어나는지 살펴보자.

- 영양분—또는 에너지—감지 경로, 즉 세포의 허기와 포만감 감지 경로는 24시간 주기를 지닌다. 우리는 쉽게 얻을 수 있는 에너지가 떨어질 때 온몸으로 허기를 느끼고, 음식을 먹은 뒤에는 포만감을 느낀다. 또 밤중에는 심한 허기를 느끼지 않는다. 이와 마찬가지로 모든 신체기관에 있는 모든 세포에는 저마다 세포를 허기지게 만들어 낮 동안 문을 열고 영양분이 흘러들어오게 하는 메커니즘이 있다. 이후 세포는 에너지를 충분히 얻으면 문을 닫아과식을 피한다.

- 에너지 신진대사 경로는 24시간 주기의 생체리듬에 따라 모든 주요 영양분의 신진대사와 세포 기능에 영향을 미친다. 탄수화물, 지방, 단백질을 사용하고 저장하는 과정은 계속 이어지는 것이 아니다. 혈액으로부터 당이 흡수되어 앞으로 사용할 목적으로 지방이나 글리코겐으로 전환되면, 인체의 지방 분해 기능이 멈춰버린다. 당분이 대폭 감소한 이후에야 지방 분해 작용이 재개된다.

- 세포 유지 메커니즘은 생체리듬으로 이루어진다. 모든 화학반응은, 특히 세포가 에너지를 만들 때, 활성산소종reactive oxygen species, ROS이라고 하는

쓰레기를 생성한다. 부엌의 찌든 기름때나 뜨거운 팬에서 나오는 기름기 섞인 연기를 생각하면 된다. 이런 부엌 쓰레기에 대처하기 위해 우리는 배기 팬을 틀고 앞치마를 두른다. 이와 마찬가지로 세포에는 시간을 정해놓고 주변 청소를 하는 메커니즘이 있다. 여기에는 해독 과정도 포함된다.

- 복구와 세포 분열도 하루 주기 리듬으로 진행된다. 우리 인체는 매일 복구되고 회복된다. 한동안 지나면 수도 배관이 약해지고 누수가 발생하는 것처럼, 우리 몸 안에 있는 수백 km 길이의 혈관들도 누출 부위가 없는지 확인하고 복구되어야만 한다. 마찬가지로 우리의 장 내벽과 피부도 매일 복구되어야 세균과 화학물질, 독소가 인체로 침입하는 것을 막을 수 있다. 모든 신체기관 안에는 죽어서 교체되어야 하는 세포가 많다. 혈액 세포 역시 교체가 필요하다. 새로운 교체 세포 생성을 거치는 이러한 복구 과정은 무작위로 일어나지 않는다. 오히려 하루 중 특정한 시간에 일어난다. 바로 밤에 우리가 잠을 자는 동안이다.

- 세포 간 소통도 하루 주기 생체리듬으로 이루어진다. 각각의 신체기관들은 서로 소통할 필요가 있으며, 이러한 소통은 뚜렷한 리듬에 따라 일어난다. 가령 배가 부르면, 인체 내 지방조직에서 렙틴 호르몬이 생성되어 더 이상 먹지 못하게 하라는 신호를 뇌로 보낸다. 마찬가지로 우리가 음식을 먹으면, 우리 장에서 분비되는 호르몬들이 췌장에 연락하여 인슐린을 생성하게 한다. 그래야 음식에서 섭취한 포도당이 우리 간과 근육에 흡수될 수 있다. 이러한 세포 간 소통은 하루 중 특정한 시간에 특히 강하게 일어나고 다른 시간에는 약해진다.

- 세포 분비도 생체리듬으로 이루어진다. 세포는 저마다 이웃 세포나 전신을 대상으로 가치 있는 무언가를 생성한다. 그 결과, 모든 기관에서 생성한 물질

이 혈류를 타고 돌거나 이웃 세포에 전달된다. 이러한 분자들을 생성하고 분비하는 과정은 하루 주기로 일어난다. 예를 들면 간은 혈액 응고에 필요한 여러 유형의 분자들을 생성한다. 혈액 응고 요인들이 하루 주기 리듬을 지니고 있기 때문에, 출혈 시간이나 응고 시간을 면밀하게 측정하면 하루 주기 리듬을 뚜렷하게 확인할 수 있다. 그러면 언제 수술을 해야 빨리 회복할 수 있을지 수술 시기를 최적화할 수 있다. 마찬가지로 우리의 코 내벽과 장 내벽, 폐 내벽에서는 윤활 물질이 생성되는데, 이 역시 하루 주기로 생성된다.

• 거의 모든 약물 표적도 생체리듬을 지닌다. 이것은 생체주기의 과학이 가져온 가장 의미 있는 효과 중 하나다. 특히 만성 질환이나 암 치료를 받고 있는 사람들에게는 더욱 그렇다. 자, 한 기관 안에 존재하는 수천 개의 유전자가 특정한 시간에 작동을 시작하거나 멈춘다는 사실을 기억하기 바란다. 여러분의 간에서 콜레스테롤을 만드는 데 기여하는 한 단백질을 만드는 유전자를 표적으로 삼을 수 있다고 상상해보라. 그런데 이 단백질은 하루 단위 주기로 아침에는 콜레스테롤을 더 많이 만들고 밤에는 더 적게 만든다. 그렇다면 간에서 콜레스테롤 생성을 줄이고 싶다면, 콜레스테롤 생성 단백질이 가장 활발히 활동할 때 이 단백질을 차단하는 약을 사용하는 것이 더 효과적이지 않을까?

시교차 상핵SCN: 기준 생체시계

과학자들은 세포가 서로 정보를 전달하며 소통한다는 사실은 알고 있었다. 하지만 한 기관에서 다른 기관으로 체내 시계가 서로 소통하는지에 대해서는 확신이 없었다. 그러다가 과학자들이 기준 생체시계 master clock 기능을 하는 작은 세포 무리를 발견했다. 원자시계가 전 세계 모든 시계의 기준 시계 역할을 하는 것처럼 말이다. 총괄해서 시교차 상핵 Suprachiasmatic nucleus, 또는 SCN이라고 하는 이 세포들은 전략적으로 뇌의 아랫면 중앙, 즉 시상하부에 위치한다. 이 부분에는 허기, 포만감, 수면, 체액 평형, 스트레스 반응 등을 조절하는 지휘본부가 있다. SCN을 구성하는 2만 개의 세포들은 성장 호르몬을 생성하는 뇌하수체, 스트레스 호르몬을 분비하는 부신, 갑상선 호르몬을 생성하는 갑상선, 생식 호르몬을 생성하는 생식샘에 간접적으로 연결되어 있다. 또한 수면 호르몬인 멜라토닌을 생성하는 솔방울샘과도 간접적으로 연결되어 있다.[3]

SCN의 기능은 일상리듬의 중심을 이룬다. 과학자들이 쥐를 대상으로 실험한 결과, 외과적으로 SCN이 제거된 경우 모든 리듬을 상실할 정도다. 실제로 알츠하이머와 같은 신경 퇴행성 질환 말기에서는, SCN도 퇴행한 경우 환자는 시간 감각을 잃는다. 그래서 밤이건 낮이건 아무 때나 잠자리에 들기도 하고, 밤새 깨어 있기도 하고, 몹시 허기를 느끼거나, 시도 때도 없이 화장실을 찾는다.

SCN은 빛과 시간을 이어주는 연결고리다. 이곳에서는 외부세계로부터 빛에 대한 정보를 입수하여 인체의 나머지 부분과 이를 공유한다. 망막의 멜라놉신 세포는 SCN과 직접 연결되어 있다. 그래서 우리의 기준 시계인 SCN이 청색광에 가장 민감한 것이다. SCN이 빛에 의해 재설정되면 뇌하수체, 부신, 솔방울샘 등 시상하부에 있는 다른 모든 시계도 재설정된다. 간 시계와 장 시계 같은 인체의 다른 시계들은 SCN 신호와 음식을 섭취하는 타이밍을 복합해서 저마다의 생체리듬을 만든다. SCN 시계는 뇌에 있는 허기 감지 센터와 연결되어 있다. 실제로 SCN은 언제 허기를 느끼고 언제 느끼지 않을 것인지를 뇌에 알려준다. 이런 식으로 SCN은 우리에게 언제 음식을 섭취할지 지시하고 인도한다. 이렇게 되면 간 시계와 장 시계, 심장 시계 등에도 간접적으로 지령이 전달된다.

수분을 섭취하면 간과 근육이 많은 일을 할 수 있다. 이때에도 생체리듬이 적용된다. 간세포는 우리가 음식을 먹으면 간세포만의 단백질을 만들기 위해 부풀어 오른다(간에서는 혈액 단백질 대부분을 생성한다). 그런데 세포는 오직 수분을 받아들일 때만 부풀 수 있다. 바로 이런 이유로 우리는 신체기관이 에너지를 공급하고 생체기능을 유지하는 데 필요한 화학반응을 할 때 수분 공급이 도움이 되는 것으로 알고 있다.

그런데 이러한 시스템은 상당히 유연하다. 만약 적절치 않은 시간에 음식이 들어오면 단 며칠 만에 시스템이 재설정될 정도다. 장이 재설정되어야 음식이 들어오기 직전에 소화액을 생성할 수 있다. 간 시계도 장에서 흡수된 영양분을 처리하기 위해 재설정된다. 1주일 정도가 지나면, 뇌 시계 가운데 일부가 서서히 영향을 받는다. 새로운 식사시간에 맞추기 위해 재설정되는 것이다. 이런 식으로 여러분은 빛과 음식 섭취 시간이 어떻게 많은 생체시계에 영향을 주는지 알 수 있다.

3대 핵심 리듬

다양한 신체기관에 있는 시계들은 마치 오케스트라처럼 협업하여, 건강의 본바탕을 이루는 3대 주요 리듬을 만든다. 바로 수면, 영양섭취, 활동이 그 주인공들이다. 더 나아가 이들 리듬은 전적으로 상호 연관되어 있으며, 우리의 통제 아래 놓여 있기도 하다. 이 세 리듬이 모두 완벽하게 작동할 때 우리는 이상적인 건강 상태에 있게 된다. 셋 중 하나가 깨져버리면 나머지 리듬도 궁극적으로 틀어지게 되어, 갈수록 건강 상태가 허약해진다.

여러분의 인체 리듬은 신호등으로 통제되는 분주한 교차로처럼 작동한다. 뇌의 기능 방식에서부터 우리가 음식을 소화하는 방식에 이르기까지 모든 활동이 마치 차량의 흐름처럼 움직인다. 하나의 기능이 저마다 하나의 방향에서 나오지만, 궁극적으로는 모두가 수렴하기 때문이다. 만약 우리가 올바른 교통 패턴을 지니고 있지 않으면 우리의 리듬은 어긋나버린다. 모든 신체 기능이 동시에 일어나게 할 수는 없기에, 우리는 끝나지 않는 빨간불에 걸려서 꼼짝도 하지 못한다. 아니면 마치 추돌 교통사고처럼, 리듬들이 서로 개입하게 된다. 우리가 신호등에 주의하지 않거나 최적의 리듬에 맞서게 되면, 리듬은 신호를 혼동하여 나중에는 우리 건강을 위태롭게 할 수 있다.

제1리듬_ 수면: 아침형 인간과 저녁형 인간의 신화
자신이 현저히 일찍 혹은 늦게 잠자리에 들고 일찍 혹은 늦게 일어난다고 믿는 사람이 많다. 그들은 이런 수면 습관의 원인을 유전에 돌린다. 그러고는 자신을 밤늦게까지 깨어 있을 수 있는 저녁형 인간 혹은 일찍 일어나는 아침형 인간이라고 지칭한다.

사실, 저녁형 인간인지 아침형 인간인지는 나이에 따라 달라진다. 어린아이들은 밤이 깊어지기 전에 일찍 잠이 들기 때문에 아침 일찍 일어나는 경향이 있다. 혹시 여러분은 밤 9시나 10시가 지났는데도 자녀를 재우지 않으려 하는가? 그렇다면 여러분은 잠들려는 그들의 자연스러운 성향에 개입하거나 이를 교란하고 있는 셈이다. 어린이의 자연스러운 수면 패턴을 지연시키는 행위는 이제 중대한 건강문제로 대두되었으며, 이는 두뇌 발달에도 영향을 미친다. 사실, 이제는 성인에게서도 발견되는 주의력 결핍 및 과잉행동장애ADHD와 자폐 범주성 장애ASD가 늦은 시간에 잠자리에 들기 때문에 충분한 수면을 취하지 못해 낮에 대부분 실내에 머물러 있는 것과 연관되어 있다고 본다.[4] 물론 부모로서는 당연한 마음이겠지만, 자녀들과 시간을 보내고픈 이들의 마음 때문에, 때로 어린아이들은 밤늦게까지 깨어 있게 된다. 이것은 많은 부모가 장거리 출퇴근을 하는 인도와 중국에서는 큰 문제다.

10대 청소년들은 대개 밤늦게 잠자리에 들고 아침에 늦게 일어나는 경향을 보인다. 많은 고등학생이 자정이 넘어서까지도 깨어 있지만, 등교를 위해 아침 7시 전에 일어난다면 잠이 부족해진다.

이후 나이가 들어 30대나 40대가 되면, 자연스럽게 아침형 인간으로 탈바꿈한다. 저녁에 잠드는 것이 쉬워지고 새벽 동이 틀 때 일어날 가능성이 커진다는 뜻이다. 그런데 사춘기 이후 여성이 남성에 비해 일찍 일어나는 경향을 보이다가, 성 호르몬 분비가 감소하는 중년기에 이런 차이가 사라지게 된다. 이는 성 호르몬 감소가 수면 패턴에 어떤 영향을 미치는지를 극명하게 보여준다.[5]

인간은 아기였을 때에는 최소 9시간, 그 이후로는 7시간의 수면 패턴을 유지하도록 프로그램되어 있다. 하지만 전반적인 생체시계 시스템은 나이가 들면서 약해지고 효과가 떨어진다. 나이 듦에 따라, 강화된 수면 또는 각성에 대한 내적 욕구가 서서히 와해된다. 그래서 빛이나 소리에 방해를 받으면 쉽사리 잠에서 깨어 다시 잠들기 어려워진다. 더 좋은 습관을 들여 생체시계를 양성하는 것이 결정적으로 중요해지는 시기가 바로 이때다.

많은 이들이 자신의 수면 주기에 일어난 변화가 유전적인 요인 때문이라고 생각하지만, 유전적 돌연변이가 일어날 가능성은 희박하다. 유전적 결함이 발생해 생체시계에 워낙 극심한 변화가 생겨서 이를 교정하기 위한 새로운 습관을 채택하기가 어려워지는 경우는 매우 드물다. 하지만 이런 사람들을 연구함으로써 우리는 인간의 생체리듬에 대한 통찰을 얻을 수 있었다.

베티라는 여성은 자신의 수면에 문제가 있다는 것을 알았다. 이 때문에 너무도 심신이 쇠약해진 그녀는 해결방법을 찾아 나서게 되었다. 베티의 하루 수면시간은 7시간이었지만 그녀가 잠자는 시각이 일반적이지 않았다. 매일 밤 저녁 7시에 잠이 들어 새벽 2시에 일어났기 때문이다. 이런 일상적인 수면 습관은 정상적인 사회생활을 할 시간을 제한하여 그녀에게는 큰 문제가 되었다. 베티는 많은 수면 전문의를 찾았지만, 하나같이 그녀를 검진한 후에는 7시간 수면을 취하고 있다는 이유로 정상이라고 진단했다. 그러나 아무리 노력해도 그녀는 자신의 수면 패턴을 바로잡을 수 없었다.

그녀가 마지막으로 찾은 의사가 유타대학교의 크리스토퍼 존스 Christopher Jones 박사였다. 그도 처음에는 베티의 수면 패턴이 사소한 문제일 뿐이라고 여겼다. 가족 중에 똑같은 수면 패턴을 지닌 사람이 여럿이라는 베티의 말을 듣기 전까지는 말이다. 그 즉시 크리스토퍼는 이것이 가족 내 유전적 돌연변이일 수 있다고 생각했다. 그는 베티의 사례를 분자유전학자인 루이스 파섹Louis Ptacek 교수와 그의 아내이자 분자생물학자인 잉-후이 푸Ying-Hui Fu 교수와 공유했고, 이들은 베티의 문제가 도전해볼 만한 과제라고 판단했다. 이후 몇 년에 걸쳐 파섹 교수와 푸 교수는 베티의 Per 유전자에서 딱 한 가지 변화를 발견했다. 시모어 벤저 교수와 론 코놉카의 돌연변이가 초파리 실험에서 변경되었던 바로 그 유전자 말이다. 이로써 인간에게서 단 하나의 유전자 돌연변이가 수면-기상 주기 혹은 생체리듬의 변화에 연관되었다는 결론이 최초로 도출되었다.[6]

극히 희귀한 단 하나의 돌연변이 때문에 베티의 생체시계가 정상보다 빨라졌고, 언제나 그런 상태로 남아 있게 된 것이다. 아침에 우리의 뇌 시계가 아침 햇빛과 동시에 맞춰지면, 뇌 시계는 우리가 몇 시간 동안 깨어 있는지 계산하기 시작한다. 대부분의 경우 깨어 있는 시간이 12시간이 지나면 뇌 시계가 우리를 살살 자극해서 잠잘 준비를 시작하게 만든다. 그리고 대개 일어난 지 16시간이 지나면 잠자고 싶어진다. 하지만 베티의 뇌 시계는 빨리 갔다. 베티의 뇌에서는 각성상태로 있었던 12시간을 14시간으로 계산했다. 그리고 일어난 지 14시간이 지나자 그녀의 뇌 시계는 그녀가 16시간 동안 깨어 있었다고 생각했다. 그래서 베티는 깨어 있기가 너무 어렵다고 생각했던 것이다.

몇 년이 지난 후, 푸 교수는 Dec2라 불리는 유전자에서 잠재적으로 다른 돌연변이를 지닌 또 다른 가족을 발견했다. 이 돌연변이는 수면 욕구를 감소시킬 가능성이 있는 것이었다. 이 돌연변이가 있는 사람들은 5시간만 잤는데도 일어나면 푹 쉰 것처럼 느끼고, 하루 일과를 완벽하고 만족스럽게 마무리할 수 있다.[7]

혹시나 여러분이 나쁜 유전자를 가지고 있다 하더라도, 건강한 습관을 들이면 유전자로 인한 악영향을 극복할 수 있는 경우가 많다. 비록 베티는 밤늦게까지 깨어서 친구들과 사회생활하는 데 어려움을 겪었지만, 그녀와 같은 상태에 있는 다른 사람들은 이렇게 유전적으로 꼬여 있는 상황을 자신에게 유리하게 이용하기도 한다. 가령 일찍 출근해서 일찍 퇴근하거나 근무시간을 연장하는 것이다. 하지만 대다수의 사람들, 특히 밤늦게 잠자는 사람들에게는 결함 있는 유전자가 없다. 그들이 늦게 잠드는 원인은 그들의 생체주기 코드에 역행하는 다른 습관들이 원인일 것이다.

한번은 잠 때문에 불평하던 성공한 사업가를 만난 적이 있다. 그는 매일 밤 고군분투 끝에 간신히 잠들고 어렵사리 몇 시간을 잇달아 잔다고 했다. 그는 자신에게 나쁜 수면 유전자가 있는 것이 틀림없다고 확신했다. 그러나 몇 분간 그의 일과와 섭식 패턴에 대해 들으니, 그의 수면 문제는 늦은 오후와 취침시간 사이에 매일 마시는 진한 커피 3잔 때문이라는 것이 분명해졌다. 그가 점심식사 후에 커피를 그만 마시기 시작하자, 밤 10시 즈음 잠들기 시작해서 7시간 동안 온전히 잠잘 수 있게 되었다.

이렇듯 자신이 아침형 인간인지 저녁형 인간인지는 나쁜 습관과 밀접하게 연결되어 있다. 우리가 이런 사실을 알게 된 또 하나의 근거가 볼더에 있는 콜로라도 대학교의 켄 라이트Ken Wright Jr. 교수가 진행한 실험 결과다. 그는 몇 사람을 이끌고 캠핑 여행을 갔다. 사람들은 이것이 중간 정도의 올빼미족 캠프라고 생각했다. 그들은 매일 늦게 잠자고 늦게 일어나던 사람들이었다. 여행을 떠나기 전, 그들은 모두 자신의 수면 패턴을 모니터하고 타액 샘플을 받아서 수면 호르몬인 멜라토닌이 가장 많이 분비되는 시간을 체크했다. 켄 교수는 저녁형 인간 가운데 많은 이들의 멜라토닌 생성 시작 시간이 지연되어 있음을 발견했다. 그들의 수면 호르몬은 밤 10시가 될 때까지 증가하지 않았고 자정이 지나서야 높은 점수에 도달했다.

그러나 자연 속에서 보낸 이틀간의 캠핑이 끝난 후, 멜라토닌 증가 시간을 다시 한 번 확인하자 놀라운 결과가 나타났다. 자신이 유전적으로 저녁형 인간으로 프로그램되었다고 확신했던 모든 사람에게서 멜라토닌 생성이 절대적으로 정상으로 확인되었다. 여행 전 실험실 테스트 때에 비해 저녁에 멜라토닌 생성 시간이 더 빨라진 것이다. 더 나아가 이들 모두가 밤 10시가 되기 전에 잠을 잘 수 있게 되었다. 멜라토닌 수치가 증가한 것이 애초에는 밤 9시나 10시였던 것이 이제는 저녁 7시나 8시로 앞당겨졌고, 그 결과 더 늦게까지 깨어 있을 수 없게 된 것이다.[8] 이러한 변화의 원인은 잠자리가 불편했기 때문이 아니라 저녁에 밝은 빛이 없었기 때문이다. 또한 다른 나쁜 습관들, 가령 야근하거나 밤늦게 카페인을 섭취하는 등의 습관과 단절되었기 때문이다. 밤에 밝은 빛을 접할 수 없었던 이들은 훨씬 더 정상적인 생체리듬으로 다시 돌아갈 수 있었다.

내가 자기 건강의 주인은 바로 자기 자신이라고 강하게 확신하게 된 이유 중 하나가 무엇보다도 바로 이 실험 때문이었다. 습관적인 행동을 교정하는 것이 여러분의 생체주기 코드를 향상하는 열쇠다. 나는 이런 교정과정을 직접 경험했다. 동료들과 함께 케냐의 마사이마라 국립 보호구역에서 전기 조명 없이 야생동물에 둘러싸여 캠핑하는 동안, 나는 밤늦게 깨어 있고 싶은 의욕을 못 느꼈다. 연달아 며칠간 나는 수년 만에 가장 질 좋은 숙면을 취했고 일출 최소 30분 전에 개운하게 기상했다. 그러다가 다시 샌디에이고로 돌아가자, 옛 수면 패턴으로 돌아가서 밤늦게 자고 일출 1시간 후에 겨우 일어났다. 이 이야기를 동료들에게 들려주자, 그들은 샌디에이고에서의 생활습관과 내가 마사이마라에서 어떻게 살았는지를 비교하며 그 차이점을 지적해주었다. 케냐에서 나는 낮 동안 많은 빛에 노출되어 있었다. 밤에는 빛과 단절되었고, 소음도 적었으며, 밤 기온도 상대적으로 낮았고, 저녁식사를 일찍 했다. 이 모든 요인 하나하나가 수면의 질을 높이는 데 기여한 것으로 밝혀진 것이다.

제2리듬_ 언제 먹느냐가 여러분의 생체시계를 결정한다

24시간 생체주기 시스템의 목표는 에너지 섭취와 생존을 최적화하는 것이다. 그렇다면 평소와 다른 시간에 음식을 섭취했을 때 이 시스템에는 어떤 일이 일어날까? 쥐의 경우, 만약 (원래대로라면 잠을 자면서 공복 상태로 있어야 할) 낮에만 먹이를 먹을 수 있다면 어떻게 될까? 기준 생체시계인 시교차 상핵SCN이 음식이 들어와도 무시해버리고 말까? 만약 이렇게 된다면 건강에 해로운 영향을 줄 것이다. 과장하지 않고 말해서, 쥐들이 음식 신호를 무시하는 쪽으로 간다면 죽을 테니 말이다. 실제로 쥐들은 낮에만 먹이를 먹을 수 있다는 것을 알게 되면, 음식을 섭취하기 1시간 전부터 일어나서 먹이를 찾기 시작한다. 달리 말하자면 쥐들이 식사시간을 예측하는 메커니즘을 파악한다는 말이다. 하지만 식사를 마치고 나면 (평소 낮에 하던 대로) 다시 잠자리에 들고 밤에 일어나 활동한다. 다시 말해 낮에 잠시 일어나서 먹이를 먹을 때만 제외하면, 하루의 수면-기상 주기를 제어하는 SCN 시계가 계속해서 정상적으로 작동하는 것이다.

그렇다면 쥐들이 원래 식사시간이 아닌 낮에 먹은 음식은 어떻게 될까? 소화되어 간에서 대사작용이 일어나고 간 시계가 신진대사를 조절하게 될까? 이것은 수수께끼로 남아 있던 문제였다. 이전까지 우리는 간에 생체시계가 있다면, 간에 신호를 보내는 뇌가 최소한 부분적으로라도 이 시계의 기능을 제어한다고 생각했다. 하지만 이와 동시에 이런 가설에 대해 회의적이기도 했다. 간 시계가 그 정도로 뇌에 의지하려면 많은 노력과 에너지가 소모될 것이기 때문이다. 게다가 만약 동물이 매일 잘못된 시간에(쥐의 경우 낮에) 먹이를 먹는데, 간의 생체시계가 밤에 음식 대사작용을 하도록 프로그래밍되어 있다면, 간 시계는 낮에 섭취한 음식을 대사시키지 못하게 된다.

그래서 우리는 2009년에 간단한 실험을 실시했다. 원래 야행성인 쥐 몇 마리에게 낮에만 먹이를 준 것이다. 그런 다음 우리는 쥐의 간 기능을 관찰했다. 그 결과, 24시간 주기로 작동하는 거의 모든 간 유전자가 빛에 노출되는 시간과는 무관하게 전적으로 음식 섭취 여부에 따라 작동했다.[9] 이는 간의 생체시계를 재설정하는 것은 음식이지 뇌가 아니라는 의미였다.

이 발견으로 생체리듬과 빛과 음식의 관계에 대한 우리의 생각이 완전히 바뀌었다. 이전에는 외부에서 입수된 모든 타이밍 정보가 신체 각 기관으로 전달될 때 반드시 청색광 수용체를 거쳐야 한다고 생각했지만, 이제는 우리 몸이 다른 신호에도 동기화할 수 있다는 것을 알게 되었다. 아침에 접하는 첫 햇빛이 우리 뇌 시계를 재설정하듯, 아침밥 첫 한 입이 우리 기관의 생체시계들을 재설정한다. 실제로 음식 섭취 타이밍은 우리 몸의 기준 생체시계인 SCN에서 보내는 주신호보다 우선시되는 강력한 신호가 될 수 있다.

여러분이 먹는 아침식사를 한번 생각해보라. 전날 저녁식사로 먹은 음식과는 무관하게 매일 아침 같은 시간대만 되면 허기를 느낀다는 사실을 알아챈 적이 있는가? 이런 일이 일어나는 것은 우리 뇌 시계 혹은 뇌에서 허기를 감지하는 부분에 있는 시계가 우리에게 언제 배고픔을 느껴야 하는지 알려주기 때문이다. 이와 동시에 뇌와 위가 서로 대화를 나누어, 위의 생체시계가 뇌에게 이제 아침식사가 몰려 들어올 테니 준비하라고 일러주기 때문이다. 췌장 역시 인슐린을 일부 분비할 채비를 하고, 근육은 당분을 흡수할 준비를, 간에서는 글리코겐 일부를 저장하고 지방을 일부 만들어 몸 곳곳에 저장시킬 채비를 한다.

만약 아침을 보통 8시에 먹는다면, 여러분은 위, 간, 근육, 췌장 등과 8시에 조식 약속을 잡은 셈이다. 그래서 이 기관들은 8시에 아침식사를 처리할 준비를 하게 된다. 이렇게 하루를 시작하며 먹는 첫 한 입도 여러분의 생체시계와 외부를 이어주는 여러 연결고리 가운데 하나다. 그러니까 아침식사가 체내 시계와 외부의 시간을 동기화하는 신호가 되는 것이다. 여러분이 8시에 아침을 먹는 한(앞뒤로 몇 분의 말미는 주자), 여러분의 체내 시계는 외부 세계와 조화를 이룰 것이다.

그런데 어느 날 여러분이 LA에서 시카고로 가는 비행기를 타기 위해 아침에 일찍 일어나면서 스케줄이 엉망이 되었다고 상상해보자. 8시 아침식사 대신, 6시에 아침을 '먹어야 하는' 상황이 된 것이다. 어쨌든 여러분은 아침식사가 '하루 세끼 중 가장 중요하다'고 이미 배웠다. 그런데 시리얼을 앞에 두고 앉아도 사실 배가 고프지는 않다. 이것은 여러분의 뇌가 위에게 음식을 처리할 소화액을 준비시키라는 신호를 보내지 않았기 때문이다. 여러분의 간을 비롯한 나머지 기관들도 준비가 되어 있지 않기는 마찬가지다.

하지만 상관없다. 가장 잘 아는 사람은 여러분이니, 어떻게든 먹기 시작한다. 첫 한 입을 삼키는 순간, 여러분의 위가 응급모드로 전환하여 음식물 처리에 들어간다. 몸 전체가 6시에 예정되어 있는 일을 모두 멈추고 이제부터 섭취되는 음식에 집중해야 한다. 아니면 섭취하는 음식을 무시한 채 몇 시간 동안 소화시키지 않은 상태로 있을 수도 있다. 하지만 보통 우리 몸은 첫 번째 경우를 선택한다. 그러면 몸을 청소하고 저장했던 에너지를 소모하는 등 평소 아침식사 전에 하던 활동을 멈추게 된다. 그러니까 이른 아침식사의 등장과 함께 몸에서는 청소를 멈추고 지방 연소 스위치를 꺼서 여러분이 방금 먹은 신선한 음식을 연료로 사용할 수 있게 한다.

이뿐만이 아니다. 여러분의 위, 간, 근육, 췌장 등에 있는 시계들도 예상치 못한 아침식사를 감지하고 혼란에 빠진다. 이 생체시계들은 아마 자신들이 틀렸고 지금 시각이 8시가 맞는다고 생각한다. 그래서 '잃어버린 시간'을 보충하기 위해 이들은 속도를 내려고 든다. 하지만 여러분의 생체시계 안에는 작동하는 부품이 많고, 다양한 기관에 있는 모든 시계의 속도를 그렇게 빨리 끌어올린 다음 다시 정렬하는 것은 말처럼 그렇게 쉬운 일이 아니다. 보통은 하루 1시간 정도만큼 적응시킬 수 있다.

다음 날 아침식사를 할 때에는, 시카고 시간으로는 아침 8시지만 여러분 몸에서는 LA 시간으로 아직 6시밖에 되지 않았다고 생각해서 위가 아직 준비되지 않은 상태에 있다. 그래서 위는 즉각 응급모드에 돌입하여 여러분이 섭취한 음식을 처리하려고 애쓴다. 그리고 또다시 생체시계를 빨리 돌리려고 노력한다.

4일차가 되어서야 새로운 스케줄에 적응을 완료한 완전히 새로운 생체주기 코드가 만들어진다. 그런데 이번에는 또 무슨 일일까? 집에 돌아갈 시간이 된 것이다. 이제 LA로 돌아가 아침 8시에 식탁에 앉으면 여러분의 생체주기 시스템은 그 시각이 10시라고 생각한다. 이번에는 신체 각 기관들이 조식 약속 준비를 아침 6시에 하지만, 때가 되어도 아무런 음식도 들어오지 않는다. 그러면 그들이 해야 할 활동 리스트 중 다음 임무를 시작한다. 그러다가 여러분이 아침식사를 하자마자, 위, 간, 근육, 췌장 등이 하던 일을 멈추고 여러분이 먹은 아침을 처리하는 데 집중한다. 이번에는 멀티태스킹을 하기로 한다. 다시 한 번, 생체시계들은 앞으로 며칠간 시간을 늦추면서 새로운 아침식사 시간을 재설정하려고 노력한다.

이 예시는 불규칙한 아침식사 시간 때문에 여러분 몸속 기관들이 얼마나 혼란에 빠지고 그 기관들의 기능이 얼마나 떨어지는지를 잘 보여준다. 신체 각 기관은 생체시계를 사용해, 아침식사부터 시작해서 몇 시간 동안 음식을 처리하도록 프로그래밍되어 있다. 여러분의 아침식사 시간이 8시로 예정되어 있다면, 생체주기 시스템은 그 후로 약 8~10시간 동안 최적으로 가동된다. 우리가 먹을 때마다, 소화, 흡수, 신진대사의 전 과정이 완료되려면 두어 시간이 걸린다. 아주 조금만 먹더라도 음식이 처리되는 데에는 한두 시간이 걸린다. 약 10시간의 가동시간이 지난 후에도 위와 장을 비롯한 대사기관들은 여러분이 먹은 음식을 계속해서 처리한다. 하지만 365일 24시간 동안 일하도록 프로그래밍되어 있지 않기에 작업효율이 천천히 떨어진다. 다양한 신체 기관의 생체시계가 썩 효율적으로 작동하지 못하게 되는 것이다. 위액과 소화관 호르몬들의 경우, 서로 다른 비율로 생성되는 탓에 소화 속도를 떨어뜨려서 소화 불량감을 유발하거나 위산 역류를 야기한다.

더군다나 아침식사가 늦어지면 신체기관들의 다른 임무에 지장을 초래하듯, 저녁이 늦어져도 마찬가지다. 다만 이번에는 그로 인한 혼란이 더 심각하다. 저녁 6시에 먹은 음식을 소화시키는 데에는 두어 시간이 걸리지만, 똑같은 음식이라도 저녁 8시에 먹으면 소화시키는 데에 더 오랜 시간이 걸린다. 최적의 가동시간인 10시간의 틀을 벗어나기 때문이다. 이렇게 부담이 과중되면 그 다음 임무에 영향을 끼쳐서, 일이 지연되거나 심지어 목록에서 완전히 그 임무가 제거되기까지 한다.

그렇다면 여러분은 지금 이런 생각을 하고 있을지도 모르겠다. 판다 박사님, 아무려면 어떻습니까? 어차피 저는 자러 갈 건데요. 하지만 문제는 바로 여기 있다. 우리 몸의 세포는 체지방을 생성하고 분해하는 일을 동시에 할 수 없기 때문이다. 우리가 음식을 먹을 때마다 지방 생성 프로그램이 가동되어, 간과 근육에 있는 세포들이 지방을 일부 생성해서 저장한다. 지방 연소 프로그램은 기관에서 더 이상 음식이 들어오지 않는다는 것을 알게 된 이후에야 천천히 가동된다. 그런데 이렇게 되려면 마지막 식사를 마친 후 몇 시간이 지나야만 한다. 그리고 저장되었던 체지방이 상당량 격감하려면 이보다 몇 시간이 더 지나야 한다.

자, 여러분이 저녁 8시에 저녁식사를 시작해서 30분 뒤에 식사를 마쳤다고 가정하자. 시간이 흐르면서 여러분의 지방 생성 과정이 서서히 멈추고, 밤 10시 30분쯤 되면 간식을 먹고 싶은 충동이 생긴다. 과일 한 조각, 시리얼 한 그릇, 그래놀라 바 한 개, 견과류 한 줌, 뭐든 상관없다. 여러분의 위에 음식이 들어가는 순간, 이미 '영업 종료' 간판을 내걸었던 위의 생체시계가 다시 가동을 시작하여 여러분이 먹은 간식을 처리해야 한다. 같은 음식이라도 아침에 먹었다면 처리 시간은 한 시간 남짓이 되겠지만, 밤이 된 지금은 위가 음식을 맞을 준비가 되어 있지 않은 터라, 간식을 처리하는 데에 몇 시간이 소요될 것이다. 여러분의 지방 생성 과정이 자정을 지나 계속 이어지면서, 지방 연소 과정은 아침이 되어서야 시작된다. 하지만 아침식사를 하면 또다시 지방 생성 스위치가 켜지고 만다.

이곳 연구실에 앉아 있지만, 여러분이 다시 머리를 긁적이면서 이렇게 말하는 모습이 눈에 선하다. 아니, 판다 박사님, 뭐가 그렇게 문제죠? 그냥 야식을 먹은 뒤에 지방이 조금 느는 것뿐이지 않나요? 다음 날이면 제 신진대사 리듬이 다시 제자리로 돌아오는 것 아닌가요? 사실, 상황은 여러분이 생각하는 것보다 나쁘다. 식사시간을 엄격히 지키는 사람의 경우에도, 신체가 호르몬, 유전자, 생체시계를 모니터하는 일은 충분히 힘들다. 그런데 낮이고 밤이고 아무 때나 음식 섭취가 이루어지면, 지방 생성 과정이 온종일 내내 가동상태에 놓인다. 이와 동시에, 탄수화물이 소화되어 만들어진 포도당이 혈중에 넘쳐나서 간의 포도당 흡수 효율이 떨어진다. 이런 상태가 며칠간 지속되면 혈당이 계속 상승해서 당뇨병전증 혹은 당뇨병 위험수준까지 이르게 된다.

그러므로 예전에 왜 다이어트를 해도 효과가 없는지 의아했다면, 타이밍이 그 이유가 될 수 있다. 아무리 성실하게 운동하고, 열량을 계산하고, 지방과 탄수화물, 단 음식을 피하고, 단백질을 많이 섭취했더라도 여러분의 생체시계를 제대로 따르지 않아서 그럴 가능성이 무척 크다. 만약 밤에 늦게 먹거나 아침마다 아주 다른 시간에 아침식사를 시작한 다면, 여러분은 계속해서 자신의 몸을 생체시계와 어긋나게 만들고 있는 셈이다. 그러나 걱정할 필요는 없다. 고치는 방법 역시 간단하다. 섭식 일과를 정하고 잘 지키기만 하면 된다. 관건은 타이밍이다.

제3리듬_ 신체활동이 타이밍에 미치는 영향

먹거나 잠자지 않을 때 우리는 어떤 형태로든 신체활동을 하게 되어 있다. 사실, 우리의 신진대사와 생리는 우리 몸이 아침부터 저녁까지 깨어 있는 동안 내내 신체활동을 할 수 있게 진화되었다. 우리는 활동하는 동안 근육의 대부분을 사용하게 되어 있다. 우리 몸에 있는 근육을 다 합하면 전체 체중의 50% 가까이 된다. 많은 근육군이 자율신경계에 의해 조절되어 우리가 의식하지 못하는 가운데 가동된다. 여기에는 심장의 심근, 소화관의 평활근이 포함된다. 그런데 이런 근육들도 생체리듬을 지닌다. 그래서 밤보다는 낮 동안 더 효율적이다.

우리 장 근육은 자동으로 이완과 수축을 반복하여 장 운동성gut motility이 일어난다. 이를 통해 소화된 음식은 위에서 장으로 이동하게 된다. 장 운동성은 낮에 증가하며 밤에는 매우 느려진다. 이렇듯 밤에는 장 운동성이 활발하지 않은 탓에, 우리가 늦은 시간에 음식을 섭취하면, 음식이 소화관을 따라 천천히 이동하기 때문에 소화불량을 유발할 수 있다. 폐와 심장은 둘 다 하루 주기로 변동하는 근육으로 되어 있다. 낮 동안에는 심장박동수가 상대적으로 높고 호흡이 거칠지만, 밤에는 모두 느려진다. 심장박동수와 호흡수가 높아지면 전신으로 산소와 영양분을 공급하는 데 도움이 된다. 특히 낮 동안 근육으로도 산소와 영양분이 전달되어 우리가 신체활동을 할 수 있게 준비시켜준다. 밤이 되면 근육은 영양분과 산소를 더 많이 사용할 가능성이 높은 낮시간만큼 영양분과 산소를 필요로 하지 않는다. 아마도 이것이 밤에 심장박동수와 호흡이 느려지는 이유 중 하나일 것이다. 이렇게 되면 체온이 내려가서 잠을 더 잘 잘 수 있게 된다.

대부분의 근육은 우리가 신체활동을 하는 동안 활성화된다. 신체활동은 건강에 매우 유용하며 어떤 활동은 생체시계에 영향을 주기도 한다. 신체활동이 생체리듬에 미치는 영향을 연구한 초창기 실험 가운데에는 쳇바퀴를 마음대로 돌릴 수 있게 한 쥐를 대상으로 한 것도 있었다. 쥐들이 원할 때 언제든 쳇바퀴에 오를 수 있게 하자, 이들은 매일 밤 자발적으로 쳇바퀴를 돌렸다. 연구진은 쥐를 운동시키면 생체시계가 튼튼해진다는 사실을 발견했다. 쥐들은 잠자야 할 때 잘 자고, 깨어 있어야 할 때는 졸음을 덜 느꼈다.[10] 신체활동은 수면에만 영향을 미쳤고, 음식 섭취나 갈증에는 영향을 주지 않은 것으로 보였다.

이 초창기 실험 관찰 이후로, 10대 청소년부터 노령기 성인에 이르기까지 다양한 사람들이 참가한 인간 대상 연구가 여러 차례 실시되었다. 그리고 모든 연구는 신체활동이 수면을 향상한다는 동일한 결론에 도달했다. 10대들의 경우에는, 활발한 신체활동이 잠들기까지의 시간을 단축하거나 수면의 질을 높일 뿐만 아니라, 낮 동안 이들의 기분도 향상하고, 집중도 높이며, 불안감과 우울증 수치도 떨어뜨렸다.[11] 장년층(50세에서 75세)에서는, 중간 강도의 신체활동이나 정기적인 스트레칭만으로도 수면 시작, 수면의 질, 수면 지속시간을 개선했으며, 수면제 의존을 줄여주었다. 또한 중간 강도의 신체활동을 하는 장년층은 낮에 규칙적인 활동을 하는 동안 졸음을 느끼는 경우가 적어졌다.[12,13,14] 우리의 수면 타이밍이 향상될 때, 우리의 생체리듬도 향상되기 때문이다.

무엇이 신체활동에 해당할까?

결과적으로 에너지를 소모하는 모든 형태의 운동은 전부 일상생활 중에 하는 신체활동으로 여겨진다. 체력은 신체활동을 수행하는 능력을 말한다. 스포츠 활동은 경쟁적이고 사고력과 기획력을 요구하는 신체활동의 한 형태다. 일반적인 운동은 조직적이고 잘 짜인 또 다른 형태의 신체활동으로, 운동 빈도와 지속시간, 강도에 따라 규정된다. 정원 가꾸기, 무거운 물건 옮기기, 가벼운 산책, 집안일 등도 신체활동에 포함된다. 7장에서 모든 종류의 신체활동 목록과 서로 상대적으로 비교해서 매긴 등급이 나와 있는 표를 참조하라.

3장

당신의 생체시계는
정상인가?

1900년에 출생한 아기는 기대수명이 47세에 불과했다.[1] 100명 중 단 1명만이 90세 이상까지 살 수 있었고, 전체의 1/3은 5세 이전에 사망했다. 당시에는 병균과 기타 세균으로 인한 감염병 문제가 건강과 관련된 주요 도전 과제였다. 과학자들은 이러한 질병에 맞서 싸우기 위해 위생상태 개선, 백신, 항생제로 무장하여 많은 생명을 구했다. 이제는 서방세계에서 출생한 신생아가 80세까지 사는 세상이 되었다. 이에 따라 우리는 거의 모두가 하나 이상의 만성 질환을 앓게 되었다. 여기에는 당뇨병, 비만, 심장병, 우울증, 불안장애도 포함된다. 그런데 이런 질환들의 원인은 감염 때문이 아닌 경우가 대부분이다. 그 대신 우리가 선택한 나쁜 생활습관과 직접 관련되어 있다. 하지만 우리가 받는 약물치료는 단지 증상에만 작용할 뿐이다. 이런 질환들은 대부분의 경우 확실한 의학적 치료법이 없다. 약물치료는 더 건강하고 나은 생활습관 선택과 병행될 때 최상의 효과를 낸다. 그리고 이러한 선택은 여러분의 생체주기 코드와 관련되어 있다.

대개 전문가들이 건강한 생활습관을 규정하는 기준은 두 가지다. 우리가 섭취해야 하는 음식 유형과 우리가 해야 하는 운동 유형이다. 이에 반해 나는 여러분이 건강한 생활습관을 위해 무엇을 해야 하는지에 너무 많은 초점을 맞추지 말고 언제 해야 하는지에 주안점을 두었으면 한다. 건강한 생활습관 안에는 여러분이 무엇을 언제 먹는지, 언제 얼마나 많이 자는지, 언제 얼마나 자주 움직이는지가 모두 포함된다. 이

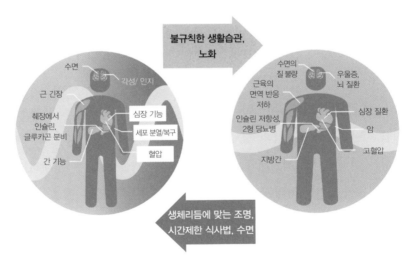

불규칙한 생활습관이나 노화는 생체리듬의 교란과 다양한 질병의 발병을 촉진한다. 생체리듬에 맞는 조명과 시간제한 식사법, 기운을 회복시키는 숙면이 우리의 생체리듬을 지탱해주며, 이러한 질병들을 예방하거나 질병의 진행을 막는다.

렇듯 시간에 집중함으로써 여러분은 자신의 생체주기 코드의 힘을 활용할 수 있게 된다. 그러면 여러분이 모범답안보다 조금 못한 선택을 하는 경우가 있더라도 이를 만회할 수 있다. 게다가 이 체내 리듬에 맞게 살다 보면, 좋은 생활습관을 선택했을 때 동반되는 훨씬 더 큰 혜택을 누리게 된다.

당신의 생체주기 코드는 얼마나 튼튼한가?

십중팔구 우리는 모든 측면에서 인체에 지시를 내려 효율적으로 작동하게 하는 강력한 생체시계를 지니고 태어났다. 이 생체시계는 언제 잠자고, 일어나고, 먹고, 활동해야 하는지 하루 주기 리듬을 설정한다. 이 완벽한 리듬에 잘 맞춰서 생활할 때 최상의 건강 상태를 누리게 된다. 그러나 때로 삶은 장애물에 가로막힌다.

앞서 알게 된 바와 같이, 여러분의 유전자가 생체시계에 잘못된 메시지를 전달하거나 여러분의 생체리듬을 교란할 가능성은 거의 없다. 그보다는 여러분의 신체시계와 습관이 어긋났을 확률이 높다. 불행히도 생체리듬이 교란된 상태에서 그리 오랜 시간이 지나지 않아 생체리듬은 완전히 깨져버린다. 우리가 일관되게 교대근무를 하거나 밤늦게까지 깨어 있거나, 기본 일과와 동떨어진 시간에 음식을 먹으면, 생체리듬에 혼란이 생겨서 궁극적으로는 정신적, 육체적 건강이 불량한 상태에 이르게 된다.

우리의 현재 건강 상태 역시 생체시계가 제대로 작동하는 데 직·간 접적인 영향을 줄 수 있다. 예를 들면 흔히 우울증은 우리의 수면-기 상 주기에 영향을 주어 불면시간을 연장하거나 수면시간을 연장한다. 우울증으로 인해 사람들은 어둡고 음울한 실내의 방 안에만 머물고 싶 어 하기도 한다. 이러한 증상들은 모두 빛과 타이밍을 던져버림으로써 우리 생체시계를 교란한다. 그런 다음 우리를 우울증의 소용돌이에 더 깊이 빠져들게 한다.

하루 중 다양한 시간에 작동을 시작하고 멈춰야 하는 수많은 유전자 가 작동 또는 정지 상태에 몰려 혈당 조절 이상, 폭식, 식탐을 유발할 때, 2형 당뇨병이나 간 질환 같은 만성 질환이 발병한다. 더 좋은 섭식 리듬으로 이 주기를 끊어버리면, 은근히 자극을 받은 이 유전자들이 그들의 하루 단위 주기로 되돌아가 이런 질환들의 진행을 역전시킬 수 있다. 마지막으로, 인체에서는 특정 암의 종양과 맞서 싸울 때 많은 화 학적 신호를 생성한다. 이런 신호 가운데 일부는 혈류를 타고 먼 곳에 있는 기관에까지 다다를 수 있다. 그곳에서 이들 신호는 정상적인 리 듬 기능을 교란한다. 이번에도 마찬가지다. 적당한 수면-기상 리듬 또 는 섭식-공복 리듬을 유지하면, 자연스러운 생체리듬과 잘 맞는 생활 습관이 몸에 밴다. 일단 그렇게 되면, 교란 신호에 대응하여 회복이 빨 라질 수 있다.[2]

우리의 회복력은 그다지 뛰어나지 않다

여러분은 어쩌면 이런 생각을 하는지 모르겠다. 간밤에 잠을 잘 자지 못했거나, 밤을 꼬박 새웠거나, 한밤중에 상다리가 부러지게 야식을 많이 먹었다고 해서 당장 죽는 것은 아니라고. 좋다. 어느 정도까지는 여러분의 생각이 옳다. 단 한 번의 경험만으로 그렇게 큰 해가 되지는 않을 것이다. 그러나 나쁜 생활습관은 우리의 생체주기 코드에 직접적인 영향을 미친다. 비록 이런 습관이 엄격한 의미에서 우리를 직접 죽이는 것은 아닐지라도, 우리 목숨을 앗아갈 수 있는 요인들에 취약해지게 만든다. 한 가지 예를 들겠다. 시차나 교대근무에 대한 모의실험을 위해, 몇 시간마다 조명을 켜고 끄는 시간을 바꾸는 단순한 방법으로 쥐에게 교대근무와 유사한 환경을 만들어주었다. 그러자 단 몇주 만에 쥐들이 너무도 허약해졌고 그들의 면역체계도 약해져서 결국에는 감염에 이르렀으며, 치료를 받지 못하자 그중 절반이 죽고 말았다.[3] 인간을 대상으로 한 연구에서도 이와 같은 결과가 드러났다. 40곳의 다양한 조직에서 일하는 8,000명 이상의 근로자들을 대상으로 한 대규모 연구 결과, 과학자들은 비非교대근무자들에 비해 교대근무자들이 일반 감기부터 위염에 이르기까지 다양한 감염성 질환에 더 잘 걸린다는 사실을 발견했다.[4] 우리는 이 연구를 통해, 생체리듬이 약해진 상태에서는 평소에 저항력이 있었던 일상생활 속 가벼운 질병이나 바이러스에 접촉하더라도 심각한 병으로 발전할 수 있다는 사실을 알게 되었다.

생체리듬에 아주 작은 문제가 발생하더라도 우리 인체가 여기에 적응하려면 여러분이 생각하는 것보다 오랜 시간이 걸린다. 가령 하룻밤 야간근무를 하면 여러분의 인지능력은 1주일 동안 정상적으로 가동되지 않을 수 있다. 국토를 횡단하는 국내 여행은 만만해 보일지 모르지만, 시간대가 바뀌어서 시차에 적응해야 하는 경우라면 며칠간 시차증을 겪게 될 수도 있다. 일반적으로 1시간 시차가 날 때마다 우리 몸속 생체시계가 적응하는 데에는 거의 하루가 걸린다. 하지만 사람에 따라서는 이틀이 걸리는 경우도 있다. 이와 마찬가지로 여러분이 주말 밤에 3시간 늦게 잠자리에 들고 다음 날 아침식사를 3시간 늦게 한다면, 여러분의 몸에는 로스앤젤레스에서 뉴욕으로 비행기를 타고 날아간 것과 같은 영향을 미치게 된다. 이러한 이유로 밤늦게까지 파티를 하거나 깨어 있는 것은 항공편으로 여러 시간대를 건너뛰어 여행하는 것과 같다. 그래서 생체시계 과학자들은 이런 습성을 사회적 시차증social jet lag이라 부른다.

자신이 시차에 얼마나 잘 적응하는지 알고 싶다면, 표준시보다 시간을 딱 1시간 앞당기는 서머타임에 몸이 적응하는 데에 며칠이나 걸리는지 확인하면 된다. 이제 여러분은 사회생활을 하느라 평소 자는 시간을 훌쩍 넘겨서 늦게까지 깨어 있는 날이 한 달에 불과 며칠에 그친다 하더라도 어떤 일이 일어나는지 알 것이다.

그런데 우리 생체시계를 어긋나게 하는 것은 비단 수면시간의 변화뿐만이 아니다. 앞서 언급한 3대 리듬—수면, 음식 섭취 시간, 신체활동—가운데 어떤 것이라도 변화가 생기면 똑같은 방식으로 우리 신체

기관 가운데 어디라도 영향을 미칠 수 있다. 생체주기 코드가 다양한 신체기관 시스템에서 다양한 기능을 조절하는 것처럼, 이 원초적인 리듬에 지장이 생기면 어떤 기관이든 최적으로 기능하지 못하게 될 수 있다. 흡연은 폐암 발병 위험에 직접적인 영향을 주는 것으로 알려져 있다. 이와는 달리 생체리듬 교란은 특정한 하나의 질환으로 이어지지는 않지만, 많은 방식으로 건강을 위협할 수 있다. 혹시 여러분이 이미 어떤 특정한 질병에 잘 걸린다면, 먼저 그 증상을 알아챌 것이다. 이것은 마치 여러분이 낮 동안 서로 다른 모델의 자동차 5대로 비포장도로를 달렸을 때와 같다. 모든 차량은 모델에 따라 저마다 독특한 문제를 안고 돌아온다. 어떤 차는 타이어는 멀쩡한데 서스펜션이 고장 나 있고, 또 어떤 차는 변속기에 문제가 있거나 바퀴 얼라인먼트에 이상이 있을 수 있다. 따라서 만약 여러분이 늘 여드름 때문에 속을 썩였다면, 여러분의 생체리듬이 교란될 경우 크게 덧날 수 있다. 만약 여러분의 위가 예민하다면, 생체시계 교란이 속쓰림이나 소화불량에 불을 당길 수 있다.

여러분이 일상적으로 느끼는 거북함이나 잦은 질병, 만성 질환은 생체시계 교란과 관련이 있을 가능성이 매우 농후하다. 많은 질병에서 나타나는 증상 가운데에는 수면 부족 또는 수면 과잉, 식욕 변화, 신체 활동 감소가 포함된다. 이것은 모두 여러분의 생체주기 코드가 교란된 것이다. 반면 생체리듬을 바로잡으면 여러분이 앓고 있는 질환을 어쩌면 고치거나 완화할 수 있다. 여러분의 생체리듬을 양성하는 것이 만병통치약이 될 수 있다고 말하는 이유가 바로 여기에 있다.

혹시 육체적으로 불편함을 느끼거나 사고방식에 변화가 감지된다면, 절대 그냥 넘어가지 마라. 이런 것들은 만성 질환의 초기 경고 신호이기 때문이다. 먼저, 일상적인 수면, 신체활동, 음식 섭취 패턴에 변화가 생겼는지 주목한다. 그리고 정상 패턴으로 되돌아가도록 노력한다. 증상이 지속된다면 의사와 상담한다.

처음에는 불편함에 그쳤던 것이 약물 처방이 필요한 질병으로 서서

시간이 지남에 따라 생체리듬 교란이 건강에 미치는 영향

단기 생체리듬 교란

(1~7일)

졸림증/불면증, 집중력 부족, 편두통, 짜증, 피로, 까칠함, 소화불량, 변비, 근육통, 복통, 복부팽만, 혈당 상승, 감염에 대한 민감성

유전적 소인/영양 부족과 복합적으로 작용한 결과
생체리듬 교란의 만성화

(수주, 수개월, 수년)

장 질환, 면역 질환, 대사 질환, 감정 또는 기분 장애, 퇴행성 신경 질환, 생식기 질환, 만성 염증, 다양한 암

여러분의 생체리듬이 어긋나 있는 기간이 길수록, 중증 질환 발병 위험이 커진다.

히 모습을 드러낸다. 만성 질환에 대한 약물치료는 세균성 감염에 대한 약물치료와는 다르게 작용한다. 세균 감염의 경우에는 일련의 항생제 치료로 병원성 세균을 죽이면 완치된다. 이와 달리 만성 질환은 완치될 수 없어서 대개 여생 동안 약을 복용하며 관리하게 된다. 이와 동시에 여러분은 약물치료의 부작용에도 대처해야 한다. 미국에서 가장 많이 팔리는 10대 의약품에 대한 최근 조사 결과, 이들 약품으로 치료를 받는 사람들 3명에서 24명 가운데 1명꼴로 치료 효과가 없는 것으로 나타났다.[5] 더 큰 문제는, 시간이 지나면서 생체리듬이 교란되면 증상을 치료하는 효과가 떨어진다는 것이다. 생체시계가 교란되면 회복이 느려지거나 심지어 치료에 대한 저항성이 생길 수 있다. 가령 유방암 치료를 받으면서 자신이 선호하는 시간에 잠들지 못하는 여성 환자들은 취침시간을 일정하게 유지하는 환자들에 비해 생존율이 낮다.[6]

3부에서는 3대 핵심 리듬을 거스르며 생활하는 것이 장내미생물과 신진대사, 면역체계, 두뇌에 어떤 영향을 미치는지 알아본다. 또한 이들 영역에서 다시 건강을 회복시키려면 어떻게 하면 되는지도 알아본다. 바로 이 영역들이 내가 건강 '고가품'이라고 즐겨 부르는 분야들이다. 그렇지만 단 며칠만이라도 여러분의 생체주기 코드에 지장이 생기면 생활이 힘들어진다. 수면 부족인 사람들이 적절한 수면을 취하는 사람들보다 사회적 상호작용을 할 때 더 불친절하고 심지어 더 적대적인 것은 놀라운 일이 아니다. 예를 들어 2011년에 실시된 한 연구 결과에 따르면, 특히 청소년들의 경우, 수면 부족에 따라 긍정적 감정은 감소하는 반면 부정적 감정은 증가하는 것으로 나타났다.[7] 수면 부족은

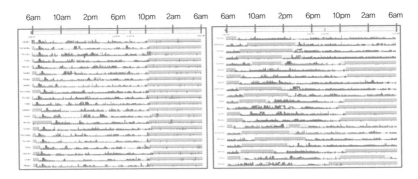

(A) 건강한 성인(이상적 패턴)   (B) 교대근무자(노동력의 20%)

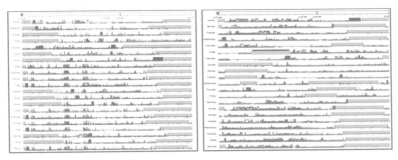

(C) 고등학생   (D) 자주 여행하는 사람

위 도표들은 (A) 이상적인 신체활동—수면 패턴을 지닌 건강한 성인, (B) 교대근무자, (C) 고등학생, (D) 자주 여행하는 사람에게서 3주간 수집한 신체활동과 수면 패턴을 보여준다. 각각의 수평선들은 신체활동(짙은 색으로 삐죽삐죽한 모양)과 수면(회색 막대 모양)을 나타낸다. 건강한 성인이 매일 밤 10시에 잠자리에 들어 8시간 수면을 취하는 모습에 주목하기 바란다. 다른 사람들은 모두 1주일에 적어도 하루는 잠자리에 드는 시간이 극히 지연되었다.

긍정적 또는 부정적 보상을 평가하는 능력과 합리적 결정을 내리는 능력을 저해한다. 이뿐만 아니라 당면한 임무를 처리하는 능력에도 영향을 미친다. 이는 직장생활과 가정생활에 모두 영향을 끼친다. 2017년에 실시된 한 연구 결과, 수면 부족 상태의 부부가 부부 싸움을 할 경우 더 비이성적이 되거나 상대방이 더 비이성적이라고 인지하는 것으로 밝혀졌다.[8]

앞서도 말한 바 있지만, 하나의 생체리듬이 교란되면 나머지 리듬도 영향을 받아 교란된다. 우리 모두 실제 시차증이나 심야 파티 같은 사회적 시차증을 겪으면서 이런 경험을 한 적이 있다. 자, 여러분이 춤추러 나간다고 생각해보자. 여러분은 불빛에 노출되어 수면 욕구가 억제된다. 자정 넘어 깨어 있는 시간이 늘어날수록 여러분의 생체리듬은 더욱 교란된다. 다음 날 아침, 여러분의 컨디션은 끔찍한 수준이 된다. 몸은 피곤한데, 늦잠을 잘 수 있다 하더라도 다음 날에 부족한 수면을 모두 보충하기란 힘들다. 게다가 늦게 일어나면 아침식사 시간이 8시에서 10시로 늦어지면서 평소의 섭식 패턴도 교란된다. 그러면서 운동시간까지 잡아먹어 버릴 수 있다. 이 밖에도 머리가 멍하고 집중하기가 힘들며 심지어 간단한 결정도 내리기 어려워지는 것을 느낄 수 있다.

때로 만성 질환이 생체리듬 교란의 원인이 되기도 한다. 가령 비만은 폐쇄성 수면무호흡증 위험을 높인다. 마음껏 숨 쉴 수 없어서 숙면을 취할 수 없으면 낮 동안 졸음이 늘고 운동하고 싶은 욕구가 줄어든다. 이렇게 신체활동이 저조해지면 밤에 자고 싶은 욕구도 감소한다. 이러다 보면 밝은 조명 아래에서 밤늦게까지 깨어 있게 되고, 깨어 있다 보면 밤늦은 시간에도 계속 음식을 먹을 가능성이 커진다.

나의 생체주기 코드 테스트하기

만약 여러분에게 지병이 있다면, 여러분이 앓고 있는 질병이 여러분의 일상리듬을 교란하고 있지는 않은지 확인하는 것이 중요하다. 이에 나는 자신의 생체주기 코드의 특징이 건강에 영향을 미치고 있는지 확인하기 쉽도록 가정에서 개인적으로 할 수 있는 2가지 테스트를 개발했다. 첫 번째 테스트는 바로 지금 여러분이 어떻게 생각하고 느끼고 있는지에 초점을 맞추고 있다. 두 번째 테스트는 현재 자신이 최적의 생체리듬을 따르는 생활과 얼마나 괴리되어 있는지 추적하는 기회를 제공한다.

생체주기 코드 건강평가

첫 번째 테스트에서는 여러분이 현재 앓고 있을지 모르는 다양한 질병과 증상을 제시한다. 이러한 증상이나 질병은 여러분의 수면 또는 음식 섭취 주기에 영향을 줄 수 있다. 혹은 이런 증상이나 질병 그 자체가 바로 불량하게 작동하고 있는 생체주기 코드에 대한 반응일 수도 있다.

둘 중 어떤 경우이건, 여러분에게 이런 문제들이 있고 이런 문제들이 여러분이 인식하고 있는 것보다 자신에게 더 많은 영향을 주고 있다는 사실을 깨닫는 것이야말로 이들 문제에 접근하는 첫걸음이다.

만약 일 때문에 연간 50일 이상(주당 1회) 밤 10시에서 새벽 5시 사이에 최소 3시간 이상 깨어 있어야 한다면 여러분은 교대근무자에 해당하며, 이에 따라 교대근무 관련 질환을 앓을 위험에 노출되어 있다. 우리 가운데 많은 이들이 잠을 충분히 자지 않고, 아무 때나 음식을 먹고, 의미 있는 신체활동을 하지 않거나 바람직하지 않은 시간에 고강도 신체활동을 한다.

어떠한 요인이 내 생체시계에 영향을 미치는지 파악하면 이를 통해 작은 변화를 실천할 수 있게 되어 여러분의 인생에서 건강하게 보내는 시간이 몇 년은 늘어나게 될 것이다.

다음 테스트지의 질문을 읽고 자신에게 해당하는 답에 동그라미로 표시한다. 여러분 모두 저마다 다르듯 테스트 결과도 다 다르게 나올 것이다. 여기에는 정답이나 오답은 없다.

혹시 여러분이 '그렇다'라고 답하고 있다면, 여러분의 생체주기 생체 시스템을 최적화하는 것이 여러분의 건강에 좋을 것이다. 자신이 완벽하지 않다고 해서 걱정할 필요는 전혀 없다. 누구에게나 개선의 여지는 있는 법이다.

신체 건강

주치의로부터 과체중이라는 말을 들은 적이 있는가?　　그렇다/아니다

당뇨병전증 또는 당뇨병 진단을 받은 적이 있는가?　　그렇다/아니다

만성 질환 때문에 약 처방을 받고 복용하고 있는가?　　그렇다/아니다

위산 역류, 통증, 알레르기, 불면증 때문에 일반의약품을

복용하고 있는가?　　그렇다/아니다

월경주기가 불규칙한가?　　그렇다/아니다

폐경과 관련해서 수면에 방해를 받거나 안면홍조 증상이

나타나는가?　　그렇다/아니다

성욕이 감퇴했는가?　　그렇다/아니다

다발성 경화증이나 염증성 장 질환 같은 만성 염증 관련

질환을 진단받은 적이 있는가?　　그렇다/아니다

요통이 자주 생기는가?　　그렇다/아니다

수면무호흡증 진단을 받은 적이 있는가?　　그렇다/아니다

코를 고는가?　　그렇다/아니다

아침에 일어날 때 코가 막힌 느낌이 들거나 실제로 코가

막혀 있는가?　　그렇다/아니다

복통, 속쓰림, 소화불량이 자주 일어나는가?　　그렇다/아니다

두통이나 편두통이 자주 생기는가?　　그렇다/아니다

하루가 끝날 무렵이면 눈에 피로를 느끼는가?　　그렇다/아니다

정신 건강

불안감을 느끼는가?	그렇다/아니다
기분이 처지거나 우울한 기분이 자주 드는가?	그렇다/아니다
애를 써야 주의력이나 집중력이 생기는가?	그렇다/아니다
머리가 멍하거나 집중이 되지 않는가?	그렇다/아니다
안경, 충전기, 열쇠 같은 물건들을 자주 잃어버리는가?	그렇다/아니다
사람 이름이나 얼굴을 잘 잊어버리는가?	그렇다/아니다
달력이나 해야 할 일을 적어놓은 리스트에 의존하는가?	그렇다/아니다
오후가 되면 피곤해지는가?	그렇다/아니다
아침에 일어날 때도 여전히 피로를 느끼는가?	그렇다/아니다
외상 후 스트레스 장애PTSD 진단을 받은 적이 있는가?	그렇다/아니다
주의력 결핍 및 과잉행동장애ADHD, 자폐 범주성 장애ASD, 양극성 장애 진단을 받은 적이 있는가?	그렇다/아니다
식탐이 있는가?	그렇다/아니다
자신이 음식에 대한 의지력이 부족하다고 느끼는가?	그렇다/아니다
자신이 짜증을 잘 낸다는 말을 들어본 적이 있는가?	그렇다/아니다
말썽이 되는 결정을 잘 내리는 편인가?	그렇다/아니다

행동 습성

하루에 걷는 양이 5천 보 미만인가?　　　　　　　　　그렇다/아니다

하루에 해가 떠 있는 시간에 실외에서 보내는 시간이

30분 미만인가?　　　　　　　　　　　　　　　　　　그렇다/아니다

밤 9시 이후에 운동을 하는가?　　　　　　　　　　　그렇다/아니다

잠자리에 들기 전에 컴퓨터나 핸드폰, TV를 보는 시간이

1시간을 넘는가?　　　　　　　　　　　　　　　　　　그렇다/아니다

저녁식사 후에 알코올음료(칵테일, 포도주, 맥주)를

한 잔 이상 마시는가?　　　　　　　　　　　　　　　그렇다/아니다

온종일 물 마시는 것을 잊고 지내는가?　　　　　　　그렇다/아니다

오후 또는 저녁에 커피나 차, 카페인이 함유된 청량음료를

마시는가?　　　　　　　　　　　　　　　　　　　　그렇다/아니다

에너지를 얻으려고 초콜릿이나 고탄수화물 음식(도넛, 피자),

에너지 드링크를 섭취하는가?　　　　　　　　　　　그렇다/아니다

배고픈 것과는 상관없이 뒤늦게 폭식하는가?　　　　그렇다/아니다

저녁 7시 이후에 (물을 제외하고) 음식을 섭취하는가?　그렇다/아니다

불을 켜놓은 채 잠을 자는가?　　　　　　　　　　　그렇다/아니다

수면과 휴식 시간이 하루에 7시간 미만인가?　　　　그렇다/아니다

아침에 일어나려면 알람시계가 있어야만 하는가?　　그렇다/아니다

평소 주말에 모자란 잠을 보충하는가?　　　　　　　그렇다/아니다

배고프지 않아도 음식을 보면 먹는가?　　　　　　　그렇다/아니다

📋 답변 평가하기

우리 가운데 대부분은 위 질문들 중 몇 가지에 '그렇다'라고 응답했을 것이다. 흔히(흔한 일이긴 하지만 정상적인 것은 아니다) 우리는 모두 교대근무자이며 살면서 어느 정도는 생체리듬이 교란되는 경험을 하고 있다. 신체 건강과 정신 건강 분야에서는 많은 이들이 한두 가지 질문에 대해 '그렇다'고 대답했을 수 있다. 그러나 각 분야마다 '그렇다'는 응답이 3개 이상이라면, 이것은 여러분의 생체리듬이 최적의 상태가 아닐 수 있다는 신호다. 물론 여러분 또래의 사람들 중에 여러분과 같은 증상을 보이는 경우가 많기 때문에 그런 증상이 별 것 아닌 것처럼 여겨질 수도 있다. 그러나 흔하다고 해서 항상 정상인 것은 아니다.

행동 습성 분야에서 '그렇다'는 대답이 나왔다면 어쩌면 여러분의 생체시계는 교란된 상태인지 모른다. 보통, '그렇다'는 응답이 5번 이상 나오는 사람들이 많다. 이것은 그만큼 이들이 다양한 방식으로 자신의 생체리듬을 최적화하여 건강을 유지할 여지가 많다는 의미이기도 하다.

자신의 생체리듬에 맞는 숫자 찾기

두 번째 테스트는 테스트라기보다는 추적훈련이라 할 수 있다. 다음 한 주 동안 설명에 따라 도표를 채우기 바란다. 도표에 나와 있는 6가지 질문에 1주일 동안 답변을 적다 보면, 자신의 하루 주기 리듬에 대해 상당히 잘 알게 될 것이다. 필시, 여러분은 자신의 답변이 많은 요인에 좌우된다는 것을 알게 될 것이다. 일을 하고 있는지 아닌지, 평일인지 주말인지, 자신의 생활습관이 너무 예측불허인지 아닌지 등에 달려 있다는 말이다. 우리 실험실에서는 전 세계 수천 명의 사람을 모니터 했는데, 모두 같은 경향을 드러냈다. 즉 대부분의 사람들은 주중과 주말에 다른 생체리듬을 지니고 있었다. 그러나 우리는 이것이 모든 경우에 다 적용되는 것은 아님을 잘 알고 있다. 아르헨티나의 토바 부족이나 탄자니아의 하자 부족처럼 토착민들에게서 얻은 데이터를 분석 해보면, 이들의 수면과 신체활동 패턴은 날이면 날마다 한결같고 지극히 예측 가능하다.

나는 여러분에게 가장 적합한 이상적인 생체주기 코드가 무엇인지 말해줄 수는 없다. 하지만 여러분 자신이 이미 잘 알고 있을 확률이 높다. 아마도 이상적인 생체주기 코드는 여러분이 1주일간의 휴가를 즐기는 동안 드러날 것이다. 과음하지 않고 운동을 계속하면 여러분의 몸이 대체로 선호하는 리듬으로 되돌아올 수 있다. 어쩌면 여러분은 일찍 잠자리에 들고, 낮 동안 더 활발하게 활동하고, 밤늦은 시간에 야식을 먹고 싶은 식탐도 줄어든 자신을 발견할지도 모른다.

하지만 일단 휴가에서 복귀하면 눈앞에 닥친 현실 때문에 최적의 생체주기 코드를 유지하기가 어려워진다. 당장에 모든 면에서 이상적인 생체리듬을 일상의 삶 속에 적용할 수는 없을지 모르겠다. 그러나 여러분의 자연스러운 리듬에 주목하는 것만으로도 여러분이 잘못하고 있는 것이 무엇인지 제대로 파악하는 데 도움이 될 것이다. 그리고 이 덕분에 여러분은 자신의 생활 속에서 작은 것들을 고칠 수 있는 시야를 가지게 되어 결국 커다란 결과를 얻게 될 것이다. 또한 여러분이 사는 방식에 관한 한 자신에게 선택권이 있음도 알게 될 것이다. 다시 말하자면, 일단 여러분이 자신에게 적합한 생체주기 코드가 어떤 것인지 알게 되면, 두 가지 중 하나를 선택할 수 있다는 말이다. 먼저, 여러분은 현재의 생활습관이 일이나 가족을 위해 어쩔 수 없다고 생각하고 이것을 계속해서 고수하는 쪽으로 선택할 수 있다. 이렇게 되면 여러분은 서서히 만성 질환에 다가가게 될지 모른다. 반면 여러분은 자신의 건강이 여러분 자신과 가족에게 모두 중요하기 때문에, 어느 정도 생활습관을 조절해서 장차 다가올 미래에 직장과 가정에서 더욱 생산적인 삶을 살아야겠다는 결심을 할 수도 있다.

앞으로 우리는 여러 장에 걸쳐서 우리가 추구해야 할 목표에 대해 논할 것이다. 하지만 지금은 일단 먼저 다음과 같은 중요한 문제들을 간단하게나마 살펴보도록 하자.

언제 (그리고 어떻게) 기상하느냐가 하루 중 가장 큰 일이다

우리가 잠에서 깨어 눈을 뜨고 침대 밖으로 나오면, 눈으로 들어오는 아침 첫 햇살이 망막에 있는 멜라놉신 광센서를 활성화하여 우리의 SCN 기준 시계에 아침이 밝았음을 알린다. 첩보 영화에서 두 요원이 임무를 시작하면서 서로 시계를 맞추듯, 첫 햇살을 보는 것이 SCN에 시계의 시간을 아침으로 설정하라는 신호가 된다. 대개 SCN 시계에 아침이 등록되면, 체내에 알람시계가 있는 것처럼 잠에서 깨라는 자극이 자동으로 전달된다. 그런데 만약 여러분이 진짜 알람시계가 있어야

일어날 수 있다면, 이는 여러분의 SCN이 아직 준비되지 않아서 여전히 밤이라고 생각하고 있다는 뜻이다. 그러므로 알람시계에 대한 의존을 줄이고 충분한 수면시간을 확보하여 SCN이 아침이라고 인식할 때 일어나는 것이 우리의 목표다.

114쪽에 있는 표를 작성할 때, 여러분의 기상 시간만 기록할 것이 아니라 알람시계가 필요했는지도 적도록 한다. 오늘날 우리가 아침에 일어나는 방식은 불과 1세기 전에 살았던 선조들과도 다르다. 과거에는 우리의 생체시계가 낮-밤 주기와 잘 맞아서 밤 10시가 되기 전에 잠자리에 들었다. 그러면 다음 날 SCN 시계는 새벽 무렵에 우리를 깨울 수 있었다. 바로 이때가 우리 몸에서 멜라토닌 생성이 자연히 멈추고 수면 욕구가 감소하는 시간이다. 새벽에는 우리를 깨우는 환경적 신호도 많이 동반된다. 아침 첫 햇살이나 새와 동물이 내는 소리가 그렇다. 혹시 이런 신호들만으로 성공하지 못할 경우에는, 체온 상승으로 인해 잠에서 깨게 된다. 멜라토닌 수치가 떨어져 수면 욕구가 감소함에 따라, 코르티솔 수치가 상승하여 몸이 확연히 따뜻해지는 것이 느껴진다.

오늘날에는 이러한 신호에 따라 잠에서 깨는 경우는 드물다. 이중창으로 기온이 완벽히 통제된 침실에서 두꺼운 커튼이나 암막 블라인드를 내린 채 잠을 자기 때문에, 우리는 소리와 빛, 온도라는 자연의 아침 신호와 철저히 차단되었다. 게다가 늦게 잠자리에 들다 보면 우리의 수면 욕구와 멜라토닌 수치는 새벽까지도 높은 수준에 머물러 있다. 이것이 우리 가운데 많은 이들이 뼈까지 울리는 알람시계가 있어야만 아침에 일어날 수 있는 이유다.

하루 중 가장 먼저 먹는/마시는 첫 번째 음식/음료 한 입

하루의 첫 햇살은 우리의 뇌 시계를 빛에 맞춰 동기화한다. 이와 마찬가지로 하루 중 가장 먼저 섭취하는 첫 음식 한 입은 우리 몸에 있는 나머지 생체시계에 하루의 시작을 알리는 신호를 보낸다. 우리 실험실에서 진행한 연구 결과, 사람들은 80%가 기상 후 1시간 이내에 물 외의 다른 것을 먹거나 마시는 것으로 나타났다.[9] 다음으로 10%는 2시간 이내에 무언가를 먹었고, 2시간이 지난 후에 음식을 섭취한 사람은 아주 극소수에 불과했다. 그런데 이 중에는 아침을 자주 건너뛴다고 말하는 사람들이 많았다. 이렇게 되면 앞뒤 응답이 맞아떨어지지 않았다. 그래서 우리는 이들의 응답 내용을 더 깊이 파고 들어가 사람들이 아침식사라는 말을 완전히 잘못 이해하고 있다는 것을 발견했다.

원래 아침식사breakfast란 "단식을 중단한다breaking the fast"는 뜻이다. 즉 간밤에 아무것도 먹지도 마시지도 않으면서 보낸 시간, 즉 공복 상태를 중단한다는 말이다. 그렇다면 공복 상태를 중단할 수 있는 것은 무엇일까? 위, 간, 근육, 뇌 그리고 나머지 인체에서 공복 상태가 중단되었다는 생각이 들게 만드는 것이라면 무엇이나 다 된다. 이 말인즉 물 외에 여러분이 먹거나 마시는 것은 다 해당한다는 뜻이다.

여러분은 설탕과 크림을 조금 넣은 커피 한 잔으로는 공복 상태를 중단시킬 수 없다고 생각할지도 모르겠다. 사실 사람들이 모닝커피를 마시는 것은 잠들어 있는 뇌를 깨우려는 시도일 뿐인 경우가 대부분이다. 그러나 실제로는 우리가 입안에 칼로리를 털어 넣는 순간, 위에서는 음식을 소화해야 할 것이라 예상하고 위액을 분비하기 시작한다. 그러면 엄청나게 분비된 호르몬과 효소, 유전자가 평소 늘 하던 일에 돌입한다. 이렇듯 위와 뇌의 시계를 재설정하는 데에는 아침에 처음 마시는 커피나 차 한 잔만 있으면 된다.

응답자 대부분은 새벽 4시에서 정오 사이에 하루 섭취 총열량의 1/4 미만을 소모한 반면, 하루 섭취 총열량의 30% 이상을 밤에 섭취했다.[10,11] 이들은 아침을 거른다고 대답했지만, 실상은 아침에 제대로 한 상 차려 먹는 것을 건너뛴다는 의미에 불과했다. 대신 이들은 간단한 간식이나 커피, 차, 주스, 요구르트 등을 먹었는데, 다만 이를 밥으로 치지 않았다. 하지만 우리 위는 이것을 밥이라 여긴다. 그러므로 커피 한 잔이건, 시리얼 한 접시건 상관없다. 여러분이 공복 상태를 중단하는 바로 그 시간을 기입하라.

마지막 식사/음료 섭취시간

밤이 되면 여러분의 뇌가 활동에서 휴식 또는 회복으로 전환되어야 하듯, 여러분의 신진대사 기관들도 긴장을 풀고 멈춰서 한동안 휴식을 취할 필요가 있다. 하루 중 마지막으로 먹는 음식 한 입이나 음료 한 모금은 우리 몸을 청소하고, 긴장을 풀고, 회복할 준비를 하라는 신호를 준다. 뇌와 인체가 이런 메시지를 접수해서 그 과정을 시작하기까지는 몇 시간이 걸린다. 더 이상의 열량이 섭취되지 않을 것이라 완전히 확신해야 하기 때문이다. 그러니까 아침에 커피 한 잔이 여러분의 신진대사 시계를 작동시키듯, 여러분이 섭취하는 마지막 음식이나 음료 한 입도 소화 과정에 돌입되어야 한다. 그래야 두세 시간 후에 여러분의 몸이 복구 및 회복 모드에 들어갈 수 있다.

문화는 섭식 패턴을 좌우하는 가장 큰 예측 변수 중 하나다. 많은 미국인이 저녁을 일찍 먹고 있기는 하지만, 우리는 저녁식사 후의 야식 문화 속에 살고 있다. 많은 동양권 국가와 일부 유럽에서 야식은 보편화되어 있다. 어떤 나라에서는 식당의 저녁 영업시간이 9시가 넘어야 시작하기도 한다. 어떤 곳에서는 하루 세끼 중에서 가장 든든하게 먹는 때가 늦은 저녁인 경우도 있다. 다른 곳에서 대개 저녁은 간단하게 차리거나 점심때 먹다 남긴 음식으로 해결하는 것과는 사뭇 다르다.

여러분이 (물과 약을 제외하고) 마지막으로 음식이나 음료를 섭취한 시간을 정직하게 적도록 하라. 이 작업을 시작하면서 여러분은 자신의 음식 섭취 일정이 이미 정해져 있다고 생각할지도 모르겠다. 하지만 우리 연구진의 연구 결과를 보면, 그렇지 않을 가능성이 훨씬 크다. 우리는 에너지를 얻거나 긴장을 풀기 위해 음식을 활용한다. 주말은 평일과 조금은 다른 도전과제가 된다. 밤늦게까지 사회생활을 하면서 평소와 완전히 다른 일정으로 움직이는 경우가 흔하기 때문이다. 이렇게 과거를 추적하다 보면 여러분은 자신이 어떤 패턴을 지니고 있는지 분명히 알게 될 것이다.

취침시간은 언제인가?

이 또한 한마디로 대답하기 어려운 질문이다. 일하는 일정 때문에 상대적으로 기상시간은 정해져 있는 편이다. 따라서 취침시간이 언제 냐에 따라 수면시간이 결정되는 경우가 많다. 우리 가운데 어떤 이들은 평일에는 고정된 일정에 따라 생활한다. 어떤 이들은 매일 잠자리에 드는 시간은 일정하지만, 아침에 일어나는 시간이 평일과 주말이 다르다. 따라서 이 질문에 가장 정확하게 대답하는 방법은 조명을 모두 끄고 마지막으로 이메일/문자메시지/SNS 계정을 체크한 뒤 침대에 누워 눈을 감은 시간을 적는 것이다.

모든 전자기기의 스크린을 몇 시에 끄는가?

불과 50년 전에는 집 안에서 거실을 벗어나면 사회적 상호작용과 오락을 위한 기기를 끄게 되어 휴식을 취하고 잠을 잘 수 있었다. TV가 등장한 초창기에는 심야 프로그램이 많지 않았다. 많은 방송국이 황금시간대 프로그램이 끝나면 방송을 끝내곤 했다. 그러다가 디지털 기기 덕분에 24시간, 365일 이용할 수 있는 SNS와 TV, 스트리밍 서비스가 등장하면서 우리가 가상 파티를 언제 끝내는지 아는 것이 중요해졌다.

우리가 전자기기를 끄고 나면, 우리 뇌는 그 뒤 몇 분이 지나야 긴장을 풀고 활동을 멈춘다. 우리 눈은 디지털 스크린에서 상당히 많은 불빛을 받아들인다. 따라서 스크린을 끄는 시간이 우리 뇌에 입력되는 모든 불빛을 끄는 시간이 된다.

몇 시에 운동하는가?

운동이나 고강도 신체활동을 하는 시간이 언제냐에 따라 생체리듬과 수면에 뚜렷한 영향을 준다. 그러므로 여러분의 운동시간이 중요하다.

	기상시간은? 알람 사용 여부는?	취침시간은?	하루의 첫 음식/음료 섭취시간은?	하루의 마지막 음식/음료 섭취시간은?	스크린의 전원을 모두 끈 시간은?	운동시간은?
월요일	시간: 알람?					
화요일	시간: 알람?					
수요일	시간: 알람?					
목요일	시간: 알람?					
금요일	시간: 알람?					
토요일	시간: 알람?					
일요일	시간: 알람?					

📋 답변 평가하기

여러분이 표에 기입한 6가지 시간을 살펴보면 여러분의 생체주기 시스템의 현주소를 잘 파악할 수 있다. 모두에게 적합한 마법과 같은 시간표는 존재하지 않는다. 하지만 다음에 제공되는 정보를 참고로 활용해서 어디서부터 바꿔나가기 시작할지 정하기 바란다. 아주 작은 변화만으로도 여러분이 건강하고, 생산적이고, 질병으로부터 자유로워지는 데 일조할 것이다. 일상적으로 디지털 기기를 사용하거나 운동을 하는 것과 무관하게 거의 모든 사람에게 상대적으로 더 중요하고 의미 있는 부분은 다음에 제시된 4가지 사항이다.

- 표에 기입한 6가지 시간 모두가 1주일 동안(평일과 휴일 사이에) ±2시간 이상 달라진다면, 여러분에게는 개선의 여지가 매우 많다. 고쳐야 할 사항을 적어도 한 가지는 쉽게 발견할 수 있을 것이다. 때로 한 가지 사항을 고치는 것만으로 자동으로 몇 가지 다른 사항까지 적절한 범위에 들어오기도 한다.

- 하루 총 수면시간에 주목하라. 국립수면재단The National Sleep Foundation의 권고에 따르면, 성인의 수면시간은 매일 밤 최소 7시간, 소아는 최소 9시간이다.[12,13,14] 이보다 적게 자고 아침에 일어날 때 여전히 피로감이 든다면, 가장 먼저 해야 할 일은 더 일찍 잠자리에 들거나 아침잠을 30분 더 늘릴 수 있도록 일정을 짜는 것이다. 만약 7시간 이상 자는데도 아침에 일어날 때 졸리다면, 아마도 수면의 질이 떨어지기 때문일 것이다. 7일 가운데 단 3일만 수면이 부족해도 최선의 노력이 물거품이 된다는 사실을 명심하기 바란다.

- 여러분의 위가 일하는 총 시간이 얼마나 되는지 주목하라. 아무 요일이나 1주일 가운데 가장 일찍 음식을 섭취하는 시간과 가장 늦게 섭취하는 시간을 고른다. 이때 여러분의 '정상 일과'를 벗어난 열외의 시간은 딱 한 번만 무시한다. 이렇게 해서 뽑아낸 가장 이른 시간과 늦은 시간 사이의 간격이 바로 여러분의 장이 음식을 처리하기 위해 대기하는 시간이다. 혹시 이 두 시간 사이의 간격이 12시간이 넘는다면, 여러분에게 들려줄 희소식이 있다. 여러분이 당장 해야 할 일이 있는데, 이 일을 제대로 하면 여생 동안 여러분의 건강에 가장 큰 효과가 나타날 수 있다는 소식이다. 게다가 이런 상황에 놓인 사람은 여

러분만이 아니다. 이런 특별한 프로그램을 따르지 않고 있는 일반 성인 가운데 음식을 섭취하는 시간이 꾸준히 12시간을 넘지 않는 비율은 10%에 불과하다. 음식 섭취시간이 거의 매일같이 하루 8~11시간 안에 들어간다면 여러분은 건강상의 이득을 가장 많이 얻을 수 있다.

• 마지막 음식/음료 섭취시간과 취침시간을 비교하라. 이 두 시간 사이의 간격이 3시간 이상 벌어져야 이상적이다.

이것이 끝일까? 그렇다. 이렇게 몇 가지만 조절해서 건강이 좋아질수 있다니, 여러분은 아마 놀라거나 조금은 발끈할지도 모르겠다. 그렇다면 열량도 따질 필요가 없을까? 저탄수화물 다이어트를 비롯해서무설탕, 팔레오, 비건, 지중해식, 녹색, 앳킨스, 전사의 다이어트는 어떤가? 어유fish oil나 녹차 같은 건강보조식품은? 이제 이런 걱정은 접어두어도 좋다. 그저 잠시 멈춰서 가만히 생각해보기 바란다. 불과 100년 전에는 전 세계 사람들이 저마다 사는 장소에 따라 다양한 종류의음식을 섭취했다. 당시에는 뉴욕에 중국요리 포장 음식이 없었고 인도에는 베이글이 없었다. 게다가 고지방이건, 고탄수화물이건, 고단백이건 특정한 종류의 요리와 상관관계가 있는 만성 질환도 존재하지 않았다. 다만 세계 어느 곳에 살건 우리 조상들은 한 가지 공통점이 있었다. 그들은 지금보다 적게 먹었으며, 신체활동은 더 많이 했고, 잠도 더 많이 잤으며, 빛이라는 사치를 누릴 수 없었던 탓에 시계처럼 정확하게매일 규칙적인 일과를 보냈다. 다시 한 번 타이밍이 관건임을 확인하게 되는 대목이다.

사실, 타이밍은 다른 행동 습관들도 교정해주는 중대한 역할을 한다. 우리는 8시간, 10시간, 혹은 12시간 이내에 모든 열량을 섭취하려고 노력할 때, 생체리듬을 지닌 인체와 뇌의 지혜도 활용한다는 사실을 임상적으로 확인했다. 이렇게 되면 열량 섭취에 대한 자연스러운 통제가 시작되고, 사람들은 그들이 노력하는 만큼 실제로 더 짧은 시간 안에 너무 많은 음식을 배불리 먹을 수 없게 된다. 이 말인즉, 더 짧은 섭식 시간대에 익숙해지면, 여러분은 더 적은 음식으로도 더 큰 만족감을 느끼게 되는 것이다.

우리가 흔히 즐겨 말하듯, 좋은 습관은 좋은 습관을 더 많이 가져온다. 몇 주가 지나면, 사람들은 음식을 고를 때 예전보다 더 나은 선택을 하기 시작한다. 평범한 쿠키를 봐도 그리 끌리지 않고, 튀긴 음식에는 구미가 당기지 않는다. 게다가 호르몬 균형이 회복되면서 면역체계, 기분, 수면, 행복감, 성욕이 향상될 수 있다. 혹시 여러분이 현재 혈압이나 콜레스테롤, 혈당을 치료하는 약을 복용하고 있다면, 여러분의 생체주기 코드를 교정함으로써 회복력을 향상할 수 있고, 건강 유지를 위해 복용 중인 약을 더 줄일 수도 있게 된다.

앱을 통해 우리 연구팀에 합류하라

나는 정보도 제공하고 여러분이 쉽게 자신의 생체주기 코드를 추적할 수 있는 앱을 하나 개발했다. mycircadianclock.org에서 14주간의 연구에 참가신청을 하여 myCircadianClock 앱을 무료로 다운받으면 된다. 여러분의 음식 섭취와 수면 습관을 더 자세히 들여다볼 수 있는 좋은 방법이 될 것이다. 생체리듬 분야가 발전하고 임상과학과 공공보건 분야에서 새로운 발견이 이어짐에 따라, 우리는 이 앱과 블로그를 통해 정기적으로 새로운 정보를 전달할 예정이다.

여기에 참가하는 방법은 간단하다. 물과 복용 중인 약까지 포함해 여러분이 먹고 마시는 것을 모두 사진으로 찍어 앱으로 업로드해서 기록하기만 하면 된다. 여러분의 수면도 기록할 수 있고, 신체활동이나 수면 추적기도 앱에 추가할 수 있다. 첫 2주간 기록하다 보면 여러분의 평범한 일상에서 여러분의 현재 위치를 깨닫게 되고, 어떤 문제에 대처하기 위해 무엇을 변화시킬 수 있는지 알 수 있게 될 것이다.

여러분이 보낸 사진이 우리 서버에 도착하면, 우리는 이를 타임라인에 올려 여러분이 언제 음식을 섭취하는지 쉽게 파악할 수 있게 만든다. 우리는 이것을 피도그램feedogram이라고 부른다. 여러분은 앱으로 자신의 피도그램을 확인할 수 있다. 다음 페이지에는 피도그램의 예시가 소개되어 있다.

첫 2주 동안 여러분의 생체주기 생활습관을 평가한 다음, 서서히 새로운 습관을 들여서 여러분의 유전자에 영향을 미치는 데까지는 12주가 걸린다. 우리의 현재 습관이나 환경은 DNA에 영향을 주는 또 하나의 정보와 같다. 이를 가리켜 후생유전 코드epigenetic code라고 한다. 이것은 워낙 강력해서 마치 벗어날 수 없는 느낌이 들 정도로 우리의 습관을 강화한다. 여러분이 습관을 바꾸려고 노력하는 경우를 생각해보

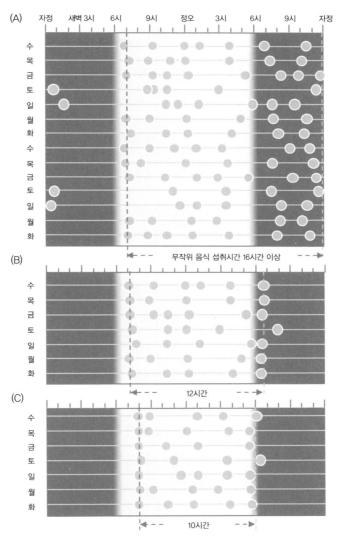

한 참가자의 전형적인 '피도그램'

(A) 새벽 6시부터 자정까지 아무 때나 음식을 섭취한 후, (B) 1주일간 무작위 음식 섭취시간을 12시간으로 제한한 후, (C) 1주일간 무작위 음식 섭취시간을 10시간으로 제한한 후. 수평선은 하루 24시간을 나타내며, 그 위에 찍혀 있는 원의 위치는 참가자가 음식/음료를 섭취한 시간을 표시한다.

자. 그 습관이 운동에 관련된 것이건, 새로운 다이어트건, 혹은 심지어 새로운 식습관이건, 새로운 습관을 들이기 어려운 원인이 바로 오래된 후생유전 코드 때문이다. 따라서 낡은 습관과 싸워서 새로운 습관을 들이려면 이 대목에서 바로 여러분의 의지력이 어느 정도 필요하다. 새로운 습관이 가져오는 긍정적인 결과가 몸으로 느껴지게 되면서, 서서히 몸이 새로운 습관에 익숙해지고 낡은 후생유전 코드는 새로운 코드로 바뀌게 된다. 그러면 여러분은 자동으로 새로운 일과에 정착하고 싶다는 자극을 받는다.

지금까지 수천 명의 참가자가 우리 연구에 참여했으며, 이들의 데이터는 매우 중요한 연구 결과를 도출하는 데 활용되었다. 이 책의 나머지 부분에는 우리 연구에 직접 참가한 사람들이나 이 프로그램을 따라 하면서 나에게 직접 연락한 사람들이 제공한 많은 사례가 소개되어 있다. 우리 연구진이 거의 즉각적으로 알게 된 한 가지 사실은, 사람들이 자신이 깨닫는 것보다 훨씬 더 자주 먹는다는 것이다. 가령, 대부분의 사람들은 자신이 하루에 대략 세 차례 음식을 섭취한다고 생각하지만, 우리 연구 참가자 가운데 1/3은 매일 거의 여덟 번이나 음식을 먹고 있으며 밤늦은 시간까지도 음식을 섭취하고 있다.

여러분은 이 프로그램을 따라 하면서 자신의 새로운 습관을 기록하고, 우리 연구진에게 무엇이 잘되었고 못되었는지 알려줌으로써 과학 발전에 커다란 기여를 할 수도 있다. 그렇게 되면 우리가 여러분을 인도하는 데에도 도움이 될 뿐만 아니라, 다른 사람들을 돕는 데에도 여러분의 경험이 중요한 역할을 할 것이다.

2부
생체주기에 맞는
생활방식

4장

최고의 숙면을 위한
생체주기 코드

생체주기 코드가 어떻게 작동하는지 알게 되었으니, 이제 다음 단계는 실천으로 옮기는 것이다. 우리는 낮 동안의 신체활동과 밤 동안의 휴식에서 최대한 많은 것을 얻기를 원한다. 그래서 두 가지 측면에서 목표를 세웠다. 첫째, 우리는 하루 중에서 자신의 생체시계와 가장 잘 맞는 최적의 시간에 신체활동을 맞추고자 한다. 음식 대사작용이 가장 효율적일 때 먹고, 뇌와 인체의 기능이 정점에 달할 때 활동하고자 한다. 또한 적절한 양의 수면을 취하여 다음 날에도 이 모든 활동을 할 수 있기를 원한다. 둘째, 우리는 교란된 생체시계를 고치고 재훈련하여 건강을 회복하고자 한다.

　가장 먼저 고쳐야 할 부분이 섭식 패턴이라고 추측한다면 이는 전적으로 합당한 생각이다. 하지만 실제로는 생체시계의 재조정이 가장 잘 이루어지는 때는 저녁 신체활동을 할 때, 다시 말해 빛 노출을 제한하여 수면을 강화할 때이다. 그 이유는 수면이 수동적인 경험이 아니기 때문이다. 인체는 전날 밤에 다음 날을 위한 준비에 돌입한다. 새해를 맞기 위해 12월 31일에 제야 행사를 치르듯, 잠은 생물학적 하루의 시작이지 끝이 아니다.

매일같이 우리 인체는 세포를 손상하는 많은 스트레스 요인과 전투를 벌인다. 밤이 되면 우리 몸은 인체에 필요한 복구작업만 하는 것이 아니다. 뇌에서는 기억을 공고히 하고 다음 라운드의 활동을 준비하기 위한 지시사항들을 우리 몸에 전달하는 일도 한다. 밤에 일어나는 변화는 다음 날 우리가 어떻게 느끼는지를 결정하는 데에 절대적으로 중요하다. 바로 이러한 이유로 건강 상태가 좋고 적절한 양의 수면을 취하면 아침에 개운하게 일어나는 것이다.

수면의 단계

꿀잠은 조용한 수면과 활성 수면의 주기가 반복될 때 만들어진다. 조용한 수면은 N1(졸음), N2(얕은 잠), N3(깊은 잠)이라고 하는 특정한 순서대로 발생하는 3가지 단계에서 일어난다. 이 과정에서 별다른 방해를 받지 않는다면, 여러분은 한 단계에서 다음 단계로 순조롭게 넘어가게 된다. 그러는 동안 여러분의 인체와 두뇌는 생체시계에 따라 다양한 기능을 수행한다. 먼저, 각성상태에서 얕은 잠으로 전환하는 동안 N1 수면 단계에 머무는 시간은 단 몇 분에 불과하지만, 인체와 두뇌는 빠르게 변화한다. 체온은 떨어지기 시작하고, 근육은 이완되며, 눈동자는 양옆으로 천천히 움직인다. N1 수면 단계 동안 여러분은 주변에 대한 자각을 잃기 시작하지만, 그래도 깜짝 놀라면서 잠에서 쉽게 깰 수 있다.

N2 단계, 혹은 얕은 수면 단계야말로 실제로 진짜 수면이 시작되는 첫 단계다. 이 단계 동안 눈동자는 움직이지 않고 심장박동과 호흡은 느려진다. 뇌 활동이 잠깐 폭주하는 수면 방추sleep spindle가 일어나는데, 이때 대략 0.5초보다 조금 길게 뇌파가 빨라진다. 일부 학자들은 수면 방추가 기억을 공고히 하는 역할을 한다고 생각한다.

N3 단계, 혹은 깊은 수면 단계는 외부 자극에 대한 뇌의 반응이 무뎌질 때 일어난다. 그래서 이 단계에서는 잠을 깨우기 어려워지며, 호흡은 더 규칙적으로 안정된다. 혈압은 떨어지고, 맥박수는 깨어 있을 때보다 20~30% 느려진다. 뇌로 공급되는 혈류량이 줄어 뇌의 온도가 상당히 낮아진다. 이 단계가 끝나기 바로 직전에는, 중력에 맞서 몸을 세워주는 근육들이 마비되어 꿈에서 하는 행동대로 잠꼬대를 할 수 없게 된다. 하지만 자는 동안 걷거나 먹는 행동을 하는 몽유병처럼, 근육이 마비되는 변화가 일어나지 않는 실제 수면장애도 일부 존재한다. 이 단계에서 불면증이 생기면 낮 동안 창의력이 떨어지고, 기분이 처지며, 소근육 운동이 줄어드는 결과를 낳을 수 있다.

이렇게 3단계로 이루어진 조용한 수면은 활성 수면과 번갈아 일어난다. 활성 수면이 바로 렘수면REM sleep, 즉 급속 안구 운동 수면rapid eye movement sleep이다. 이 시간 동안 몸은 움직이지 않고 가만히 있지만, 정신은 바쁘게 돌아간다. 감은 눈꺼풀 뒤에서 눈동자는 앞뒤로 쏜살같이 움직인다. 혈압은 상승하고, 심장박동과 호흡이 낮 수준으로 빨라진다. 렘수면 동안에는 꿈도 꾼다. 보통 하룻밤에 3∼5회의 렘수면 주기가 90∼120분마다 반복해서 일어난다. 대개 첫 번째 렘수면은 발현되어 겨우 몇 분 동안만 지속되지만, 밤이 깊어가는 동안 렘수면시간은 점차 길어진다. 이 시간 동안 뇌에서는 학습과 기억에 집중한다.

조용한 수면에서 렘수면으로 진행될 때마다 하나의 수면 주기가 완성된다. 최적의 건강 상태를 위해서는 밤새 다양한 유형의 수면이 균형을 이루어야 한다. 성인의 수면시간은 매일 밤 연속적으로 최소 7시간은 되어야 한다. 만약 여러분의 수면시간이 이보다 90분 이상씩 부족하다면, 하나의 수면 주기에 해당하는 수면시간이 부족한 셈이다. 하나 이상의 렘수면 주기를 희생하면, 여러분의 생체리듬이 교란될 수 있다.

이 7시간 수면시간 안에는 결정적으로 중요한 4시간이라는 시간대가 존재한다. 아마 여러분도 밤 10시에서 새벽 2시 사이, 또는 잠든 후 처음 4시간 동안에 최고로 숙면을 취한다고 느꼈을지 모르겠다. 그 이유는 잠든 직후의 이 몇 시간이 여러분의 수면 부채sleep debt(수면 부족 현상이 오랫동안 지속되어 빚이 쌓이듯 부족한 잠이 쌓인 것을 말함 - 옮긴이)를 갚아나가기 때문이다. 이 시간은 잠자리에 들기 전에 느끼는 수면욕이나 피로감을 중화한다. 그래서 이 4시간이 지난 후에 잠에서 깰 경우 다시 잠들기가 더 어려워질 수 있다. 왜냐면 애초에 여러분을 피곤하게 만들었던 수면 부채가 더는 남아 있지 않기 때문이다. 이 시간대 이후로 이어지는 3시간 이상의 수면시간은 뇌와 인체를 보살피고, 이들을 복구하고 회복시키는 데 필요한 추가적인 시간이다.

낮에 잠을 자야 하는 교대근무자들 또한 생체리듬 교란을 경험한다. 낮 시간은 생체시계가 수면 신호를 보내는 정상적인 시간도 아니고 최적의 조명이 갖춰져 있는 시간도 아니다. 따라서 교대근무자들의 경우, 7시간 동안 잠자기 위해 애쓰더라도 낮 동안 최대치의 수면 주기가 발생할 수는 없다. 그래서 우리가 낮잠을 잘 때 2~3시간 이상 자게 되는 일은 드물다. 우리의 생체주기 코드가 이를 허락하지 않기 때문이다.

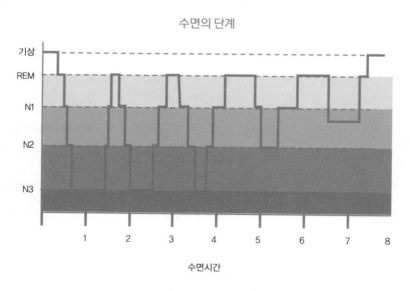

수면의 단계

수면시간

하룻밤 8시간 동안의 수면시간 가운데 다양한 수면 단계

수면 부채를 갚아라

우리가 잠에서 깨면, 그 즉시 우리의 SCN 시계는 잠들지 않고 깨어 있는 시간을 기록하기 시작한다. 우리는 깨어 있는 1시간당 20~30분 동안 나중에 잠을 자야 한다. 저녁이 되면, 각 신체기관에서는 저마다의 생체시계를 서로 맞추어 동기화하여 잠자기 좋은 완벽한 조건을 조성한다. 뇌 안에 있는 솔방울샘에서는 수면 호르몬인 멜라토닌을 생성하기 시작한다. 이와 동시에 심장 시계는 심장박동을 늦추라는 지시를 내리고, SCN은 체온을 내리라는 지시를 내린다. 이렇게 해서 적당한 타이밍이 오고 불빛이 줄어들면 잠들게 되는 것이다.

매일 밤 성인은 수면시간으로 연속해서 8시간을 확보해야 하며, 소아는 10시간을 확보해야 한다. 이 시간은 잠자리에 들고, 자리를 잡고, 잠에 빠져드는 시간까지 다 포함한 것이다. 어린이들은 밤마다 최소 9시간을 잠자야 하고, 어른들은 7시간 이상 자야 한다.[1,2]

수면 부채란 여러분이 자야 하는 수면시간과 실제로 자는 시간 사이의 차이를 말한다. 만약 간밤에 6.5시간 잤다면, 30분의 수면 부채를 지고 하루를 시작하게 되는 것이다. 그날 밤 잠이 들면 일단 먼저 전날 밤에 생긴 수면 부채부터 갚기 시작한다. 이 말인즉 둘째 날 밤에 7시간을 자더라도, 부채를 빼고 나면 다시 6.5시간만 잔 것으로 계산된다는 것이다. 우리가 흔히 주말이 되면 늦잠을 자는 이유 가운데 하나가 바로 이 때문이다. 이런 방법으로 우리 몸이 그동안 쌓인 수면 부채를 갚는 것이다.

낮잠도 수면 부채 상환에 이바지한다

짤막하게 자는 낮잠은 여러분의 수면 부채를 갚는 한 가지 방법이다. 가령 주중에 2시간 수면 부채가 생겨서 토요일 오후에 낮잠을 자면, 한 번의 낮잠으로 이 부채를 갚을 수 있다. 다만 이때 너무 오래 자지 않도록 주의해야 한다. 수면시간은 여러분의 생체시계와 당일에 깨어 있는 시간과 함수관계에 있기 때문이다. 오후에 긴 낮잠을 자면 아침부터 쌓인 수면 압력(자고 싶은 욕구 – 옮긴이)이 일부 소멸한다. 하지만 오후에 자는 시간이 길어질수록 밤잠을 뒤로 더 멀리 밀어버려서 나중에 밤에 원하는 시간에 잠들기 어려워진다.

낮잠이 실제 여러분에게 불리하게 작용하는 때는 여러분이 시차증을 겪고 있거나, 진짜 교대근무자인데 밤에 자고 싶을 때, 또는 취침시간을 초저녁으로 옮기려고 정말로 노력하고 있을 때가 유일하다. 이런 경우에는 밤잠으로 여러분의 수면 성향을 형성한 다음, 생체시계를 다음 날 아침에 재설정하는 편이 좋다.

수면 부채가 우리의 수면 성향을 증가시키는 반면, 언제 자야 하는지는 생체리듬이 지시한다. 가령 여러분이 2일간 잠을 자지 않고 있다면, 하룻밤에 갚을 수 없을 정도로 많은 수면 부채를 지게 된다. 여러분은 잠자리에 들겠지만, 여러분의 생체시계가 16시간 연이어 자게 놔두지는 않을 것이다. 첫날밤에는 8시간 내지는 9시간, 어쩌면 10시간 동안 잘 수 있다. 그런 다음에는 잠에서 깨고 싶은 생체주기 욕구가 발동하기 시작한다. 다음 날, 여러분은 여전히 졸음을 느낀다. 생체시계는 뇌에 깨어 있을 시간이라고 말하고 있지만, 수면 부채는 뇌에 다시 자러 가야 한다고 말하고 있기 때문이다. 이런 갈등은 다음 날 밤까지 이어져 여러분은 수면 부채를 다 갚을 때까지 평소보다 조금 더 오랫동안 자게 된다.

수면과 장수의 U형 곡선

규정된 수면시간을 지키면 실질적인 혜택이 많다. 연구자들이 개인 백만 명을 추적 관찰한 결과, 수면과 장수의 U형 곡선이라고 알려진 패턴을 밝혀냈다.[3] 일관되게 잠을 너무 적게 자는 사람은 매일 꼬박꼬박 7시간씩 자는 사람보다 일찍 죽을 가능성이 크다. 마찬가지로 10~11시간 정도 많이 자는 사람도 비교적 수명이 짧을 가능성이 있다. 체질량지수BMI는 건강한 체중과 신장 비율을 추적하는 표준 건강 측정법이다. 이상적인 체질량지수를 가진 사람들 대다수도 매일 밤 7시간씩 자는 것으로 드러났다. 따라서 너무 많이 자거나 너무 적게 자면 몸에 해로울 수 있다는 것이 핵심이다.

자신이 U형 곡선의 최상 지점에 있는지 알아볼 수 있는 한 가지 방법은 수면 습관을 추적하는 것이다. 3장에 제시된 표를 이용해서 취침시간과 기상시간을 기입하거나, 또는 myCircadianClock 앱 (mycircadianclock.org에서 다운 가능)이나 다른 휴대용 수면 추적장치를 이용하면 된다. 자신의 수면 패턴을 잘 알수록 고치기 쉬운 법이다. 다음 표에서는 나이에 상관없이 여러분의 생체주기 코드를 유지하는 데에 이상적인 수치를 가이드라인으로 제시하고 있다.

옛 선조들의 수면 패턴을 둘러싼 신화

옛날 사람들이 하루에 불과 몇 시간만 잠을 잤다는 신화가 인터넷상에 떠도는 것 같다. 그러니까 한밤중에 일어나 성생활이나 음식 섭취 같은 활동을 한 다음 다시 잠을 잤다는 주장이다. 하지만 이런 주장을 뒷받침하는 연구 결과는 없다. 최근 들어 2016년에 과학자들은 전기 조명기기를 사용하지 않는 탄자니아의 하자 부족과 아르헨티나의 토바 부족을 비롯한 토착민 그룹을 연구했다.[4,5] 이들은 오두막에서 자거나 때로는 들판에서도 잤다. 과학자들은 토착민들에게 각기 여러 날 동안 수면 추적장치를 설치했는데, 이들에게서 2단계 수면 two-phase sleep의 조짐을 발견하지 못했다. 이들은 보통 7시간이나 8시간, 9시간 동안 수면을 취했다. 대략 밤 9시나 10시에 잠자리에 들고 새벽에 동틀 무렵 잠에서 깼다.

실제로 2단계 수면은 현대적인 생활양식에서 더 흔히 나타나는 수면 패턴이다. 많은 사람이 (수면 부채를 상환하는 시간에 해당하는) 3~4시간 동안 잠잔 다음 잠에서 깬 뒤 다시 잠들기 힘들어한다. 그러면 좌절감을 느끼고 컴퓨터 앞에서 일을 시작하거나, 책을 읽기 시작하거나, 부엌으로 가서 시리얼 한 그릇을 먹기도 한다. 이런 수면 유형은 우리의 생체주기 코드에 역행하는 것이며, 이 책에서 고치고자 하는 습관들 가운데 하나다.

생애주기별 권장 수면시간

생애주기	나이	수면시간		잠자리에 든 후 잠들기까지 걸리는 시간			5분 이상 장애서 깨는 횟수		
		이상적	비권장	정상	경계선	의사 진료 요망	정상	경계선	의사 진료 요망
신생아기	0~3개월	14~17시간	11시간 이하~19시간 이상	0~30분	30~45분	45분 이상	몇 차례 깨는 것이 정상		4회 이상
영아기	4~11개월	12~15시간	10시간 이하~18시간 이상	0~30분	30~45분	45분 이상	몇 차례 깨는 것이 정상		4회 이상
걸음마기	1~2세	11~14시간	9시간 이하~17시간 이상	0~30분	30~45분	45분 이상	1회	2~3회	4회 이상
유아기	3~5세	10~13시간	8시간 이하~16시간 이상	0~30분	30~45분	45분 이상	1회	2~3회	4회 이상
취학연령 아동기	6~13세	9~11시간	7시간 이하~15시간 이상	0~30분	30~45분	45분 이상	1회	2~3회	4회 이상
청소년기	14~17세	8~10시간	7시간 이하~13시간 이상	0~30분	30~45분	45분 이상	1회	2회	4회 이상
청년기	18~25세	7~9시간	6시간 이하~11시간 이상	0~30분	30~45분	45분 이상	1회	2~3회	4회 이상
성인기	26~64세	7~9시간	6시간 이하~10시간 이상	0~30분	30~45분	45분 이상	1회	2~3회	4회 이상
노년기	65세 이상	7~8시간	6시간 이하~10시간 이상	0~30분	30~60분	60분 이상	2회	3회	4회 이상

M. 오하요 외, "국립수면재단의 수면의 질 관련 권고사항: 1차 보고서", 《수면 건강 3》, No.1 (2017): 6-19.

꿀잠 주무시나요?

다음 3가지 질문에 응답해 여러분의 수면의 질을 평가하기 바란다.

질문 1: 잠자리에 드는 시간은 언제이며, 잠이 들 때까지 걸리는 시간은?

일단, 기준을 낮춰서 시작하자. 대부분의 사람은 불을 끈 뒤 곧장 곯아떨어지지 않는다. 좋은 수면 습관을 지닌 평균적인 사람이라면 잠자리에 들고 불을 모두 끈 다음 20분 이내에 잠들 수 있어야 한다. 이 20분 동안에는 여러분과 잠 사이에 아무것도 개입되어서는 안 된다. 책도 금물, 핸드폰도 금물, 불빛도 금물이다.

만약 여러분이 이리저리 뒤척이며 30분 이상 잠들기 위해 애쓴다면, 이는 여러분이 잠드는 데 어려움이 있다는 신호다. 불면증의 정의가 바로 잠드는 데 어려움이 있는 것이다. 불면증의 주요 원인은 다음과 같다.

- **근심:** 근심은 스트레스 호르몬인 코르티솔을 증가시킨다. 코르티솔은 우리를 깨어 있는 상태로 유지시킨다.
- **과식:** 과식은 체온을 높은 수준으로 유지시켜 잠들기 어렵게 한다.
- **신체활동 부족:** 신체활동이 부족하면 수면을 촉진하는 근육 호르몬 생성이 감소한다.
- **저녁에 장시간 노출된 밝은 불빛:** 저녁에 장시간 밝은 빛에 노출되면 멜라놉신이 활성화되고 멜라토닌 생성이 감소한다.

낮에 실외에서 시간을 보내면 밤에 실내조명이 더 견딜 만해진다

여러분이 낮 동안(4~5시간) 해변이나 공원에서 밝은 햇빛을 받으면, 밤에 밝은 실내조명의 영향에 덜 민감해진다. 나는 케냐 마사이마라 국립자연보호구역에서 캠핑하는 동안 매일 적어도 8시간 동안 밝은 햇빛에 노출되었고 인공조명은 접하지 않았다. 마치 천 년 전의 세상에서 사는 것만 같았으며, 매일 밤 나는 7.5시간씩 꿀잠을 잤다. 1주일 뒤, 나는 나이로비에 있는 실험실에서 일했다. 그곳에서는 창문이 많아 자연광이 잘 들었다. 대부분의 시간을 실내에서 보냈지만, 덕분에 매일 3시간 동안 자연광 아래서 지내는 것과 같았다. 이때에도 나는 밤에 꿀잠을 잤다. 하지만 캠핑때처럼 그렇게 오래 자지는 못했다. 그 후 나는 샌디에이고로 돌아왔다. 그곳의 내 연구실에는 자연광이 제한되어 있어서, 간신히 1시간 정도 햇빛에 노출될 수 있었다. 자, 이제 다음 페이지에 있는 나의 수면 기록 도표를 살펴보자. 집으로 돌아온 뒤, 낮 동안 햇빛에 노출되지 못한 탓에 내가 잠을 잘 자지 못한 것을 한눈에 알 수 있을 것이다.

여러분도 자신이 낮에 얼마나 많은 빛에 노출되는지 주목하기 바란다. 하늘을 본 기억이 출퇴근길에 운전할 때뿐이라면, 여러분은 자연의 햇빛에 충분히 노출되지 못하고 있을 가능성이 크다. 낮 휴식 시간에 단 몇 분이라도 실외에서 산책하도록 노력하라. 더 좋은 방법은, 미팅을 실외에서 하거나 커다란 유리창 옆에서 하는 것이다. 그러면 적정한 양의 밝은 햇볕을 쬘 수 있을 것이다.

(1) 마사이마라에서 캠핑할 때: 수천 년 동안 인류의 빛 노출 정도는 이 그래프와 같았다.

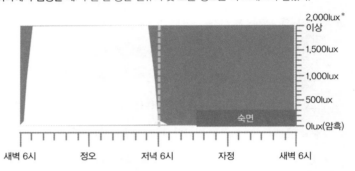

(2) 나이로비 근교에 있는 카렌에서 일할 때: 그늘 밑에서 혹은 커다란 창문들이 열려 있는 실내에서 일했다. 산업화 이전 시대와 같은 환경이다.

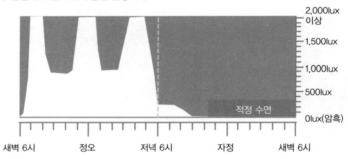

(3) 샌디에이고에 있는 내 연구실에서: 연구실에서 일하고, 평범한 집에서 실내생활을 했다. 현대 사회에서 대부분의 사람이 경험하는 것과 같다.

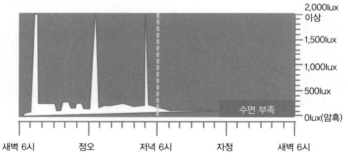

* 럭스(lux): 눈으로 들어오는 빛의 양을 나타내는 측정단위.

질문 2: 밤중에 몇 번이나 잠에서 깨는가?

수면 분절이란 다시 잠들기 힘들 정도로 최소 몇 분간 잠에서 깨는 경우가 밤에 한 번 이상 일어나는 것을 말한다. 이것은 최적의 수면 유형이 아니다. 뇌에서는 우리가 잠자는 시간만 기록하는데, 이렇게 수면 분절이 일어나는 동안에는 뇌가 전혀 잠을 자지 않은 것처럼 반응하기 때문이다. 예를 들어 여러분이 침대에 머문 시간은 8시간이지만 그동안 3~4차례 잠에서 깼다면, 여러분의 뇌에서는 실제 수면시간이 4~5시간에 불과하다고 기록한다. 매번 깨어 있는 시간이 겨우 10~15분이더라도, 깊은 잠을 자는 단계로 돌아가려면 추가적인 시간이 필요하므로, 이렇게 되면 연속해서 자지 못하고 통잠을 놓치게 된다.

나이 들면서 수면은 점차 깨지기 쉬워져서 수면 분절을 경험하는 일이 무척 흔해진다. 우리의 각성 한계점은 나이가 들면서 낮아져, 단순한 소음이나 방해만 받아도 쉽사리 잠에서 깬다. 하지만 수면시간을 여러분의 생체주기 코드에 잘 맞춘다면, 밤새 수면 분절 없이 통잠을 자는 것이 가능하다. 수면 분절의 주요 원인은 다음과 같다.

- 탈수증
- 너무 덥거나 차가운 주위 온도
- 저녁에 너무 늦게 음식을 섭취한 결과 일어나는 위산 역류
- 애완동물과 함께 잠자기
- 코골이/ 수면무호흡증
- 기타 소음

질문 3: 아침에 잠에서 깰 때 푹 쉰 것처럼 개운한가?

잠에서 깨려면 알람시계가 있어야 한다거나, 잠에서 깨도 졸리고 멍한 느낌이라면, 여러분은 푹 쉬었다는 개운한 기분으로 깨는 것이 아니다. 이 경우 여러분은 충분한 수면을 취하지 못했을 가능성이 크다.

잘못된 수면이 당신의 생체주기 코드를 교란한다

수면 분절과 수면 부족 현상은 미국 성인 3명 중 거의 1명꼴로 겪는 증상이다. 이 말인즉 아침 출근길에서 여러분의 왼쪽, 오른쪽, 앞쪽에 있는 차량 가운데 하나의 운전자가 현재 졸음운전 중이라는 뜻이다(바로 여러분이 졸음운전을 하고 있는 것이 아니라면 말이다).

나이와 상관없이, 수면 부족은 수행 능력 저하로 이어져서 단기적, 장기적 결과를 초래한다. 단기적으로는, 단 하룻밤만 잠을 잘 자지 못해도 성인들의 경우 다음 날 머리가 멍하고 생각이 혼란스러워 의사결정과 반응시간, 주의력에 지장을 받는다. 가령 수면 부족인 경우, 알코올음료 두 잔을 마신 사람보다 수행 능력이 떨어지는 것으로 알려져 있다.[6,7] 어린이와 청소년의 경우, 비교적 잠을 적게 자는 아이들이 잠을 더 많이 자는 아이들보다 학교에서 수행 능력이 떨어진다. 심지어 어린아이들도 수면 부족에 영향을 받아 더 짜증을 많이 내거나 까칠해질 수 있다.

수면 부족이 습관화되면, 장기적으로 더 심각한 결과를 낳는다. 한 연구 결과에 따르면, 주의력 결핍 및 과잉행동장애ADHD가 있는 어린이들은 밤잠을 충분히 자고 낮에 햇빛에 충분히 노출되면 증상이 줄어드는 것으로 나타났다.[8] 수면 부족 습관이 있는 성인들은 불안감과 우울증이 심해질 가능성이 더 크고, 노년층은 기억 장애를 겪을 수도 있다.[9,10]

잠을 적게 잔다는 것은 다른 무언가를 더 많이 한다는 뜻이기도 하다. 대개 이것은 밤에 추가적으로 빛에 노출되고, 밤이나 낮 동안 더 많은 음식에 노출된다는 의미다. 수면 부족은 일주기 특성이 있는 공복 호르몬 그렐린과 식욕 억제 호르몬 렙틴처럼 우리의 허기와 포만감을 관장하는 호르몬에 직접 영향을 준다. 그렐린은 위가 비어 있을 때마다 위에서 생성되는데, 이는 뇌에 보내는 배고프다는 신호다. 렙틴은 지방세포에서 생성되어 뇌에 배가 부르다는 신호를 보낸다.

만성 수면장애의 신호

아침에 일어날 때 관절통을 느낀다면, 며칠간 연이어 잠을 잘 자지 못했다는 신호일 수 있다. 인체의 염증반응은 잠자는 동안에는 감소해야 정상이다. 하지만 잠을 충분히 오래 자지 않으면, 염증이 가라앉을 시간이 없다. 3~4일 동안 하룻밤에 6시간 미만으로 자다 보면, 아침에 일어날 때 관절이 뻣뻣하다고 느끼거나 무릎에 통증을 느낄 수도 있다. 그러나 다시 수면시간이 늘어나면 약을 먹지도, 특별한 운동을 하지도, 식단을 바꾸지 않더라도 통증이 사라지는 것을 발견하게 될 것이다.

그러나 수면 부족이 패턴으로 자리 잡으면 이러한 신호들이 교란되고 뇌에서는 배고프고 배부르다는 메시지를 받지 못하게 되어 결국 과식을 더 많이 하게 된다. 영국에서는 3세에서 11세까지의 어린이들 수백 명을 추적한 연구가 실시되었다. 그 결과, 같은 시간에 저녁을 먹고 매일 저녁 일찍 잠자리에 든 어린이들은 11세까지 비만이 발현될 가능성이 훨씬 낮았다.[11] 이 어린이들은 신진대사뿐만 아니라 수면과 관련해서도 강한 생체주기 코드를 지니고 있었다.

안타깝게도 야식은 많은 사람이 잠자기 전에 일반적으로 즐기는 일과가 되었다. 렙틴과 그렐린이 하루 주기 섭식 패턴을 교란하는 것과 같은 방식으로, 잠을 충분히 자지 못했을 때 인체가 과식하도록 유도하는 많은 메커니즘이 존재한다. 과식하는 이유는 깨어 있는 이 시간 동안 신체활동에 필요한 열량이 충분하다는 것을 우리 뇌가 보장하고 싶어 하기 때문이라 여겨진다.

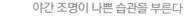

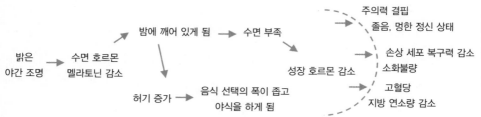

밝은 야간 조명은 뇌와 인체 모두에 나쁜 도미노 현상을 일으킨다. 빛 노출을 관리하고 야식의 유혹을 이기면 이런 패턴의 고리를 끊을 수 있다.

켄 라이트 교수의 수면 실험실에서 진행한 통제 연구 결과, 8시간에서 5시간으로 수면시간을 줄인 실험 참가자들은 각성 상태가 몇 시간 추가되었을 때 필요한 연료의 양보다 더 많은 열량을 지속적으로 과하게 섭취한 것으로 드러났다.[12] 이러한 발견은 실제로 잠을 자지 않았을 때 뇌가 제대로 기능하려면 추가적인 음식이 필요하다는 의미가 아니다. 오히려 그보다는 수면이 결핍된 뇌, 또는 밤에 밝은 빛에 노출된 뇌는 필요 없는 열량을 과하게 섭취하여 결국에는 체중 증가로 이어진다는 뜻이다.

사실, 졸음을 느끼고 있더라도 몇 시간 동안은 음식을 추가로 섭취

자, 다 같이 자러 갑시다!

수면 습관 개선을 위한 기본 원칙은 먼저 수면욕을 늘리고 수면을 억제하거나 교란하는 요인을 피하는 것이다.

낮 동안 많은 요인이 수면욕에 영향을 준다.

- **깨어 있는 시간:** 수면욕은 우리가 깨어 있는 시간이 늘어날수록 커진다. 일찍 잠자리에 들고 싶다면, 아침 일찍 일어나야 한다.

- **운동이나 신체활동:** 신체활동, 특히 햇빛을 받거나 빛이 넓게 퍼진 확산 주광 아래에서 실외 활동을 하면 수면욕이 증가한다.

- **카페인 섭취 타이밍:** 카페인은 수면욕을 감소시켜 우리를 깨어 있게 만든다. 한낮 이후로 카페인 섭취를 줄이는 방법은 수면을 위한 훌륭한 경험법칙이다.

하지 않아도 뇌가 더 잘 작동할 수도 있다. 국립보건연구소의 마크 맷슨Mark Mattson 교수 실험실에서 실시한 연구에 따르면, 공복 시간이 상대적으로 긴 쥐의 뇌 기능이 더 뛰어나다고 한다. 식사시간을 계속 제한하면 뇌세포 간의 연결 또는 시냅스가 강화되기 때문이다.[13] 뉴런 간의 연결이 강화된다는 이야기는 휴식시간과 상관없이 뇌가 더 잘 생각하고 기억할 수 있다는 의미다.

음식, 타이밍, 수면

야식은 신진대사에만 나쁜 것이 아니라 수면에도 영향을 준다. 이 습관은 입면入眠과 함께 숙면 유지를 방해한다. 잠들려면 우리의 심부 체온은 거의 섭씨 $0.66°$ 정도 내려가야 한다. 하지만 음식을 먹으면 영양분의 소화, 흡수를 돕기 위해 혈액이 장(심부)으로 쏠리면서 사실은 심부 체온이 올라간다. 따라서 야식을 먹으면 숙면을 취하는 데 방해가 된다. 꿀잠을 자려면 적어도 잠자리에 들기 2~4시간 전에 마지막 식사를 해야 잠자기 전까지 체온이 내려갈 수 있다.

우리 실험실에서는 8~9시간 안에 모든 음식을 섭취하는 시간제한 식사법TRE, time restricted eating을 따른 쥐들은 잠도 더 잘 잔다는 사실을 발견했다. 이들은 심부 체온이 떨어져서 더 깊이 잠든다. 놀랍게도 이들은 아무 때나 먹는 쥐들보다 더 오래 자지는 않지만, 이들의 뇌 전기 신호 기록을 보면 더 깊고 아마도 편안한 잠을 자는 것으로 보인다(쥐에게 잘 잤냐고 물어볼 수도 없지 않은가?). 왜 그런지 그 이유는 모른다. 하지만 우리는 시간제한 식사법이 각성 한계점을 높여서 수면을 향상하는 것을 종종 발견한다. 달리 말하자면, 기본적인 수면욕은 시간제한 식사법을 한다고 변하지는 않지만, 시간제한 식사법이 더 깊은 잠을 자게 함을 알 수 있다(높은 각성 한계점).

우리 실험실의 myCircadianClock 앱을 통해 관찰한 결과, 10시간 시간제한 식사법을 하는 사람들 가운데 수면이 상당히 많이 개선되었다고 보고하는 사람들이 많다. 실제로 이들 가운데 일부는 시간제한 식사법을 실천하는 이유가 체중 감량 때문이 아니라 밤에 잠을 더 잘 자기 위해서다.[14]

자기 전 알코올 섭취는 단 음식을 먹는 경우와 비교해 매우 다른 영향을 미치지만, 그래도 수면을 교란하기는 마찬가지다. 모순되게도 알코올음료는 탈수를 일으켜서, 자기 전에 많이 마실수록 한밤중에 갈증을 더 많이 느끼게 된다. 이런 후유증으로 부분적으로는 여러분의 뇌가 체액 부족에 반응하는 것이다. 그래서 어떤 사람들은 잠들기 위해 늦은 밤에 알코올을 섭취하지만, 일반적으로 이들은 잠든 상태를 유지하기가 어렵다. 저녁식사 후에 칵테일 한 잔 마시는 것을 즐긴다면, 이보다는 식전이나 식사 중에 마시는 것이 더 좋은 습관이다. 저녁식사를 잠들기 2~4시간 전에 한다면 말이다.

일단 여러분이 숙면을 취하는 데 익숙해지면, 포도주 한 잔 이상 마시고 싶은 마음이 저절로 들지 않게 된다. 가령 우리 연구 그룹에 속한 한 남성은 저녁식사 후에 칵테일을 3~4잔 마시는 버릇이 있었다. 그런데 알코올 섭취량을 줄여나가기 시작하자, 그는 점점 잠을 더 잘 자게 되는 것을 알게 되었다. 어느 정도 시간이 지나자 그는 칵테일을 완전히 끊었다. 그리고 내게 말했다. "이제는 칵테일을 즐기지 않습니다. 밤에 잠을 잘 자게 된 것이 정말 좋거든요."

제이는 밤새 잠을 잘 수 없었다

스트레스가 많은 관리직으로 일하는 41세의 제이는 직장 일이 너무 바빠서 운동할 시간이 전혀 없었다. 내가 그를 처음 만났을 때, 그는 작은 체구에도 불구하고 최소 18kg 과체중이었다. 그는 자신의 수면 습관이 끔찍하다고 했다. 매일 밤 2~3번 잠에서 깨면 그때부터 다시 잠들지 못하지나 않을까 걱정하기 시작했다. 잠을 보충하기 위해 그는 매일 밤 침대에 8시간 동안 누워 있었지만, 수면이 단절되는 바람에 한 번도 개운하게 일어난 적이 없었다.

나는 그에게 매일 식사시간을 10시간으로 제한하는 시간제한 식사법을 시도해보라고 제안했다. 몇 주 후 제이에게서 연락이 왔다. 그의 목소리에서 컨디션이 좋다는 것이 느껴졌다. 예전에 그의 식습관을 추적했을 때 음식을 섭취하는 시간이 최고 하루 15시간을 기록하기도 했지만, 그럼에도 그는 이 새로운 음식 섭취 일과에 매우 빠르게 적응했다. 그는 불과 몇 주 만에 밤새 7시간 내리 통잠을 잘 수 있게 되었다고 했다. 게다가 4.5kg가량 체중도 줄었는데, 내가 보기에 전혀 놀라운 일도 아니었다. 정말로 흥미로운 점은 제이가 들려준 이야기였다. 그는 매일 아침 개운하게 일어나게 되었고 7시간밖에 자지 않았는데도 생산성이 더 좋아졌다고 했다. 이제 그는 침대에서 8시간이나 버틸 필요가 없어졌고, 덕분에 여분으로 남게 된 1시간을 가족을 위해 쓸 수 있게 되었다.

야식은 위산 역류의 원인이다

어떤 사람들은 한밤중에 위산 역류나 위에서 느끼는 거북함 때문에 잠에서 깨기도 한다. 이런 증상들은 음식을 먹어야만 가라앉을 것처럼 느껴진다. 이때 주로 선택하는 음식이 시리얼 한 사발이다. 그런데 여기에 두 가지 문제점이 있다. 우유에 함유된 단백질은 위산 분비를 더 촉진하는 데다 시리얼의 탄수화물은 혈당 상승의 불쏘시개 역할을 하기 때문이다.

이런 문제가 지속된다면 의사와 상담하기 바란다. 내가 할 수 있는 조언은 이런 상황을 가라앉히려고 음식을 섭취할 것이 아니라 위산 역류 약을 복용하라는 것이다. 하지만 이보다 더 중요한 일은 야식을 멀리하는 것이다. 실제로 야식은 위산 역류를 일으키는 우선적인 원인이다(이에 관해서는 9장에서 소상히 다루고 있다). 야식을 멀리하고 더 이른 시간에 더 건강하게 식사를 하면 복용하던 약도 끊을 수 있게 될지 모른다. 위산 역류가 줄어들어 약도 필요 없고 자다가 깨서 음식을 먹을 필요도 없어질 것이기 때문이다.

야간 조명에 의한 수면 방해

가장 손쉬운 수면장애 극복 방법은 어두운 환경을 유지하는 것이다. 밝은 불빛 아래에서는 잠들기 어렵다는 사실은 누구나 잘 알고 있다. 우리의 생체시계가 이것을 막기 때문이다. 청색광 센서는 밝은 빛을 감지하여 수면을 억제하고 각성을 촉진한다. 하지만 빛의 스펙트럼 가운데 다른 색상은, 특히 주황색과 빨간색은 수면을 억제하는 효과가 작다.

10대 청소년들과 수면

10대 청소년들은 빛과 생체주기 코드가 깨지는 것에 특히 민감하다. 이들이 밤늦게까지 잘 깨어 있는 이유는 숙제나 활동을 해야 하기 때문이기도 하지만, 여러 연구 결과에 따르면 이들이 빛에 매우 예민하기 때문이기도 하다.[15] 이 말인즉 청소년들은 밤에 밝은 빛에 노출되면 수면시간이 지연되고 멜라토닌 생성이 줄어든다는 뜻이다.

이런 청소년들을 도와주기 위해 우리가 할 수 있는 일이 적어도 2가지 있다. 첫째, 저녁식사를 일찍 준비해서 이들이 잠자러 갈 때는 공복 상태가 되게 한다. 이들은 대부분 저녁식사를 마치고 3~4시간이 지난 후에 잠이 든다. 이와 동시에 이들에게 어둠과 수면의 중요성에 대해 교육해야 한다. 이들이 공부할 때 수면 친화적인 환경을 조성해주는 것도 한 가지 방법이다. 가령 책상 위에 스포트라이트나 램프를 두어 불빛이 책상에만 비치고 눈에는 비치지 않게 한다.

그러므로 저녁에 어떤 종류의 빛에 노출되는지 주의하기 바란다. 우리는 암흑에 싸였던 과거 시대로 돌아갈 수도 없고, 해가 진 뒤 모든 조명을 끌 수도 없다. 그래도 빛에 노출되는 방식을 관리하면 수면을 개선하고 건강을 유지하는 데 막대한 영향을 미칠 수 있다. 혹시 자신이 빛에 특별히 과민한 것 같다면 안대를 사용해보기 바란다. 안대는 착용했을 때 편안해야 하고 몸을 움직여도 그대로 있어야 한다. 안대가 너무 꽉 조이면 아침에 눈이 욱신거릴 수도 있지만, 적합한 것을 착용하면 수면을 향상하는 데 큰 도움이 될 수 있다.

샌디에이고 캘리포니아 대학교의 마이클 고먼Michael Gorman 교수는 쥐와 불빛만으로 간단한 실험을 했다.[16] 그는 밤에 쥐들이 사는 집에 아주 어두운 불을 켰다. 이 불빛은 많은 사람이 집에서 흔히 사용하는 일반적인 나이트 램프보다는 어두웠으며, TV나 핸드폰 또는 유사한 기기들의 지시등과는 거의 비슷한 밝기였다. 놀랍게도 쥐들은 이 정도 어두운 불빛에도 매우 예민하게 반응해서 수면 주기에 영향을 받았다. 국립정신건강연구소의 새머 해타Samer Hattar 박사 실험실에서 최근 실시한 연구에 따르면, 해롭지 않은 곳에서 발생하는 어두운 불빛만으로도 동물의 수면과 하루 주기 리듬에 위협이 될 수 있다고 한다. 물론 이런 사실은 인간을 대상으로 엄격히 시험해야 하는 단계가 남아 있기는 하다. 하지만 우리는 많은 이들이 어두운 불빛에 매우 예민하며, 안대를 하거나 빛이 완전히 차단된 깜깜한 방에서 잠을 더 잘 잔다는 사실을 경험을 통해 잘 알고 있다.

한밤중에 자다가 물을 마시거나 화장실에 가려고 잠에서 깼을 때 만약 불을 켠다면 다시 잠들기 한참 힘들어진다. 그러므로 조명은 최소한으로 유지하도록 노력하라. 침대 옆에 물 한 잔을 두고 자면, 물을 마시러 먼 길을 가지 않아도 된다. 혹시 자다가 화장실이 가고 싶다면, 이때가 바로 손닿는 곳에 핸드폰을 두고 자는 진가를 발휘할 때다. 핸드폰 손전등 기능을 사용해서 바닥을 비추며 화장실로 가면 집안 조명을 켤 필요가 없다. 나는 늘 침대 옆에 물 한 잔을 준비해놓고 잔다. 어떤 사람들은 한밤중에 물을 마시면 다시 잠에서 깨게 될 것이라고 생각한다. 하지만 실제로 보면 몇 모금 이상 마시는 일은 없다. 사실 갈증을 느끼는데도 그냥 무시하는 것이 훨씬 나쁘다. 잠에서 깨는 이유가 바로 목이 건조해진 탓이기 때문이다.

조명을 조금만 바꿔도 커다란 효과가 있다

잠자리에 들기 전까지 저녁 내내 어두컴컴한 방 안에 있자는 말이 아니다. 청색광에 노출되는 정도를 줄일 수 있는 기술이나 제품은 많다. 예를 들어 저녁이 되면 머리 위에서 비추는 조명은 끄고 테이블 램프를 켠다. 부엌과 욕실 같은 공간에서는 조광 스위치로 머리 위에서 비추는 조명을 쉽게 줄일 수 있다. 하루 중 다른 시간에 켜지고 꺼지도록 프로그램할 수 있는 조명들도 있다. 이런 전략들은 어른들뿐만 아니라 10대 청소년들에게도 도움이 된다. 이런 방법들은 가정에서 노출되는 불빛의 양을 줄일 수 있는 손쉬운 해결책이기 때문이다. 8장에서는 특정한 조명제품과 기술에 대해 더 자세히 다룰 것이다.

더 깊은 숙면을 하려면

숙면은 다음 날 더 나은 성과를 약속한다. 쉬는 동안 성장 호르몬이 증가하여 뇌와 인체에 활기를 되살려줌으로써 생체주기 코드와 더욱 조화를 이루게 된다. 숙면은 아침에 코르티솔 생성을 증가시켜 각성상태가 되도록 도와주며, 허기와 포만감과 관련된 호르몬들의 균형을 잡아주어 더 강하고 효율적인 신진대사가 이루어지게 한다. 무엇보다도 숙면은 모든 체내 시계를 동기화하여 전신이 최상의 능력을 발휘하게 한다.

만약 여러분이 지속적으로 숙면을 취하지 못하고 있다면, 또는 자다가 깨는 일이 반복된다면, 다음에 소개하는 방법들을 한번 시도해보기 바란다.

체온을 낮춘다

잠을 자려면 체온은 밤 동안 내려가야 한다. 따라서 침실 온도를 섭씨 21도 이하로 낮춰서 피부에 서늘함이 느껴지게 하는 것이 좋다. 이렇게 되면 피부를 따뜻하게 유지하기 위해 혈액이 피부로 몰린다. 혈액이 인체의 심부에서 멀어지면 심부 체온이 떨어지고, 그러면 훨씬 수월하게 잠들 수 있다.

집안 온도를 조절할 수 없는 경우에는 잠자리에 들기 직전에 따뜻한 물로 샤워하거나 목욕을 한다. 따뜻한 물 역시 혈액이 심부를 떠나 피부에 쏠리게 만든다.

사람들 중에는 일단 잠이 든 다음 몇 시간이 지나서 더위를 심하게 느끼며 잠에서 깨는 이들도 있다. 이런 경우, 여러 담요를 테스트해서 자신에게 가장 적합한 담요를 찾도록 한다. 담요가 문제가 아니라면 매트리스를 의심해야 한다. 폼 매트리스는 열을 포착하는 것으로 알려져 있다. 처음 몇 시간 동안은 실제로 매트리스가 체온을 떨어뜨리는 데 일조한다. 그러나 몇 시간이 지나면 폼 매트리스는 열을 인체로 다시 반사하여 몸을 따뜻하게 데워준다.

소리를 높이거나 줄인다

많은 도시에서는 소음과 사이렌 소리가 잠드는 데 방해가 된다. 3중 유리창을 달면 바깥 소음을 대부분 차단해준다. 오랜 세월 동안 교대 근무자들은 침실에 환풍기를 설치해서 팬이 돌아가는 소리로 다른 작은 소음들을 묻어버리거나 완전히 막아버렸다. 이런 원리를 현대적으로 적용한 것이 백색소음기(또는 백색소음 앱)다. 이런 장치를 사용하면 소음을 소음으로 막아서 입면과 수면 유지가 수월해진다. 기계에서 나오는 소리가 방어막이 되어 잠자는 동안 여러분의 뇌를 사로잡을 수 있는 귀에 거슬리는 소음으로부터 여러분을 보호해준다.

어떤 사람들에게는 실제로 소리가 마음을 편안하게 해주어 잠드는 데 도움을 주기도 한다. 이들은 라디오나 스마트폰에 타이머로 시간을 설정해놓고 낮은 볼륨으로 몇 분간 마음을 안정시키는 음악을 들으며 잠든다.

나처럼 (에어컨 소리나 옆 사람의 코 고는 소리 같은) 아주 작은 소리에도 잠이 깨는 사람들도 있다. 이럴 때 사용하는 것이 귀마개다. 나는 여행할 때 늘 귀마개를 챙긴다. 그런데 귀마개라고 다 같지는 않다. 어떤 것은 부드럽고, 어떤 것은 딱딱하다. 실리콘으로 만든 것도 있고 스펀지 같은 것도 있다. 그러므로 몇 가지를 시범적으로 사용해서 자신에게 가장 편안한 것을 선택하는 것이 좋다. 귀에 잘 맞는 것을 사용해야 아침에 일어났을 때 귓구멍이 얼얼하지 않다. 일단 여러분 귀에 딱 맞는 귀마개를 발견해서 사용해보면 그 즉시 숙면을 더 잘 취할 수 있을 것이다. 귀마개를 하고 안 하고는 차이가 엄청나기 때문이다.

나이 탓이 아니다. 누구든 숙면할 수 있다

우리는 나이가 들면서 잠을 적게 자도록 프로그램되어 있지 않다. 단지 나이가 들면서 잠을 깨게 하는 다양한 요인에 더 민감해지는 것뿐이다. 이 장에서 소개하는 방법들은 잠드는 데 효과적이므로 한번 시도해보기 바란다. 가령 나는 예전에는 수면시간이 6시간에 불과했다. 하지만 여기 소개된 방법들을 다 활용한 뒤로 이제는 여행 중일 때조차도 7시간이나 7시간 반, 심지어 8시간까지 무난하게 잘 수 있다.

코골이가 수면에 지장을 주는가?

많은 시트콤에서 코골이는 농담의 대상이 되곤 하지만, 사실 이것은 절대 웃어넘길 문제가 아니다. 성인의 경우, 몸에 지방이 늘거나 호흡기관 주변 근육이 약해지면 코를 골 수 있다. 이 두 가지 시나리오 중 어떤 것이건, 잠이 들면 기관이 막혀서 코를 골게 된다.

아이들이 코를 고는 경우는 드물다. 하지만 질병이나 알레르기 때문에 코가 막히면 코를 골 수 있다. 어른, 아이 할 것 없이 코가 막히면 밤에 입으로 숨을 쉬게 되어 코를 곤다. 구강호흡은 뇌로 가는 산소량을 감소시킨다. 뇌가 혈중 산소 감소 상태, 혹은 저산소 상태에 놓여 치매를 발병시키고 기억력 저하와 같은 여러 뇌 관련 문제를 야기할 가능성이 증가한다.

코골이를 멈출 수 있는 손쉬운 방법

가장 손쉬우면서도 비수술적인 코골이 해결방법은 스프레이나 네티 팟(neti pot, 작은 주전자 모양의 비강 세척 용기 - 옮긴이)을 사용해서 순한 식염수로 코를 세척하는 것이다. 이렇게 하면 막힌 코를 뚫어주고 깨끗하게 할 수 있다. 식염수 스프레이는 어른이나 아이 모두가 매일 사용해도 안전하다.

여러분이 할 수 있는 두 번째로 간단한 방법은 코가 뚫린 상태를 유지하게 해주는 수면 보조기구를 사용하는 것이다. 이런 기구로는 두 가지 종류가 대표적이다. 브리드 라이트 코 반창고Breathe Right nasal strip(코골이 완화 밴드 - 옮긴이)처럼 코 피부를 당겨서 비강을 열어주는 것이 있는가 하면, 비강 안에 넣어서 공기 통로를 열어주는 것도 있다. 이들은 밤새 코가 열려 있게 할 뿐만 아니라, 산소를 더 많이 들이마실 수 있게 해주어 수면의 질을 크게 높여준다. 가끔 나는 온종일 일한 뒤 피로가 몰려오면 집으로 돌아가는 길에 코에 브리드 라이트 반창고를 붙인다. 피로감을 느끼는 한 가지 이유가 (나는 만성적으로 코가 막혀 있어서) 낮 동안 뇌에 산소가 충분히 공급되지 않아서임을 잘 알고 있기 때문이다. 이 퇴근길 30분 동안 나는 충분한 산소를 흡입하게 되어 집에 도착할 즈음이면 다시 에너지가 넘치게 된다.

이런 일반의약품 해결책을 써봤는데도 코골이가 계속된다면, 이비인후과나 폐호흡 수면 전문의와 상담하기 바란다.

수면무호흡증은 심각한 문제다

폐쇄성 수면무호흡증OSA은 수면 부족의 주요 원인 가운데 하나다. 비강이나 목이 막히거나 폐색될 때, 혹은 혀가 늘어져서 밤 동안 기도를 부분적으로 또는 완전히 막아버릴 때 일어난다. 폐색이 발생하면 뇌와 몸에 산소가 결핍되어, 의식이 들 정도는 아니고 다시 숨 쉴 수 있을 정도로만 깨우는 자동적인 반응이 일어난다. 이런 혼란스러운 상황은 밤새 일어날 수도 있다. 하지만 수면무호흡증이 있는 사람들은 자신에게 이런 일이 일어나는지 전혀 모르는 경우가 많다. 그래서 아침에 일어날 때 개운함을 전혀 느끼지 못한다. 이 밖에도 아침에 일어날 때 입안이 마른 상태이거나 한밤중에 계속해서 화장실을 간다면 수면무호흡증이라는 작은 힌트일 수 있다.

수면무호흡증이 있는 사람들 가운데에는 코를 고는 사람도 있지만, 모두가 코를 고는 것은 아니다. 마찬가지로 코를 곤다고 모두 수면무호흡증이 있는 것도 아니다. 수면무호흡증이 있는지 없는지는 본인보다는 함께 자는 사람이 더 잘 알 수 있다. 만약 여러분이 밤에 자는 동안 숨을 쉬지 않는다는 말을 들은 적 있다면 수면무호흡증일 수 있다.

수면무호흡증은 수면의 양과 질뿐만이 아니라 두뇌 건강에도 영향을 끼친다. 기억력과 주의력, 시력 부족과 같은 인지 기능상의 문제는 폐쇄성 수면무호흡증을 동반하는 경우가 빈번하다. 이뿐만 아니라 수면무호흡증이 있는 사람들의 2/3가량이 고혈압을 앓고 있기 때문에, 수면무호흡증은 심장병과 뇌졸중의 주요 위험인자이기도 하다.[17]

수면 검사를 하면 여러분이 수면무호흡증을 앓고 있는지 아닌지 알아내는 데 도움이 된다. 수면무호흡증에 대한 표준 치료법은 의사의 처방을 받아 고정형 양압기(CPAP, 지속적 기도 양압기)라고 하는 기기를 사용하는 것이다. 이 기기는 훈련을 받은 의료진으로부터 사용법을 배워야 한다. 입과 코 위로 마스크를 쓰면 여기에 연결된 기계에서 지속적으로 공기가 공급된다. 이외에도 산소흡입량을 모니터할 수 있는 다른 기기나 앱도 있다.

수면제

수면제는 효과적이기는 하지만, 6개월 이상 지속적으로 사용하는 경우에 대해서는 한 번도 테스트를 한 적이 없다. 그래서 대부분의 수면제가 장기적으로 어떤 부분에서 이로운지 또는 반대로 어떤 부작용이 있는지는 알려져 있지 않다. 주치의에게 수면제 처방을 받고 싶은 마음이 있다면 이 사실을 염두에 두기 바란다.

수면제는 크게 두 가지로 분류된다. 첫 번째는 입면 능력을 향상하는 작용을 하는 것으로, 앰비엔Ambien(졸피뎀), 루네스타Lunesta(에스조피클론), 레스토릴Restoril(테마제팜)이 여기에 해당한다. 만약 여러분에게 이런 종류의 약물이 필요해진다면, 그보다 먼저 멜라토닌 보조제를 복용하는 방법을 고려해보기 바란다. 멜라토닌 보충제는 잠자리에 든 다음 잠이 들 때까지 걸리는 시간을 줄여준다.[18]

두 번째 유형의 수면제는 수면 상태를 계속 유지하지 못하거나 밤새 여러 차례 깨는 사람들을 대상으로 한다. 사일레노Silenor(독세핀)와 같은 수면제는 수면 단절로 고통받는 사람들이 통잠을 잘 수 있게 도와준다. 하지만 이 중에는 약효가 워낙 강해서 아침이 되어서도 졸리고 머리가 멍해지게 하는 약물도 있다. 이런 수면제는 잠드는 데에는 도움이 되지만 깨어나는 데에는 도움이 되지 않는다.

수면제는 여러분의 수면장애를 낫게 해줄 영구적인 치료법이 아니다. 수면제 복용이 습관화되면 뇌에서는 잠들기 위해 수면제에 의존하게 된다. 수면제를 자주 복용하거나 장기간 복용했다면, 수면제의 도움 없이 잠들게 되기까지 길게는 2주까지 걸릴 수 있다. 게다가 수면제에는 많은 부작용이 따른다. 어지럼증, 몽롱함, 두통, 위장장애, 지속적인 낮 졸림증, 중증 알레르기 반응, 낮 동안의 기억력과 행동장애 등이 발생할 수 있다. 더군다나 6개월 이상 수면제를 복용한 효과를 보여주는 종적(장기적) 연구도 존재하지 않는다.

따라서 만약 여러분이 정말로 수면제가 필요하다고 생각한다면 수면제를 복용하기 전에 먼저 고급 멜라토닌 보충제를 섭취하는 방법을 시도해보라고 조언하고 싶다.

멜라토닌 보충

멜라토닌을 보충하면 수면 개선 효과가 있다는 사실은 거의 50년 전부터 알려져 있다. 우리가 잠을 자려면 멜라토닌이 필요하다. 인체에서는 필요한 멜라토닌을 자체적으로 생성해서 공급하지만, 나이가 들면서 솔방울샘에서는 밤에 멜라토닌을 점점 적게 생성하게 된다. 60세가 되면 10세 때 분비하는 멜라토닌의 1/2에서 1/3밖에 생성하지 않는다. 따라서 만약 여러분이 잠드는 데 어려움을 겪고 있다면, 알약으로 밤마다 멜라토닌을 증가시키는 것이 합리적일 수 있다.

멜라토닌 보충제는 잠자리에 들기 2~3시간 전에 섭취하도록 하라. 단, 멜라토닌이 혈당 조절을 방해할 수 있다는 사실을 염두에 두기 바란다. 혈당은 식후에 자연히 올라간 뒤 1시간 이후부터는 다시 정상수치로 돌아온다.

그런데 식후에 멜라토닌을 섭취하면 혈당이 정상수치로 떨어지는 속도가 느려진다. 그러므로 음식을 섭취한 직후에 멜라토닌을 복용하는 것은 좋은 생각이 아니다. 식후에는 적어도 1~2시간을 기다려야 멜라토닌이 혈당수치에 지장을 주지 않는다.

많은 사람의 경우, 정상적인 멜라토닌 수치는 평소 잠자리에 드는 시간보다 2~4시간 전에 올라가기 시작한다. 여러분도 마찬가지라면, 멜라토닌 보충제를 섭취할 최적의 시간은 잠자리에 들기 2시간 전이다. 즉 여러분이 밤 10시에 잠자리에 들 계획이라면 6시에 저녁식사를 하고 8시에 멜라토닌을 섭취하면 된다.

멜라토닌 효과가 나타나는 양은 사람마다 다르다. 어떤 사람들은 매우 예민해서 1mg처럼 적은 양만 섭취해도 충분하고도 남는다. 반면 어떤 사람들은 5mg은 먹어야 숙면에 효과가 있다.

항공 여행 준비하기

여러분이 9,144m 상공으로 날아가는 비행기 안에 있더라도 기내 기압은 4,572m 높이의 압력으로만 유지된다. 이 말인즉 여러분은 비행시간 동안 실제로는 4,572m 높이의 산 정상에 있는 셈이라는 말이다. 두통이 오거나 머리가 멍해지고 호흡이 얕아지는 것이 당연하며, 비행기 안에서는 잠도 잘 오지 않는다. 산소 부족이 문제인 것이다. 자, 다시 한 번 호흡보조기가 유용하게 쓰일 시점이다. 이런 호흡보조기는 비강을 열어주어 옆자리에 앉아 있는 사람보다 최소 20~50% 더 많은 공기(와 산소)를 호흡할 수 있게 해준다. 그 결과 목적지에 도착했을 때 비행으로 인한 피로감과 시차증이 덜해진다.

여러분에게 비행시간을 잠잘 수 있는 최고의 기회로 생각하라고 말하고 싶다. TV를 시청하는 대신, 안대를 쓰고 귀마개를 낀 다음 잠자도록 노력해보라. 그러는 동안 기내식 제공 시간이 여러분의 정상적인 식사 패턴과 맞지 않는다면 기내식을 건너뛰도록 하라. 여러분의 생체주기 코드 측면에서 보았을 때 원래 패턴을 무시한 채 식사하는 것은 건강에 좋지 않다. 게다가 여러분의 수면에도 방해가 될 것이 확실하다.

숙면을 위한 행동기법

1. 잠이 오지 않거나 한밤중에 잠에서 깬다면 손목시계/탁상시계/핸드폰을 보지 마라. 이런 기기에서 나오는 빛이 여러분의 멜라놉신을 작동시키기 때문이다. 한밤중에 잠이 깰 경우, 몇 시인지는 중요치 않다. 잠을 충분히 자지 못할까 걱정하기 시작해도 좋을 것 하나 없다. 혹시 특정한 시간에 깨야 해서 알람이 필요한 경우라면 괜찮다. 알람을 설정한 다음에는 덮개로 가려서 알람에서 새어 나오는 불빛마저도 수면에 방해가 되지 않게 한다.

2. 잠자는 시간이 다가오면 스트레스 상황을 만들지 마라. 또는 다음 날 늦게 일어날까 걱정하지 마라. 그래서 알람시계가 있는 것이니까. 알람시계에 의존하는 것은 이상적이지는 않다. 하지만 여러분이 자신의 생체주기 코드를 향상하는 노력을 하고 있기에, 여러분의 삶 속에서 알람시계가 해야 할 역할이 있다. 제때에 잠에서 깨지 못할까 걱정하기보다는, 복식호흡으로 심호흡을 해서 몸과 마음을 편안하게 하도록 노력하라.

3. 간밤의 수면 때문에 스트레스를 받지도 말고, 다시 똑같은 나쁜 경험을 할 것이라 걱정하지도 마라. 여러분은 자신의 수면을 관리할 수 있다. 이 장에서 제시한 여러 권고사항을 잘 따르면, 매일 밤 조금씩 여러분의 수면이 향상될 가능성이 크다.

4. 현재의 수면시간 때문에 스트레스받지 마라. 다음 날 기분이 괜찮고 푹 잔 것 같다면, 그저 다른 사람들만큼 많은 잠이 필요하지

않은 것일지도 모른다. 하지만 아침에 일어나도 쉰 것 같지도, 상쾌하지도 않다면, 또는 늦은 오후 동안 졸음이 온다면, 이 장에 제시된 충고 가운데에서 몇 가지를 시도해보라.

5. 침실은 단지 수면 용도로만 사용하라. 침실은 공부방도 아니고 거실도, 홈시어터도 아니다.

잠에서 깨는 최선책

최적의 상태로 잠에서 깨기 위해 개선의 여지가 있는가?

- 상쾌하게 잠에서 깨는 최선책은 일찍 잠자리에 들어 충분한 수면을 취하는 것이다.
- 잠에서 깬 뒤 즉시 밝은 빛을 쬐도록 한다. 커튼을 열거나 천장의 등을 켠다. 가능한 한 창문에 가까이 간다.
- 5~15분 동안 짧은 아침 산책을 한다. 여러분이 키우는 식물들을 돌아보거나, 새 모이통을 확인하거나, 뒷마당에서 강아지와 놀거나, 자동차 먼지를 털어본다. 뭐가 되었건 집 밖으로 나가 밝은 햇볕을 쬘 수 있는 일을 하라.
- 매일 한결같이 같은 시간에 잠에서 깨도록 노력하라. 평일에 비해 주말에 2시간 늦게 일어나고 있다면, 이는 여러분이 주중에 피로를 다 풀 만큼 숙면하지 못하고 있다는 타당한 신호다.

5장

체중 감량을 위해
생체시계를 설정하라:
시간제한 식사법

모든 영양학은 2가지 실험에 바탕을 두고 있다. 첫 번째는 열량 제한이
라는 개념을 입증한 실험이다. 적게 먹으면 체중이 줄고 건강이 좋아
진다는 것이다. 20세기 초에 실시된 이 실험 이래로 사람들은 자신이
섭취한 열량을 계산하게 되었다.[1,2]

  두 번째 실험은 (사실 이 모델을 사용한 연구는 11,000가지가 넘는다) '건강
한 다이어트' 개념을 뒷받침한다. 이 실험에서는 똑같은 유전자를 지
닌 쥐들을 두 그룹으로 나누어 서로 다른 식단의 먹이를 먹였다. 하나
는 탄수화물, 단당류, 단백질, 지방으로 구성된 건강하게 균형 잡힌 식
단이고 다른 하나는 고지방, 고당분 식단이었다. 몇 주가 지나자(인간으
로 치면 몇 개월 혹은 몇 년이 지난 것과 같다), 고지방/고당분 식단의 음식을

섭취한 쥐들은 비만에다가 거의 당뇨병에 걸린 상태였고 고지혈증뿐만 아니라 콜레스테롤 수치도 위험 수준을 나타냈다. 이 발견은 우리가 섭취하는 음식의 질—음식의 영양학적 내용—이 건강에 있어서 대단히 중요하다는 개념을 입증한다.

같은 실험을 다양한 다량영양소(단백질, 탄수화물, 지방)와 미량영양소(항산화물질, 비타민, 미네랄 등)를 사용해서 변형한 연구들이 계속해서 이어지고 있다. 이러한 연구로 인해 현재 우리는 "이것은 먹어도 되지만 저것은 먹으면 안 된다"는 식의 생각을 하게 되었다. 하지만 이런 연구들 가운데 어느 것도 결론적으로 모두에게 최선이 될 수 있는 한 가지 종류의 음식이 있다고 입증하지 못했다. 결국, 다양한 다량영양소와 미량영양소가 균형 있게 조합된 음식을 만족감은 유지하되 체중은 늘지 않을 양만큼 먹는 것이 최선으로 밝혀졌다. 그런데 여기서 "균형 있게"라는 말의 정의를 두고 이견이 많다. 운동선수, 예비 엄마, 10대 청소년, 보디빌더, 당뇨병 환자에게 최적인 것은 저마다 크게 다를 수 있기 때문이다.

이미 우리는 정상적인 생체시계를 가지고 있지 않은 쥐들이 비만과 당뇨병, 그리고 고지방 식단을 따른 쥐들에게 일반적으로 발생하는 많은 질환에 취약하다는 사실을 잘 알고 있다. 게다가 잘못된 식단은 쥐의 허기와 포만감 관련 생체시계를 망가뜨리는 주범이다.[3] 건강하지 못한 쥐들은 밤늦게 잠자리에 들 때까지 계속해서 먹을 뿐만 아니라, 자다가도 도중에 일어나서 간식을 먹는다. 우리 실험실에서는 이 쥐들이 앓고 있는 질병의 원인으로 잘못된 식단이 차지하는 비중이 얼마나 되는지 알고 싶었다. 그래서 2012년, 우리는 매우 단순한 질문을 던졌다. "병의 원인 중 잘못된 식단이 차지하는 비중과 아무 때나 먹는 식습관이 차지하는 비중은 얼마나 될까?"

우리는 같은 유전자를 지닌 쥐들을 대상으로 오로지 음식 섭취시간을 제한하는 데에만 초점을 맞추어 실험을 진행했다. 결과는 놀라웠다. 얼마나 많이 먹고 무엇을 먹느냐뿐만 아니라 언제 먹느냐도 중요하다는 사실이 확립되었다. 특히 장기적으로 건강에 긍정적인 결과를 얻기 위해서는 시간이 중요했다. 우리는 같은 부모에게서 태어나 같은 집에서 자란, 같은 유전자를 지닌 쥐들을 두 그룹으로 나누었다. 한 그룹은 그들이 원하면 언제든 고지방 식단을 먹을 수 있게 했고, 다른 그룹은 같은 양의 음식을 주되 8시간 안에 다 먹게 만들었다. 음식 섭취시간이 적었던 쥐들은 아무 때고 먹을 수 있었던 쥐들이 섭취하는 열량과 같은 양의 열량을 섭취하는 법을 금세 터득했다. 달리 말하자면, 24시간 동안 언제든 먹을 수 있었던 쥐들은 적은 양씩 밤낮으로 넓게 퍼져서 먹었던 데 반해, 8시간 안에 먹어야 했던 쥐들은 8시간 안에 한 번 먹을 때마다 많은 양을 먹어서 결국 같은 양의 열량을 섭취했다.

연구를 시작하고 첫 12주가 지나자 놀라운 결과가 나타났다. 앞서 11,000가지의 연구 결과, 고지방/고당분 식단이 심각한 대사 질환을 유발하는 것으로 밝혀진 바 있다. 그런데 이와 똑같은 식단으로 같은 양의 열량을 섭취하되 8시간 안에 모두 섭취한 쥐들은 보통 잘못된 식단을 따를 때 걸리는 질병에 하나도 걸리지 않았다. 시간제한 식사법 TRE을 한 쥐들은 체중이 과도하게 증가하지 않았고, 정상적인 혈당 수치와 콜레스테롤 수치를 보였다. 우리는 단시간에 음식을 섭취하면 소화계가 새로 들어온 음식 때문에 기능을 중단하는 일 없이 자신의 기능을 수행할 수 있는 적당한 시간이 마련된다고 생각한다. 또한 소화계가 복구되고 재생될 충분한 시간이 생겨서 장내에 건강한 세균이 성장할 수 있게 된다고 생각한다. 이러한 제한된 음식 섭취시간은 쥐들의 자연스러운 생체주기 코드와 잘 맞는다. 쥐들이 체중이 줄고 더 건강한 상태를 유지할 수 있었던 것도 바로 이런 이유 때문이다. 이 같은 효능은 쥐들이 새로운 섭식 스케줄을 유지하는 한, 몇 주가 지나서 1년을 꽉 채운 뒤에도(쥐의 1년은 인간으로 치면 몇 년에 해당한다) 그대로 유지되었다. 실제로 건강상의 효능은 같은 병을 치료하는 약의 효능보다 훨씬 컸다. 다시 한 번 강조하지만, 우리는 식단도 바꾸지 않았고 열량도 줄이지 않았다. 결국, 마법을 부린 것은 타이밍이었다.

그 후 우리는 똑같은 실험을 9시간, 10시간, 12시간으로 시간만 바꾸어서 실시했고, 대체로 같은 효과가 나타나는 것을 발견했다. 쥐들이 매일 15시간 이상 음식을 먹으면 그들의 몸에서는 마치 끊임없이 음식을 먹고 있는 것처럼 반응하는 것으로 보인다. 음식 섭취시간이 15시간이었던 쥐들은 그다지 건강하지 않았다. 반면 음식 섭취시간이 8시간, 9시간, 10시간, 12시간이었던 쥐들은 계속 건강한 상태를 유지했다. 우리는 체계적으로 매주 쥐들의 건강 상태를 검사했고 여러 호르몬과 장내미생물 변화를 모니터했다. 우리는 다양한 신체기관 안에서 하루 중 다양한 시간에 22,000개의 유전자 중 어느 것이 작동하고 멈추는지도 시험했다. 이러한 실험들은 다년간에 걸쳐 진행되었고 동료 평가를 거쳐 과학저널에 발표되었다.[4,5,6] 현재까지도 이 실험들은 전 세계 수많은 실험실에서 반복되고 있다.

연구자들은 여기에 덧붙여 또 다른 연구를 진행했다. 처음에 실시되었던 열량 제한 연구를 우리 실험실의 생체시계 연구와 결합한 것이다.[7] 그들의 목적은 먹는 시간과 무관하게 저열량 식단이 효과적인지 시험하는 것이었다. 먼저, 쥐들에게 저열량 음식을 잠잘 시간에 주었더니 체중 감소 효과가 없었다. 그런데 같은 양의 음식을 처음 잠에서 깨어났을 때 주었더니 쥐들의 체중이 감소했고, 섭식 패턴이 그들의 생체주기 코드에 맞춰졌다.

우리는 인간을 대상으로 한 연구에서도 마찬가지 결과를 얻었다. 하버드 과학자들과 스페인 체중 감소 전공 영양학자들로 구성된 연구진의 연구 결과를 예로 들겠다. 이들은 장시간에 걸쳐 열량을 분산해서 섭취하는—즉 같은 열량을 섭취하되 밤늦게까지 먹는—사람들은 체중이 많이 감소하지 않은 것을 발견했다. 하지만 낮 동안 푸짐하게 식사한 뒤 밤에는 음식 섭취를 삼갔던 사람들은 실제로 체중이 상당히 많이 줄었다.[8] 이 말인즉 여러분이 어떤 종류의 열량 제한 다이어트를 하건 언제 먹느냐가 어떤 음식을 먹느냐보다 중요하다는 뜻이다.

교대근무자처럼 먹는 것을 중단하라

교대근무자처럼 잠자지 않는 것이 더 좋은 것과 마찬가지로, 교대근무자처럼 먹지 않는 것이 훨씬 건강에 이롭다는 것이 우리 실험 결과다. 우리의 뇌 시계는 빛에 가장 민감하지만, 장, 간, 심장, 신장 시계는 음식에 직접 반응한다. 그러므로 아침 첫 햇살을 보면 뇌 시계가 재설정되어 아침이 온 것을 알게 되는 것처럼, 날이 밝은 후 처음 먹는 음식 한 입이나 커피 한 모금은 우리의 장, 간, 심장, 신장에 하루가 시작되었음을 알린다. 만약 우리가 날이면 날마다 일과를 바꾼다면 우리 신체기관 시계들은 혼란에 빠지고 말 것이다.

2015년, 우리는 사람들이 실제로 언제 음식을 먹는지 알아보기 위한 연구를 했다. 우리는 156명의 참가자에게 밥, 간식, 음료를 섭취할 때마다 모두 기록해달라고 했다. 참가자들은 핸드폰과 우리 실험실의 myCircadianClock 앱을 사용했다. 연구 결과, 전체 참가자의 50%가 매일 15시간 이상 음식을 섭취하는 것으로 나타났다.[9] 이것은 깨어 있는 거의 모든 시간 동안 음식을 먹었다는 뜻이다. 전체 참가자의 25%는 주말 아침식사 시간을 평일에 비해 2시간씩 뒤로 늦췄다. 이렇게 아침식사 하나만 바꿨을 뿐인데도 이들의 생체주기 코드가 교란되었다. 이것은 마치 이들이 진짜 교대근무자이거나 평일과 주말이라는 두 개의 다른 시간대에 살고 있는 것과 같았다. 하지만 이보다 더 흥미로웠던 사실은 따로 있다.

우리가 모든 참가자에게 하루에 몇 시간 동안 음식을 먹었다고 생각하는지 물었더니, 12시간 안에 먹은 것 같다는 대답이 거의 한결같았다. 그런 생각을 하는 이유는 이른 아침에 마시는 크림 커피나 저녁식사 후에 먹는 마지막 포도주 한 잔, 감자 칩이나 견과류 한 줌을 음식으로 치지 않았기 때문이다.

그런 다음 우리는 하루에 음식을 섭취하는 시간이 14시간이 넘고 이미 과체중 상태(정상범위에 해당하는 체질량지수BMI 25 이상)에 있는 참가자 10명에게 매일 10시간으로 제한된 시간 안에 모든 음식 섭취를 마칠 것을 요청했다. 음료수, 간식까지 포함해서 모두 말이다. 우리는 무엇을 먹어야 한다거나 얼마나 많이, 얼마나 자주 먹어야 한다는 등의 지시는 하지 않았다. 이 참가자들은 섭취한 음식을 다시 기록해서 앱으로 제출했다. 이를 바탕으로 우리는 데이터를 수집했다. 그 결과 우리는 놀라운 사실을 발견했다.

모든 참가자가 불과 4개월 만에 평균적으로 자기 체중의 4%가 줄었다. 이들은 먹고 싶은 것은 뭐든지 다 먹었는데도 모두 체중이 감소했다. 이뿐만 아니라 밤에 잠을 더 잘 잤으며 낮 동안에는 더 활력이 넘치고 배도 덜 고팠다고 했다. 인간을 대상으로 한 시간제한 식사법의 효능에 관해서는 현재 다른 연구자들이 실험을 되풀이하고 있다.[10,11,12,13] 하지만 분명한 사실은 시간제한 식사법 덕분에 사람들이 자신의 생체주기 코드와 다시 잘 맞게 되었다는 것이다.

이 프로그램의 주요 목표 가운데 하나가 여러분의 음식 섭취 스케줄을 여러분의 생체주기 코드에 맞추는 것이다. 우리의 발견은 이런 목표가 얼마나 중요한지를 강조한다. 먼저, 1주일이나 2주일 기한으로 12시간 시간제한 식사법을 시작한 후, 1주일이 지날 때마다 1시간씩 먹는 시간을 줄이도록 노력하라. 이렇게 하는 이유는 8시간에서 11시간까지 시간을 제한하여 음식을 먹을 때 최적의 결과가 나오기 때문이다. 이는 음식 섭취시간을 12시간 이내로 제한함으로써 얻는 건강상의 효능이 제한시간이 11시간일 경우 두 배가 되고, 10시간이 되면 다시 그 두 배가 되는 등, 이런 식으로 8시간이 될 때까지 배가되기 때문이다. 어떤 사람들, 또는 우리 가운데 많은 이들은 음식 섭취시간을 8시간 미만으로 줄이는 것이 며칠 동안은 가능할지 모른다. 하지만 많은 사람의 경우, 몇 달이나 몇 년 동안 이런 패턴을 유지하기란 어렵다. 12시간 시간제한 식사법의 과학이 인상적이었다면, 시간제한을 (불과 8시간으로) 줄이면 상당한 이익이 따른다.

시간제한 식사법은 열량을 계산하는 다이어트가 전혀 아니다. 다만 먹는 타이밍을 훈련하는 것일 뿐이다. 우리가 알아낸 바로는 체중 감량 효과가 가장 큰 경우는 음식 섭취시간을 8~9시간 이내로 제한할 때다. 여러분은 원하는 결과를 얻을 때까지 이런 섭식 패턴을 유지하면 된다.

인체에 있는 지방 대부분은 마지막 식사를 마친 후 6~8시간이 지나야 연소를 시작하고, 단식한 지 12시간이 지나면 거의 기하급수적으로 연소량이 증가한다. 그래서 일단 공복 상태가 12시간을 넘으면 체중 감량에 대단히 유리해진다. 여러분이 원하는 만큼 체중 감량에 성공하면 다시 음식 섭취시간을 11~12시간으로 되돌려 체중을 유지하면 된다. 물론 새로운 다이어트 프로그램에 들어가기 전에 여러분이 세운 계획에 대해 주치의와 상의해야 한다.

전형적인 시간제한 식사를 하는 하루

먼저 이상적인 아침식사 시간을 정하는 것부터 시작하자. 아침을 먹거나 커피나 차 한 모금 마시는 순간이 바로 여러분의 다이어트가 시작되는 순간이다. 아침식사 시간을 한 번 정한 후 반드시 지키도록 한다. 아침식사를 오전 8시에 시작한다면 저녁 8시까지는 저녁식사를 마쳐야 한다. 우리는 가능한 한 아침을 일찍 먹는 것이 건강에 좋다는 사실을 발견했다. 그 이유는 인슐린 반응이 오전에는 증가하는 반면 늦은 밤에는 감소하기 때문이다. 게다가 하루의 음식 섭취를 일찍 시작하면 적어도 잠자리에 들기 2~3시간 전에 식사를 끝낼 가능성이 커진다. 이것이 중요한 이유는 평소 잠자는 시간보다 2~4시간 전에 멜라토닌 수치가 올라가기 시작하기 때문이다. 멜라토닌이 증가하기 전에 식사를 끝내야 멜라토닌이 혈당에 간섭효과를 일으키는 것을 피할 수 있다.

밤새 공복을 유지한 후에는 이를 마무리하는 마지막 몇 시간이 매우 중요하다. 자, 집을 청소하는 모습을 머릿속에 그려보기 바란다. 청소를 마무리하며 여러분은 집안의 온갖 쓰레기를 모아서 쓰레기봉투에 넣은 뒤 바로 현관 옆에 내다 놓는다. 그런데 갑자기 바람이 불어와 쓰레기봉투를 쓰러뜨리면 여러분의 노력은 모두 수포로 돌아간다. 여러분이 평소보다 아침에 일찍 음식을 먹는 경우도 이와 마찬가지다. 여러분의 몸이 음식이 대거 몰려 들어올 것이라 예상하지 못한다면, 밤새 몸을 청소하기 위해 기울인 모든 노력이 부질없게 된다. 이것은 12시간 시간제한 식사법을 실천할 경우 특히 더 중요하다. 이보다 더 짧게 8~10시간 동안 음식을 섭취하는 경우에는 간혹 평소보다 이른 아침을 먹게 되더라도 유익함에 큰 타격을 받지는 않는다.

첫 2주 동안은 여러분이 설정한 시간 범위 안에서 아무 때나 원하는 시간에 음식을 먹을 수 있다. 그래도 첫 번째 한 입과 마지막 한 입 사이에 규칙적인 식사시간을 고수하는 것이 좋다. 음식 섭취시간을 8~10시간으로 제한하는 패턴에 적응해가다 보면, 신진대사와 허기 때문에 아침에 일어나면 푸짐한 아침식사가 필요하게 될 것이다. 아침(또는 밤)에 하는 양치는 시간제한 식사법에 지장을 주지 않는다. 치약은 음식을 섭취한 것으로 보지 않는다.

아침식사는 간밤의 단식을 깨뜨리는(break+fast - 옮긴이) 식사다. 아침에 배고픔을 느끼더라도 놀라지 마시라. 아침에 조금 많이 먹는 것은 괜찮다. 특히 건강에 좋은 음식을 먹는다면 말이다. 아침에 섬유질과 단백질 섭취를 늘리도록 한다. 아침을 든든히 먹으면 몇 시간이고 위가 든든하다. 나는 아침으로 주로 오트밀, 코티지 치즈, 아몬드 파우더(커피 그라인더로 직접 아몬드를 갈아서 만든 것이다), 건조 크랜베리를 섞어서 먹는다. 나는 여행을 자주 다니는 편이라, 이렇게 챙긴 아침 도시락은 차를 타고 가다가 먹기에도 무척 간편하다.

최적의 아침식사는 복합탄수화물이나 섬유질, 지방이 적은 단백질, 건강에 좋은 지방이 균형 있게 포함된 것이다. 섬유질이 풍부한 음식은 대개 혈당지수가 낮아서 낮 동안 혈당 조절에 도움을 준다. 또한 이른 시간에 단백질을 먹으면 위에서 적정량의 위산 분비가 촉진된다. 따라서 단백질이 풍부한 저녁을 먹은 뒤 밤에 위산이 증가하는 것보다는, 하루에 섭취할 단백질의 대부분을 아침에 섭취하는 것으로 바꾸어 속쓰림과 수면 부족으로 고통받을 가능성을 줄이는 것이 좋다. 이처럼 섬유질과 단백질을 복합적으로 섭취하면 소화계에서는 음식을 소화하는 시간이 길어져서 몇 시간 동안 배가 부르다고(포만감이 생겨서 배가 덜 고프다고) 느낄 수 있다. 그러면 간식으로 쿠키, 도넛, 기타 군것질거리를 덜 찾게 된다.

아침을 충분히 든든하게 먹었다면 아마 4~6시간 동안은 배가 부를 것이다. 따라서 아침을 오전 8시에 먹었다면 오후 1시쯤 약간 허기를 느낄 수 있다. 내 경험으로는 점심에 샐러드나 수프를 먹으면 저녁식사 전까지 하루를 버틸 수 있다. 샐러드나 수프는 많은 에너지를 제공하지만 가벼운 음식이라서, 부담스러운 식사 뒤에 흔히 따르는 식곤증이 없다. 그리고 가족과 저녁식사를 할 때까지 나를 지탱해준다.

아침식사 다음으로 생체리듬과 맞춰야 하는 두 번째로 중요한 식사는 저녁식사다. 하루 음식 섭취의 대미를 장식하는 것이 바로 저녁식사이기 때문이다. 우리 몸은 더 이상 음식이 들어오지 않을 것이라 인식하면 서서히 복구와 재생 모드로 바뀐다. 여러분도 하루의 일과를 마치고 가족과 보내는 소중한 저녁시간에 온 가족이 다 함께 의미 있는 한 끼를 나누기 바란다. 우리의 연구 결과, 평소 시간제한 식사법을 하는 사람들은 예전에 저녁때가 되면 느꼈던 극심한 허기를 이제는 느끼지 않는다고 한다. 그래서 시간이 지나면서 이들은 저녁식사량을 줄일 수 있게 되었다.

우리 집에서는 주로 건강에 좋은 지방을 사용해 단백질과 채소를 조리해서 만든 전통적인 저녁을 먹는다. 우리 식구는 저녁에는 단순 탄수화물을 많이 섭취하지 않는다. 인체의 혈당 조절 능력이 저녁이 되면 떨어져서 탄수화물이 체지방으로 저장되기 때문이다(이에 대해서는 10장에서 더 자세히 다룬다). 우리 식구는 저녁식사 후 곧장 눕거나 잠자리에 들지 않는다. 소화를 잘 시키고 잠을 잘 자기 위해 마지막으로 음식을 먹은 후 적어도 3~4시간이 지나야 잠자리에 든다.

아마 여러분은 2~4주 안에 새로운 섭식 타이밍에 몸이 잘 적응해서, 목표로 삼은 저녁시간 이후에는 허기를 느끼지 않게 될 것이다. 꾸준히 시간제한 식사법을 해오고 있는 사람들에 따르면 한 가지 더 놀라운 사실이 있다. 목표 시간이 지난 후 너무 늦게 저녁을 먹거나 밤늦게 다시 술 한 잔을 하거나 음식을 한 입 먹게 되면, 음식이 위에 얹히는 느낌이 든다고 한다. 마치 밤에는 위의 영업시간이 끝나서 가게 문이 닫혀 있다가 아침이 되어야 다시 일을 시작하는 것처럼 말이다. 우리는 이것을 가리켜 음식 후유증food hangover이라 부른다.

저녁 음주는 식사 전이나 반주로

칵테일이나 맥주, 포도주 한 잔 마실 생각이라면 저녁식사 전이나 반주로 마시기 바란다. 저녁식사 후에 알코올음료를 마시게 되면, 하루에 마지막으로 음식을 먹는 시간이 늦춰져 버린다. 단 한 모금일지라도 한 입은 한 입이다!

우리 몸은 온종일 많은 수분이 필요하다. 특히나 냉난방이 되는 사무실처럼 건조한 환경에서 일한다면 더 말할 나위도 없다. 수화작용 Hydration에도 하루 주기 요소가 있다. 인체가 영양분을 소화 및 처리하고, 새로운 혈액 구성요소를 만들고, 해독하려면 수분이 필요하기 때문에 우리는 대체로 낮 동안 갈증을 더 많이 느낀다. 그래서 1~2시간마다 물 한 잔 마시는 것은 좋은 생각이다. 그래야 오후에도 수분이 충분히 공급되고 활력 넘치는 상태를 유지할 수 있다.

물은 저녁식사 후에 마셔도 시간제한 식사법에 지장을 주지 않는다. 혹시 한밤중에 잠에서 깨었는데 목이 마르다면 가서 물을 마시도록 하라. 내가 직접 경험한 바로는, 이런 경우에 물을 마시지 않으면 잠이 깬 상태가 계속 유지되는 반면, 물을 마시면 금세 다시 잠들 가능성이 크다.

수많은 건강 관련 서적들이 물 마시기의 효능을 홍보하고 있지만, 실제로 거의 25%에 이르는 사람들이 커피로 섭취하는 수분 외에는 따로 물을 마시지 않는다. 나는 커피를 수분 공급원에 포함하지 않는다. 커피 자체가 우리에게 탈수된 것 같은 느낌을 주고, 그 안에 함유된 카페인 때문에 수면을 방해할 수 있기 때문이다. 반면 카페인이 함유되지 않은 허브티는 수분 섭취에 포함된다. 사람들 중에는 잠자리에 들기 전에 허브티 한 잔 마시는 것을 좋아하는 경우도 있다. 차 안에 카페인이나 당분, 우유가 들어 있지 않다면 괜찮은 선택이다. 사실 차에는 카페인—커피에 함유되어 잠을 깨게 하는 바로 그 성분—이 상당량 포함되어 있고 허브티 가운데에도 카페인이 들어 있는 것이 많다. 마트에 가면 거의 매주 새로운 브랜드의 '허브티'가 출시되는 상황에서, 신제품마다 카페인이나 수면에 방해가 되는 다른 화학성분이 함유되어 있는지 일일이 가늠하기란 어려운 일이다. 그래서 개인적으로 나는 저녁식사 후에는 물 이외에는 다 멀리한다.

낮에 먹는 간식은 OK, 야식은 금물

건강에 좋은 식품이라면 낮에 간식으로 먹어도 된다. 낮 동안 어쩌다가 생일 케이크나 쿠키를 먹는 것도 괜찮다. 저녁에는 작은 디저트

늦은 밤에 느끼는 허기와 위경련

위경련, 특히 밤늦게 발생하는 위경련은 장의 전기적 활동에 이상이 생긴 것이 원인일 수 있다. 낮에는 (근육 경련과 비슷한) 장의 전기적 활동이 음식물을 장관으로 이동시키는 것을 도와준다. 연구 결과, 이 과정에도 하루 주기 리듬이 존재한다는 것이 밝혀졌다. 그래서 이제는 위경련과 소화불량이 있는 사람들은 전기적 활동이 교란된 것으로 여긴다. 전기적 활동이 살짝만 바뀌어도 음식을 올바른 방향이 아닌 잘못된 방향으로 이동시켜서 통증이나 경련을 일으킨다. 일반적으로 장운동은 밤에 느려진다. 따라서 밤늦게 음식을 먹으면 음식이 천천히 이동하거나 잘못된 방향으로 이동하여 위에 문제를 일으킬 수 있다. 이런 경우는 상당히 흔하다. 사실, 위산 역류 약품은 미국에서 가장 많이 팔리는 10대 의약품 중 하나다. 2004년 한 해만도 6,400만 건 이상이 처방되었다.[14]

로 저녁식사를 마무리할 수도 있다. 하지만 놀라지 마시라. 건강에 좋은 음식을 골라 먹기 시작하면 입맛이 변한다. 너무 달거나 짠 음식이 서서히 당기지 않게 될 것이다.

저녁식사가 끝나고 부엌 정리까지 다 마치고 나면 그날 저녁의 음식 섭취는 그것으로 끝이다. 그런데 잠자리에 들기 전에 어쩌면 배가 고파올 수도 있다. 특히 8~10시간 시간제한 식사법을 막 시작할 때가 그렇다. 심지어 깊은 잠에 빠졌다가도 배가 고파 잠에서 깰지도 모른다. 그럴 때는 물 한 잔 마시면서 고비를 넘기도록 애써보자. 이 새로운 리듬에 몸이 적응하게 되면 야밤의 허기는 씻은 듯 사라진다.

지금까지 봤을 때 야식은 여러분이 할 수 있는 최악의 선택이다. 야식을 먹는 순간 여러분이 온종일 쌓아온 효능은 완전히 무너져 내린다. 첫째, 야식은 소화계 생체시계를 교란한다. 장과 간을 비롯한 전신의 신진대사에 다시 시동을 거는 것이다. 이런 의미에서 야식을 먹으면 신체 기능이 느려지고 체온이 내려가면서 잠잘 준비에 들어가야 하는 시간에 문자 그대로 몸을 다시 흔들어 깨우는 셈이 된다. 뇌에서 배가 고프다는 신호를 보냈더라도 여러분의 여러 신체기관에서는 음식을 처리할 준비가 되어 있지 않은 상태다.

두 번째 문제는 이처럼 장이 음식을 소화할 채비가 되어 있지 않기 때문에 음식이 소화계를 지나는 속도가 낮만큼 빠르지 않다는 것이다. 음식이 위에 머물러 있으면 위에서는 음식을 소화하기 위해 위산을 분비한다. 그런데 음식이 위에서 장으로 이동하지 않으면 위산 역류를 유발할 수 있다. 자리에 눕거나 곧장 잠자리에 들면 특히 그렇다.

주중의 일상을 주말에도 지켜라

앞서 3장에서 실시한 테스트 결과, 여러분은 이미 자신의 현재 식습관이 어떤지 알고 있을 테다. 우리 실험실에서는 사람들이 대부분 자신이 하루에 12시간이 넘는 시간 동안 음식을 먹는다는 사실을 모르고 있다는 것을 발견했다. 어떤 이들은 주중에는 바람직한 식습관을 유지하다가도 주말만 되면 엉망이 된다. 이런 섭식 패턴은 '간헐적인' 이탈 그 이상으로 간주된다. 가령 만약 여러분이 주 3회 12시간 시간제한을 어기고 음식을 섭취한다면 여러분은 시간제한 식사법을 하는 것이 아니다.

음식을 먹을 때마다 소화계 시계 전체를 작동시키게 된다는 사실을 반드시 명심하기 바란다. 음식은 몸속에 섭취되는 순간부터 소화되고, 흡수되고, 분류되고, 대사되어야 한다. 그리고 찌꺼기는 신장과 대장으로 보내져야 한다. 따라서 여러분이 제한된 시간 외에 아무리 작은 간식이라 하더라도 음식을 먹으면, 이 음식을 소화하고 처리하기 위해 하루 주기 사이클에서 휴식과 복구 단계에 있던 여러분의 소화기관 거의 대부분이 잠에서 깨어나야 한다. 일단 소화가 시작되면 몇 시간이 지나야 기관들이 다시 휴식과 복구 모드로 돌아갈 수 있다. 다음 날 아침 평소대로 아침식사를 시작하면 여러분의 기관들은 다시 작업 모드에 돌입해서 아침식사를 처리해야 한다. 간밤에 불완전한 휴식을 취했더라도 말이다.

이것이 바로 날이면 날마다 음식을 섭취하는 시간대를 바꿀 때 벌어지는 일이다. 여러분의 신진대사 시계는 마치 1주일 안에 시간대가 다른 두 지역을 오가기라도 한 것처럼 저절로 영향을 받는다.

스위프트의 다이어트

2012년, 스티브 스위프트는 쥐를 대상으로 한 우리 실험실의 연구에 관해 처음 알게 된 뒤 내게 연락을 해왔다. 그리고 사람을 대상으로 같은 실험을 했는지 물었다. 당시 우리 실험실에서는 인체실험을 생각하기 시작하던 때였다(우리 인체실험은 2015년에야 완료되었다). 그러자 스티브가 인체실험을 시작하겠다고 나섰다. "제가 손쉽게 구할 수 있는 유일한 인체는 바로 제 몸뿐"이라고 하면서.

그날부터 스티브는 시간제한 식사법을 엄격히 지켰다. 1년이 조금 지났을까. 스티브가 우리 실험실에 다시 연락을 해왔다. 그는 15개월 만에 체중이 무려 32kg이 줄어 있었다. 그렇다면 자신의 원래 체중의 1/3에 육박한 무게가 빠진 셈이었다! BMI 지수에 따르면, 심각한 비만 상태였던 그는 체지방량 정상이 되었다.

스티브의 시간제한 식사법 시간표는 그 단순함이 눈길을 사로잡는다. 매일 아침 정확히 6시 40분에 일어나 7시경에 아침식사를 한 뒤 8시간이 지나면 다음 날이 될 때까지 음식 섭취를 중단하는 것이다. 그가 내게 말했다. "먹고 싶은 것은 거의 다 먹을 수 있어요! 저는 점심식사와 함께 꼬박꼬박 푸딩을 3개씩 먹는답니다. 하지만 그 외에는 제 식단이 균형 잡힌 모습을 유지하도록 노력하지요."

스티브는 부작용도 전혀 없다고 했다. 물론 잠자리에 들기 전에 배가 고파지기는 한다고 했다. 하지만 이렇게 덧붙였다. "절대로 배고파 죽을 정도는 아니에요. 막 먹고 싶은 마음은 안 들거든요. 그 대신 먹느라 바쁘지 않아서 매일 자유시간이 1시간 정도 더 늘었답니다." 나는 다른 사람들로부터도 똑같은 피드백을 들었다고 스티브에게 말해주었다. 많은 이들이 저녁에 활력 넘치는 시간이 더 많아진 것을 즐기며, 이 시간을 가족과 함께 생산적으로 보낸다고 이야기한다.

이 밖에도 스티브는 또 다른 효능을 경험하고 있다. 그는 몇 달째 통증에 시달렸던 무릎이 이제는 그렇게 아프지 않아서 크게 문제가 되지 않는다고 했다. 나는 그런 결과가 전신의 염증 감소뿐만 아니라 체중 감량 덕분이라고 생각하면 된다고 말했다. 그는 자신의 기억력도 향상되고 있다고 했다. 시간제한 식사법을 하기 전에는 전화번호나 우편번호, 날짜 같은 소소한 것들을 기억하기가 힘들어서 늘 메모를 해두어야 했다. 하지만 이제는 이런 숫자들을 적어놓은 노트를 들고 다닐 필요가 없다고 한다.

스티브는 이렇게 체중이 줄자 다시 달리기를 시작해야겠다는 동기부여가 되었다고 했다. 이제 그는 하루에 6.5km씩 달리고, 자동차 대신 자전거를 더 자주 이용한다. 이렇듯 좋은 습관은 더 좋은 습관을 낳는다.

FAQ: 자주 하는 질문

1. 시간제한 식사법은 누구나 할 수 있나요?

물론이다! 이 프로그램의 장점은 모든 건강 상태의 기초를 이룬다는 데에 있다. 사는 지역이나 문화, 요리를 불문하고 우리 선조들은 10~12시간 안에 음식 섭취를 모두 마쳤다. 여러분도 그렇게 할 수 있다. 여러분과 여러분의 가족이 이 다이어트 프로그램을 함께 실천하면, 온 가족이 모두 하나의 생체주기 코드에 맞춰지게 된다.

5세 연령대의 어린이들도 12시간 시간제한 식사법을 할 수 있다. 이렇게 음식 섭취시간을 정하면 아이들이 더 건강한 상태를 유지하고, 잠을 더 잘 자고, 소아비만에 걸리지 않는다. 중고등학생들도 12시간 시간제한 식사법을 실천하는 것이 좋다. 고지혈증, 우울증, 고혈압, 불안장애 등 만성 질환이 있는 성인도 12시간 시간제한 식사법을 시도할 수 있지만, 이보다 공복 시간을 늘리고자 한다면 그 전에 먼저 의사와 상담하기 바란다.

여기서 명심해야 할 점은 시간제한 식사법은 다이어트가 아니라는 사실이다. 다이어트란 체중 감량이나 건강상의 문제를 해결하기 위해 단기간 동안에 따르는 규칙을 말한다. 이와 달리 시간제한 식사법은 일종의 생활방식lifestyle이다. 여러분은 앞으로 인생을 살면서 이런 생활방식을 계속 추구하고자 할 것이다. 이는 치아를 관리하는 것과 비슷하다. 우리는 양치질과 치실 사용과 같은 간단한 일과만으로도 대부분 치아 위생을 유지할 수 있다. 하지만 치아를 더 깨끗하게 관리하려면 정기적으로 치과에 다닐 필요가 있다. 이와 마찬가지로 시간제한 식사법도 식사시간을 더 짧게 제한할 수 있다. 가령 체중을 감량하고 싶거나 소화기능을 향상하고 싶을 때마다 1주일간 8시간 시간제한 식사법을 실시할 수 있다.

8시간 시간제한 식사를 할 때는 명절처럼 잘 먹어라

나는 8시간 시간제한 식사법이라고 하면 추수감사절이 떠오른다. 8시간 동안 나는 이른 오후에 잘 차려진 식사를 할 수 있고, 그런 다음 나머지 시간 동안 포만감을 느끼며 지낸다. 혹시 여러분은 추수감사절에 푸짐하게 식사한 뒤 늦은 시간에 음식을 더 먹으려 했던 적이 있는가? 이럴 경우, 편안하게 포만감을 느끼는 것을 떠나 과식으로 배가 터질 듯 불편해진다.

2. 12시간으로 시간을 제한할 때, 제가 원하는 시간으로 정할 수 있나요?

여러분이 지킬 수 있는 시간이라면 전혀 안 하는 것보다 낫다. 그래도 앞서 언급했듯 하루 중 이른 시간에 음식 섭취를 시작하면 효과가 더 크다. 확실히 알려지진 않았지만, 빛이 우리의 신진대사에 어떤 영향을 미치는 것으로 보인다. 예를 들어 한 연구 결과에 따르면, 저녁식사 시간을 뒤로 늦춘 사람들은 이른 저녁을 먹은 사람들만큼 체중 감량 폭이 크지 않았다고 한다.[15]

밤에는 멜라토닌 수치가 올라가기 시작하면서 뇌가 수면 준비를 한다는 사실은 널리 알려져 있다. 이뿐만 아니라 멜라토닌은 우리의 신진대사 속도를 늦추는 것으로도 보이며, 이는 인슐린을 생성하는 췌장에도 작용한다. 이런 메커니즘을 통해 췌장이 수면 상태에 이르는 것을 확인할 수 있다. 수백 년 동안 우리는 밤에 음식을 섭취하지 않았기에 밤새 췌장을 완전히 가동시킬 필요가 없기 때문이다.

그런데 저녁에 멜라토닌 수치가 올라가기 시작할 때 음식을 먹으면 이 음식이 인슐린 반응을 촉발하게 된다. 원래 인슐린은 간과 근육의 혈당 흡수를 도와서 혈액 속 혈당이 과도하게 상승하는 것을 막는다. 하지만 밤늦은 시간에는 인슐린 생성이 느려지기 때문에 음식에서 모든 당질을 빨아들일 정도로 인슐린이 충분하지 않게 된다. 그러면 장시간 동안 혈당 수치가 높은 상태로 남게 된다. 동시에 인체에서는 혈액 속 잉여 당분을 연료로 사용하는 대신 지방으로 저장할 수도 있다.

3. 시간제한 식사법을 다른 다이어트와 함께 실행해도 될까요?

물론이다! 만약 여러분이 어떤 다이어트 방법이건—팔레오, 앳킨스, 케톤ketogenic 다이어트 등—좋은 결과를 얻고 있다면, 식사시간을 짧게 제한하는 방법과 그 다이어트를 병행하면 된다. 실제로 시간제한 식사법은 이런 다이어트 방법 가운데 일부의 경우에는 그 효과를 배가시킬 수도 있다. 가령, 6~8시간 시간제한 식사법과 고단백질 케톤 다이어트를 함께했을 때 탁월한 결과가 나오는 경우도 확인한 바 있다. 최종적으로, 시간제한과 최적의 타이밍이라는 방법을 추가함으로써 열량 제한 효과를 증대할 수 있다.

4. 시간제한 식사법을 간헐적 단식(5:2 다이어트)이나
   단식모방식단FMD과 병행해도 될까요?

어떤 종류의 단식이건 1달에 1일 실시하면 추가적인 해독작용에 도

움이 된다. 시간제한 식사법은 5:2 다이어트와 쉽게 병행할 수 있다. 5:2 다이어트는 매주 5일은 평소대로 식사하고 2일은 식사를 제한하는 방법이다. 여기에 시간제한 식사법을 접목한다면, 평소대로 식사하는 날에 12시간을 넘지 않는 시간 안에 식사를 마치도록 한다. 목표한 체중 감량에 성공하면 시간제한 식사법이 5:2 프로그램을 끝내고 이어서 할 수 있는 좋은 방법이란 것을 알게 될 것이다.

5. 시간제한 식사법의 부정적인 면은 없나요? 잠재적 위험은 무엇인가요?

12시간 동안 아무것도 먹지 않는 것을 견디지 못하는 사람들도 있을 수 있다. 위가 꼬르륵거리는 것을 말하는 것이 아니다. 허기져서 배가 꼬르륵거리는 것은 위가 비어서 일할 준비가 되었다는 신호다. 이와 동시에 인체가 손쉽게 사용할 수 있는 에너지를 사용하는 상태에서 저장된 에너지를 활용하는 상태로 전환한다는 것을 의미하기도 한다. 하지만 12시간 동안 아무것도 먹지 않은 뒤에 가벼운 두통이나 어지럼을 느낀다면 프로그램을 중단하고 내과 전문의와 상담하기 바란다.

16시간 시간제한 단계에서 8시간 시간제한으로 건너뛰는 경우처럼, 간혹 너무 혹독하게 도전에 나서는 사람들이 있다. 혹은 거의 열량을 섭취하지 않으면서 동시에 식사시간을 제한하기도 한다. 이렇게 병행하게 되면 몸에 너무 무리가 갈 수 있다. 특히 아주 적은 열량 섭취에 익숙해져 있지 않은 경우라면 더욱 그렇다. 그래서 나는 이보다는 여러분이 평소 먹는 음식의 종류나 양을 너무 많이 바꾸지 않은 상태에서 12시간으로 시간제한 식사법을 시작해보라고 권한다. 일단 이렇게 시작해서 2~3주가 지나면 식사시간을 좀 더 줄이거나 식단을 개선하는 노력을 하기 바란다.

6. 잠재적 방해요인으로는 어떤 것이 있나요?

우리 연구진은 이 프로그램을 따르는 동안 6주차에 심각한 고비가 온다는 사실을 알게 되었다. 이 단계가 바로 위험지대다. 6주가 지나면 체중 변화가 보이기 시작할 수도 있고 그렇지 않을 수도 있다. 만약 여러분이 기대하는 결과가 나오지 않으면 실망하거나 좌절할지도 모른다. 그러나 이 시기가 바로 숨겨진 효능이 나타나기 시작하는 때다. 이러한 효능은 정량적으로 측정할 수는 없지만, 잠을 더 잘 자게 되고 전신의 염증이 감소하며 운동 협응력이나 전반적인 에너지 수준이 향상되는 것으로 나타날 수 있다.

만약 여러분 혼자서 이 프로그램을 따라 하고 있는데 이런 성공의 기미가 실제로 보이지 않는다면, 중간에 그만두고 싶은 강한 유혹에 사로잡힐 수 있다. 그런데 보통 우리는 함께 어울리는 친구들이나 다른 이들의 생활방식을 본받는 경우가 많다. 그러니 이런 경향을 이용해서 꾀를 내보도록 하자.

시간제한 식사법의 효능이 어느 정도 보이기 시작하면 여러분이 함께 시간을 보내거나 식사를 같이하는 친구와 가족에게도 이 식사법을 전파해서 그들도 이 프로그램을 시작하게 만들자. 여러분이 체감하는 시간제한 식사법의 효능을 들려주면 그들도 여러분의 식습관을 알게 될 테고, 여러분에게 나타나는 결과를 직접 목격하게 되면 그들도 이 식사법을 시도하게 될 가능성이 더 커진다.

대부분의 사람들은 별다른 문제없이 12시간 시간제한 식사법에 적응한다. 이 시간표에서는 가족이나 친구들과 아침식사나 저녁식사를 함께할 수 있다. 10시간 이하로 시간을 제한할 경우에는 다른 사람들과 같이 식사하는 일이 조금 힘들어질 수 있다. 하지만 여러분이 몇 주 동안 짧은 시간대로 식사시간을 제한한 다음 다시 11~12시간 식사법으로 돌아갈 수 있다면, 여러분의 생활방식에 극단적인 변화를 오랫동안 줄 필요가 없다. 비교적 짧은 시간대로 한정한 시간제한 식사법은 체중 감량, 지방량 감소, 기분과 인내심 향상에 더 효과적이다. 어떤 사람들은 몇 달 혹은 몇 년 동안 10시간 이하의 시간제한 식사법을 유지하기도 한다.

7. 약은 생체리듬에 영향을 미칠까요?

약은 음식으로 간주되지 않으며, 의사의 지시에 따라 복용해야 한다. 하지만 약 먹는 시간에 주의할 수는 있다. 어떤 약은 실제로 아침이나 저녁에 효과가 더 좋다. 의사와 상담하여 여러분의 현재 시간표가 최적의 결과를 가져오는지 확인하도록 하라.

8. 커피는 어떤 영향을 끼치나요?

커피는 수면에 직접 영향을 주기 때문에, 커피를 마시는 습관은 생체주기 코드에 맞추기 가장 어려운 습관 가운데 하나다. 혹시 여러분에게 진한 커피를 마시는 습관이 있다면, 이는 여러분의 수면의 질이 떨어져 있다는 신호일 수 있다. 가령 여러분이 완전히 잠을 깨기 위해 이른 아침에 마시는 커피 한두 잔에 중독되어 있다면, 이것은 여러분의 밤잠이 부족하거나 충분한 숙면을 취하지 못하고 있다는 신호다.

최근 우리 실험실에서는 소방관과 병원 레지던트, 간호사를 대상으로 교대근무자의 시간제한 식사 패턴을 연구했다. 그 결과, 이들은 밤새 꼬박 깨어 있거나 쪽잠을 자는 경우, 주로 운전해서 퇴근하는 동안 깨어 있게 도와주는 '안전보장 약'의 용도로 모닝커피를 마신다는 사실을 알게 되었다. 하지만 커피를 이런 식으로 마시게 되면 낮 동안 충분한 숙면을 취하지 못하게 되어 종국에는 역효과가 일어난다. 그래서 우리는 밤샘 근무를 하는 경우 퇴근길에 카풀을 하거나 대중교통을 이용할 것을 제안했다. 그래야 낮에 수면의 질이 좋아져서 좋은 컨디션을 회복하고 다음 날 직장에서 생산적으로 일할 수 있다.

혹시 아침식사를 하지 않고 모닝커피만 마신다고 하더라도 이때부터 밤새 유지되었던 공복 상태가 깨지는 것으로 계산한다. 그러므로 여러분의 시간제한 식사법 시간대를 계산할 때 이 사실을 유념하기 바란다. 여러분이 모닝커피를 마시고 싶어 하는 때가 언제인지 생각해보라. 특히 커피에 크림이나 설탕을 넣어서 마시는 경우라면 말이다.

커피에 일단 중독되면 오후 늦게 카페인 공급이 추가로 필요해질 수 있다. 이때 마시게 되는 커피는 수면을 방해할 가능성이 매우 크다. 커피는 우리 몸에 10시간 동안 머물러 있을 수 있다. 그래서 정오가 지나면 커피를 마시지 말라는 것이 일반적인 사회적 통념이다. 혹시 오후에 기력이 떨어지는 느낌이 든다면 수분 부족 때문일 가능성이 있다.

그럴 때면 물 한 잔 마셔보고 기분이 어떤지 살펴보도록 한다.

9. 시간제한 식사법을 영구적으로 실천해도 될까요?

물론이다! 8시간 시간제한 식사법을 영구적으로 하고 싶은 마음은 없을 수 있지만, 10~12시간 시간제한 식사법은 생활방식으로 받아들여서 손쉽게 유지할 수 있다. 그러면 여러분의 생체주기 코드가 튼튼하게 유지되고 만성 질환에 걸릴 확률이 낮은 상태가 유지될 것이다!

10. 치팅데이는 얼마나 자주 가질 수 있을까요?

우리는 시간제한 식사법을 중간에 일탈하거나 중단할 수 있는 것이라고 생각하지 않는다. 그래도 만약 여러분이 궤도를 벗어나는 경우가 생긴다면 당장 되돌아오기 바란다. 물론 가끔 '궤도를 벗어나는 날'을 두어도 여전히 시간제한 식사법의 효과는 거둘 수 있다. 이렇게 일탈하는 날이 생기면 생체주기 코드가 교란되는 것은 사실이지만, 1주일에 5~6일 시간제한 식사법을 실천하는 것이 1주일 내내 아무 때나 먹는 것보다는 훨씬 낫다.

가령 월요일부터 금요일까지는 훌륭하게 시간제한 식사법을 실천했는데 토요일 밤에 친구들과 외출하는 바람에 전체 일정을 날려버렸다고 하자. 절대 공황상태에 빠질 필요 없다! 토요일 밤에 마지막으로 음식(이나 음료)을 먹은 시간이 밤 11시였다면, 다음 날 다시 원래 궤도로 얼마든지 돌아올 수 있다. 사실 이런 경우에는 다음 날 평소와 같은 시간에 아침을 먹고 싶은 생각이 정말 들지 않는다. 그러므로 자신의 몸이 하는 소리에 귀를 기울이기 바란다. 배고프지 않다면 먹지 않으면 된다. 그러다가 배가 고파지면 그때 가서 첫 끼니를 먹는다. 첫 끼니를 먹는 시간이 정오에 가깝다면 점심을 먹는 것으로 생각한다. 이때 균형이 잘 잡힌 식사를 한 다음 저녁식사 때 원래 궤도로 돌아오도록 한다. 여러분이 설정한 목표가 7시까지 저녁식사를 마치는 것이라면, 그렇게 한 다음 원래 계획표대로 돌아오면 된다.

자, 다음번에는 해피아워(보통 이른 저녁시간대에 식당 등에서 음식값을 할인하는 행사 - 옮긴이)를 활용하는 방법을 한번 고려해보기 바란다. 이때는 음식값도 저렴할 뿐만 아니라, 여러분이 정한 시간제한 식사법을 그냥 날려버리지 않아도 될 테니 말이다.

진도 기록하기

다음 표를 활용해서 여러분의 시간제한 식사법 실천 상황을 추적할 수 있다. 1달 동안 매일 음식을 처음 먹은 시간과 마지막으로 먹은 시간을 적고, 다음 날 아침에 간밤의 수면시간을 기록한다. 먼저, 수면이 향상되고 있는지, 이런 향상이 시간제한 식사법과 어떤 상관관계가 있는지 주목하도록 한다. 즉 시간제한 식사법을 제일 엄격하게 지켰을 때 가장 숙면을 취하고 있는가? 혹은 반대로 숙면이 12시간 시간제한 식사법의 효과를 강화하고 있는가?

그런 다음, 나머지 건강 상태가 어떻게 변화하는지 추적한다. 건강 상태나 기분, 기운이 향상되는지 알아채려면 1주일 정도 걸릴 수 있다. 이뿐만 아니라 정체기에 돌입했다가 나중에 극복하는 모습을 보게 될 수도 있다. 이것은 우리가 연구를 진행하는 동안 발견한 전형적인 패턴이다.

이 도표를 복사하거나 엑셀로 만들어서 계속 사용하거나, 간단하게 일반 달력을 활용해서 사용하라. 연구 결과를 보면, 자신의 건강에 관한 정확한 기록을 관리하는 것이 궤도를 벗어나지 않는 최고의 방법 가운데 하나다(3장에서 알게 된 바와 같다). 또는 mycircadianclock.org에 가입해서 myCircadianClock 앱을 사용하는 것도 한 가지 방법이다.

월	첫 음식 섭취시간	마지막 음식 섭취시간	수면시간	건강, 기운, 기분상에 주목할 만한 변화
1일				
2일				
3일				
4일				
5일				
6일				
7일				
8일				
9일				
10일				
11일				

12일				
13일				
14일				
15일				
16일				
17일				
18일				
19일				
20일				
21일				
22일				
23일				
24일				
25일				
26일				
27일				
28일				
29일				
30일				
31일				

잠을 잘 수 없었던 크리스틴

크리스틴은 한평생 수면 문제로 고군분투했다. 어렸을 때부터 밤에 7시간 동안 잠을 자본 기억이 없었다. 그녀는 우리 실험실에서 제시한 수면 규칙을 모두 시도했다. 불빛을 조절하고 침실을 어둡게 유지했으며 낮에 운동도 했지만 아무 소용도 없었다. 잠자기 위해 여러 가지 약도 먹어보고 수면제도 복용했지만 온종일 정신만 혼미했다. 6년간 수면제를 복용한 끝에 그녀는 시간제한 식사법을 시도해보기로 했다.

우리는 크리스틴에게 신체활동 측정계를 주어 그녀의 신체활동과 수면을 측정하는 한편, 그녀에게 수면제는 버리라고 말한 뒤 8시간 시간제한 식사법을 시작하게 했다. 그녀는 첫 주 동안에는 밤에 배가 고파서 잠을 잘 수 없었다고 했다. 대부분의 사람들은 이 정도 되면 포기해버리고 말지만, 크리스틴은 너무도 절박했다. 마침내 8일째가 되자 실제로 그녀는 예전보다 잠을 잘 자게 되었다. 2주가 지나면서 그녀는 수년 만에 처음으로 수면제 없이 5~6시간을 잘 수 있게 되었다. 그녀는 오후 6시 이후에 음식을 멀리하기가 힘들다고 인정한다. 특히 친구나 가족을 만나야 할 때면 더욱 그렇다. 그래서 가끔 한 번씩 이 제한된 시간대를 벗어나 친구들과 간단한 간식을 즐긴다. 하지만 이제 그녀는 수면제 말고도 숙면을 취하게 해주는 또 하나의 도구가 생겼다고 자신한다.

무엇을 먹어야 하나?

시간제한 식사법을 실천하려면 약간의 계획이 어쩔 수 없이 필요하다. 여러분은 24시간 내내 음식을 먹지는 않을 것이므로, 식사 내용을

채식주의자라면 단백질 선택에 주의를 기울여야 한다

흔히 채식주의자들은 단백질 공급원으로 렌즈콩을 먹는다. 렌즈콩은 약 25%가 단백질이고 거의 65%가 복합 탄수화물로 되어 있다. 따라서 렌즈콩을 먹으면 건강에도 좋고 포만감도 지속시키겠지만, 고단백 음식을 섭취한 것은 아닌 셈이다. 채식주의자를 위해 이보다 좋은 단백질 공급원은 두부나 코티지 치즈다.

세심하게 계획하고 싶을 것이다. 그래야 배고파 죽을 것 같은 경험을 하지 않을 테니 말이다. 이와 동시에 나는 여러분이 어떤 시간대로 12시간 시간제한 식사법을 시작해야 한다고 말할 수는 없다. 어떤 사람들은 아침밥을 좋아해서 하루를 시작하려면 아침밥을 꼭 먹어야 한다. 또 어떤 사람들은 정오가 될 때까지 먹지 않고 기다릴 수 있어서 더 짧은 시간으로 식사시간을 제한해도 더 쉽게 실천할 수 있다. 어떤 것이 맞는지는 오직 여러분만이 결정할 수 있다. 다음 장에서는 뇌에 '추가적인 에너지'를 공급하는 데에는 실제로 아침식사가 필요하지 않다는 사실을 다루게 된다. 그러므로 아침을 먹는 문제는 전적으로 여러분의 자율에 달려 있다.

　체중 감량과 전반적인 건강 측면에서 최고의 결과를 거두려면 균형 잡힌 식단을 따라야 한다. 신선한 과일과 채소, 기름기 없는 단백질, 건강에 유익한 지방을 충분히 섭취하는 것이 좋다. 명심해야 할 점은 열량을 계산하지 않는 것이다. 동시에 도넛이나 튀김에 정신을 팔지 마

라. 다음은 여러분이 정말로 피해야 하는 7가지 음식 목록이다. 이것을 시간제한 식사법에 성공하기 위한 7대 규칙이라고 생각하고 지키기 바란다.

1. 탄산음료는 금물. 다이어트용이건 아니건 모두 안 된다. 열량이 높은 탄산음료를 마시는 행위는 당분을 몸으로 흘려보내어 혈당 체계를 교란하는 가장 손쉽고도 효과적인 방법이다. 탄산음료는 사람들이 열량을 과다 섭취하는 가장 확실한 방법 가운데 하나다. 더구나 다이어트 소다는 건강에 더 좋은 대용품이 아니다. 이것을 마시면 장내미생물(이에 관해서는 9장에서 더 자세히 다룰 것이다)이 변하는 것으로 알려져 있어서,[16] 구할 수 있는 좋은 균은 모두 필요로 하게 된다.

2. 상품용으로 포장된 과일 주스나 채소 주스는 금물. "100% 과즙"이라고 적혀 있는 것도 좋은 선택이 아니다. 이들 대부분은 보존제를 함유하고 있어서 장내 벽을 부식시켜 장 누수 증후군(9장에서 더 자세히 다룰 예정이다)을 유발할 수 있다. 과일이나 채소 주스를 마셔야 한다면 직접 만들어 먹도록 한다. 이렇게 만든 것은 당일에 다 마시도록 하자.

3. 아침식사용 시리얼은 금물. 1회 제공량마다 설탕이 5g 미만 함유된 경우가 아니라면 말이다. 하루의 시작과 끝을 설탕으로 장식할 필요는 없다.

4. '에너지'바, 단백질바, 과일과 견과류 바 등은 모두 금물. 이런 것들은 철인 3종 경기 선수나 스포츠 스타를 내세워 마케팅을 하더라도 캔디 바나 마찬가지다. 이런 제품들 가운데에는 단백질과 섬유질이 다량 함유된 것도 많지만 대부분의 제품에는 보존제와 설탕이 무척 많이 들어 있다. 견과류를 바 형태

로 압축시키지 않고 한 줌씩 먹는 것이 언제나 훨씬 낫다.

5. 콘 시럽이나 과당, 자당(자당의 50%가 과당이다)이 함유된 가공식품은 금물. 이런 성분들은 파스타 소스에서 캔디 바에 이르기까지 모든 식품에 들어 있을 수 있으므로 식품 성분표를 주의 깊게 읽도록 한다. 여러분도 이런 성분들은 피하고 싶을 것이다. 이들은 감미료로 사용되었음에도, 인체에서는 이들을 당분으로 인식하지 않는다. 그래서 혈당 조절 체계가 속아 넘어가서 혈액 중에 당분이 없는 것처럼 반응하여 혈당 수치를 상승시킨다. 이것은 누구에게나 매우 심각한 문제. 만약 여러분이 이미 당뇨병전증이나 당뇨병 진단을 받은 상태라면 특히 더 큰 문제다.

6. 저녁에 다크 초콜릿/코코아는 금물. 5온스짜리 다크 초콜릿바 하나에는 커피 한 잔과 같은 양의 카페인이 포함되어 있다. 만약 초콜릿을 좋아한다면 카페인 함량이 다크 초콜릿의 절반밖에 되지 않는 밀크 초콜릿을 선택하라. 그리고 점심 식후에 바로 먹도록 한다.

7. 상업용으로 가공된 견과류로 만든 버터는 금물. 나도 다른 사람들만큼이나 땅콩버터를 좋아한다. 오직 한 가지 재료, 즉 견과류만으로 만든 제품을 찾도록 한다. 설탕이나 기름이 첨가된 것은 다 걸러낸다.

단백질의 적절한 섭취

고단백 식품에는 활성 아미노산이 함유되어 있다. 활성 아미노산은 다양한 효소를 생성하고 근육을 만드는 데 필요한 구성요소다. 모든 식물과 동물은 아미노산이 필요하다. 그래서 아미노산은 모든 식량원 안에서 발견된다. 식물은 햇빛과 물을 통해 아미노산을 만들 수 있는 반면, (인간을 포함한) 동물은 몇몇 아미노산만 만들 수 있다. 그래서 우리는 음식을 통해 추가적으로 아미노산을 섭취해야 한다.

여러분은 다양한 종류의 고품질 단백질 공급원을 모두 즐길 수 있다. 고단백 식품으로는 육류, 가금류, 어류, 해산물, 콩과 완두콩, 달걀, 대두, 견과류와 씨앗 등이 있다(5장 끝에 전체 식품 목록이 있으니 참고하기 바란다). 유제품뿐만 아니라 엽채류와 녹색 채소에도 단백질이 함유되어 있다. 동물 단백질은 단백질을 가장 풍부하게 포함하고 있는 공급원이다.

그런데 단백질도 과다 섭취가 가능할까? 그렇다. 경험적으로 보면, 하루 단백질 섭취량은 체중 0.45kg(1파운드)당 0.36g이 되어야 한다. 그러니까 체중이 대략 68kg 나가는 사람은 하루에 단백질을 약 56.7g 섭취해야 한다. 자, 이 권고량에 주목하기 바란다. 우리 대부분이 단백질을 많이 섭취하고 있음을 알 수 있다. 하지만 과도한 단백질 섭취(몇 주 혹은 몇 달 동안 체중 0.45kg당 1g 이상)는 건강에 좋지 않다. 단백질을 지나치게 많이 섭취하면 신진대사에 압박이 가해져서 신장에 부담이 된다. 여러분은 두 개의 신장이 정상적으로 기능하는 상태로 일생을 살고 싶을 테니, 신장에 무리가 가는 일은 하지 말아야 할 것이다.

단백질 음료라고 하면 근육량을 늘리거나 유지하기에 좋은 방법처럼 들린다. 운동하기 위해 추가적인 힘을 얻고 싶다면 특히 그렇다. 하지만 단백질 음료에도 여러분이 섭취하고 싶어 하지 않는 성분이 많이 들어 있을 수 있다. 예를 들면 단백질 셰이크 믹스 하나에는 단백질 15g과 설탕 10g이 들어가야 마실 만한 음료가 된다. 만약 단백질 음료가 필요하다고 느낀다면, 설탕이 첨가되지 않은 것으로 고르도록 하라.

복합 탄수화물을 선택하라

건강에 유익한 탄수화물은 혈당지수GI가 낮은 비녹말성 녹색 엽채류와 과일, 곡물에서 발견된다. 혈당지수란 다양한 식품이 혈당 수치에 미치는 영향을 평가한 등급 시스템이다. 혈당지수가 높은 탄수화물은 혈당을 급상승시켜 인슐린 과다분비를 유발하여 체내에 지방을 저장하게 만들고 몇 시간 안에 다시 허기를 느끼게 한다. 이와 대조적으로 오트밀과 녹색 채소처럼 천천히 연소되는 혈당지수가 낮은 식품들은 식욕을 억제한다. 혈당지수가 낮은 탄수화물은 더 효율적으로 혈당 수치를 안정적으로 유지하고 인슐린을 억제한다. 혈당지수가 낮은 과일로는 산딸기류와 감귤류가 있다.

흰 빵, 파스타, 백미, 페이스트리, 쿠키, 케이크처럼 가공한 단순 탄수화물은 섭취를 제한하거나 아예 먹지 않도록 한다. 그 대신 섬유질도 풍부한 통밀로 만든 식품을 선택한다. 섬유질이 풍부한 식품들은 대개 탄수화물이지만 이런 식품들을 섭취하는 것은 좋은 선택이다. 인체는 섬유질을 소화할 수 없는 데다 섬유질이 체외로 배출되면서 장을 청소해주기 때문이다. 섬유질은 체내 해독작용을 돕고 장 건강에 유익한 영양분을 제공한다. 콩류, 산딸기류, 녹색 엽채류, 퀴노아, 통곡물 등이 훌륭한 섬유질 공급원이다.

건강에 좋은 쌀 선택하기

우리 가족은 고도로 가공되어 혈당지수가 높은 전통적인 바스마티 쌀(인도가 원산지이며 긴 모양에 점성이 없지만 독특한 향기를 지닌 쌀이다. 혈당지수 80인 우리나라 쌀에 비해 혈당지수는 60으로 낮지만 본문에서 저자는 혈당지수가 높은 쪽으로 분류했다 - 옮긴이)을 먹다가 파보일드 라이스(벼를 물에 살짝 불린 다음 쪄서 말린 후 도정한 쌀. 이 과정에서 쌀겨의 비타민이 쌀 속으로 이동하여 비타민 함량이 높은 쌀이다 - 옮긴이)로 바꾸었다. 파보일드 라이스는 소화가 잘 되지 않기 때문에 복합탄수화물로 간주된다. 여기에는 현미에 함유되어 있는 것과 같은 건강 성분이 함유되어 있다. 현미 역시 백미를 대체할 수 있는 훌륭한 쌀이다.

건강에 좋은 지방 공급원

식이성 지방은 인체에 모든 세포의 구성요소를 제공한다. 두뇌 발달과 피부와 모발 건강을 유지하려면 식이성 지방이 필요하다. 지방은 비타민 A, D, E, K를 포함한 중요한 미량영양소를 흡수하는 데에도 도움이 된다. 마지막으로, 식사에 지방을 첨가하면 포만감을 느끼는 데 도움이 되고 포만감이 더 오래 간다.

가공한 기름에서 얻은 지방과 대조적으로 자연식품 안에 들어 있는 지방이 바로 건강에 가장 좋은 지방이다. 버터와 같은 포화지방은 상온에서 고체 상태로 있다. 그런데 여러분이 익히 들어 알고 있음에도 불구하고, 포화지방은 건강에 나쁘지 않고 살찌게 하지도 않는다. 가장 좋은 지방은 단일불포화지방산으로, 상온에서 액체 상태이거나 부드러운 상태로 있다. 올리브 오일, 아보카도, 견과류, 씨앗, 노른자에 들어 있다. 건강하고 날씬하게 유지해주는 식단으로 알려진 지중해식 식단의 주인공이 바로 이 단일불포화지방이다. 단일불포화지방은 우리 몸이 에너지로 사용하기에도 쉽다.

많은 식물성 및 동물성 식품에서 발견되는 고도불포화지방산 역시 훌륭한 지방 공급원이다. 고도불포화지방에는 2가지 종류가 있다. 오메가3 지방과 오메가6 지방이다. 오메가3 지방은 건강을 유지하는 데 중추적 역할을 하며 체지방을 조절하고 줄이는 데 도움을 주기도 한다. 그 이유는 오메가3 지방이 혈류량을 증가시켜서 신진대사가 촉진되는 곳으로 지방을 더 쉽게 운반할 수 있기 때문이다.

오메가3 지방은 아마와 같은 얼마 안 되는 몇몇 식물성 식품 안에 자연 상태로 존재한다. 또한 연어와 같은 몇몇 생선과 새우, 일부 난류 안에도 존재한다.

오메가6 지방은 옥수수유, 대두유, 홍화씨유 같은 식물성 기름 안에 다량으로 존재한다. 또한 오메가6는 닭고기, 소고기, 돼지고기 안에 있는 모든 고도불포화지방을 구성하기도 한다. 이렇듯 우리가 평소에 먹는 많은 식품 속에 오메가6가 함유되어 있기 때문에, 대체로 오메가6 필요량은 충분히 충족된다. 이 두 가지 유형의 고도불포화지방이 우리에게 '필수적인' 이유는 체내에서 스스로 만들 수 없으면서도 이것이 없으면 인체가 기능하지 못하기 때문이다.

생체주기 코드 쇼핑 리스트

──────────── 혈당지수가 낮은 과일과 채소 ────────────

사과	살구	아티초크
아루굴라	아스파라거스	아보카도
바나나	비트잎	피망
블랙베리	블루베리	청경채
브로콜리	방울 양배추	양배추
당근	콜리플라워	셀러리
코코넛	콜라드 그린	오이
가지	펜넬	고사리
무화과	마늘	자몽
돼지감자	히카마	케일
키위	리크	멜론
버섯	겨자잎	올리브

양파	파스닙	복숭아
배	후추	자두
단호박	무	산딸기
로메인 상추	스웨덴 순무/루타바가	해초류
시금치	애호박	딸기
근대	스위스 차드/근대	토마토
무청	미나리	

동물성 단백질

소고기	들소/물소 고기	닭고기
오리고기	달걀	양고기
돼지고기	칠면조	송아지고기

식물성 단백질

검정콩	가르반조 콘(병아리콩)	동부
강낭콩	콩류	렌즈콩
둥근 흰색 강낭콩	땅콩	얼룩 강낭콩
쪼개서 말린 완두콩	꼬투리채 먹는 완두콩	작은 흰색 강낭콩

어패류

메기	조개	대구

게	민물가재	가자미
해덕	광어	청어
바닷가재	고등어	홍합
문어	굴	명태
연어	가리비	농어
새우	도미	오징어
황새치	송어	참치

--------------------------- 견과류 ---------------------------

아몬드	브라질너트	밤
헤이즐넛	마카다미아	피칸
잣	피스타치오	호두
견과류로 만든 버터		

--------------------------- 씨앗 ---------------------------

치아씨	아마씨	대마씨
호박씨	참깨	해바라기씨

--------------------------- 건강에 좋은 지방과 오일 ---------------------------

아보카도 오일	버터	코코넛 오일
마카다미아 오일	올리브 오일	

6장

생체시계로 학습과 일의
효율을 높인다

하루 내내 여러분이 하는 모든 일에는 학습이 요구된다. 이 진리는 한 평생 유효하다. 아이 때는 학교에서 배우고, 어른이 되면 새로운 삶의 기술을 배우거나 업무 능력을 향상한다. 가정에서도 마찬가지다. 우리는 끊임없이 좋은 부모, 동반자, 친구, 코치, 심지어 요리사가 되기 위해 배우고 또 배운다.

우리가 학습을 통해 과제를 통달하는 과정에는 두뇌와 신체가 모두 동원된다. 사실 나는 학습을 하려면 7대 표준능력이 필요하다고 생각한다. 이런 표준능력은 저마다 생체주기 코드의 영향을 받는다. 이런 능력에는 최적의 빛 노출, 최적의 수면시간, 최적의 식습관이 저마다 단독으로 작용하거나, 혹은 이 모든 요인이 복합적으로 작용한다.

주의력

주의력이란 집중된 상태를 유지하여 아무런 방해를 받지 않고 과제를 완수하는 능력을 말한다. 주의력을 발휘하려면 적응력도 필요하다. 다른 활동에 효과적으로 대처하기 위해 한 가지 활동에서 물러날 줄 아는 능력 말이다. 학교에서 공부하는 어린이들은 배우는 내용에 주의를 집중해야 한다. 그래야 그 내용을 작업기억에 각인시킬 수 있고, 그런 다음 정보를 통합하여 장기기억 저장소로 전송할 수 있다. 어른들도 마찬가지다. 주의를 집중하지 않으면 기억을 만들 수 없다. 가령 여러분이 은행원이나 주식 중개인이라면, 주가가 어떻게 움직이는지 주목하고 이 정보를 작업기억에 통합한 다음 무엇을 해야 할지 결정하여 행동을 취할 것이다. 그런 다음 이 사건을 기억해두어 장차 더 훌륭한 성취를 이루도록 할 것이다. 이는 내과 의사, 비행기 조종사, 항공교통 통제사, 트럭 운전사, 예술가, 주부 등도 마찬가지다. 또한 주의력에는 정확히 필요한 만큼의 집중력이 요구된다. 집중력이 과잉이면 진행 중이던 과제에서 손을 떼지 못하게 된다. 반대로 집중력이 거의 없으면 과제를 시작할 수도 없으며, 마칠 수도 없을 것이 확실하다.

주의력에는 일주기 요소가 있다. 우리는 낮 동안에는 주의를 더 기울이고 싶은 내적 욕구를 느끼며, 밤에는 자연스럽게 주의력이 쉬이 떨어진다. 그러나 수면이 부족하면 주의력이 엉망이 된다. 가장 큰 방해요인인 졸음 때문에, 수면 부족 상태의 뇌는 낮 동안 과제에 집중할 수 없다.[1]

작업기억

작업기억은 인간의 뇌 기능 가운데 가장 중요한 기능이다. 다른 모든 동물과 인간을 구별해주는 것이 바로 이 기능이다. 이 과정에는 정보를 흡수하고 보유하여 이를 이미 습득한 정보에 연결하는 능력이 필요하다. 거리에서 운전하는 경우를 예로 들어보자. 이때 여러분은 알맞은 압력으로 가속 페달을 밟으면서 동시에 앞에서 달리고 있는 자동차들을 주시한다. 그러는 동안 옆에 지나치는 명소들을 관찰하면서 자신이 어디로 가고 있는지 파악하려고 노력한다. 작업기억 기능 수준이 높으면 가정이나 학교에서 여러분의 수행능률이 뛰어나게 된다. 반면 작업기억이 저조하면 산만한 느낌이 들고, 잘 잊어버리고, 때로 불안감을 느끼게 된다.

수면이 부족하면 반응시간에 영향을 주어 작업기억에 타격을 준다. 우리는 새로운 것을 보면 그 정보를 관찰하고 기억을 활용한 다음에 행동을 취한다. 가령 고속도로에서 운전할 때 앞서가던 차가 정지하는 경우를 생각해보자. 이때 수면 부족 상태라면 반응시간이 길어져서 사고로 이어질 수 있다. 우리는 대부분의 자동차 사고가 아침에 일어난다는 사실을 잘 알고 있다. 이뿐만 아니라 엑손발데즈Exxon Valdez 원유유출사고와 체르노빌 원자력발전소 폭발사고와 같은 많은 대형사고가 수면 부족과 관련되어 있다는 것도 잘 안다.

긍정적 보상 평가/부정적 보상 평가

긍정적, 부정적 보상 평가는 우리가 결정을 내리기 위해 주의력과 작업기억을 사용하는 방법을 말한다. 가령 여러분은 신선한 과일과 채소가 건강에 좋은 간식(긍정적 보상)이라는 사실을 이미 학습해서 기억 속에 저장해두고 있다. 여러분은 감자 칩을 먹는 것이 나쁜 선택(부정적 보상)이라는 것도 알고 있다. 그런데 식료품점에 갔더니 감자 칩을 많이 할인해서 팔고 있는 것이 아닌가? 게다가 여러분은 감자 칩을 좋아한다. 이 상황에서 여러분이 잠을 잘 자고 일어난 상태인데 배가 고프다면, 아마도 긍정적인 보상을 선택하여 사과나 바나나를 사게 될 가능성이 크다. 하지만 여러분이 수면 부족 상태에서 배가 고프다면, 감자 칩이 건강에 좋은 음식이 아니라는 것을 잘 알고 있음에도 감자 칩을 사게 될 것이다.[2]

긍정적, 부정적 보상 평가는 의사소통 방식에도 영향을 미친다. 우리는 누군가와 소통을 할 때, 어떻게 하면 상대의 기분이 좋아지고 어떻게 하면 감정을 상하게 하는지 잘 안다. 그런데 잠을 잘 자지 못했다면 우리는 나중에 후회할 말을 할 가능성이 크다. 이런 식으로 수면 부족은 대인관계에도 영향을 준다.

해마 기억

해마는 뇌에서 가장 오래전에 진화한 부위—변연계—에 있으며 단기기억에서 장기기억으로 정보를 강화하는 데에 중요한 역할을 한다. 해마가 기억을 생성하려면 여러분이 지난주에 습득한 정보를 불러와서 눈앞의 과제에 이를 적용해야 한다. 수면의 주요 기능 가운데 하나가 바로 해마에서 기억을 강화하는 것이다.[3] 가령 여러분이 새로운 언어를 배우거나 새로운 수학 개념을 공부하기 시작하거나 새로운 비디오 게임을 한다고 하자. 여러분은 며칠 잠을 자지 못한 경우보다는 충분한 수면을 취한 상태일 때 이런 기술을 완전히 익힐 공산이 크다.

수면이 부족하면 장기기억이 나빠진다. 처음에는 예전에 비해 자꾸 잘 잊어버리는 것처럼 느껴지겠지만, 시간이 지나면서 새로운 기억조차 저장하기 힘들어질 것이다. 그러면 학습과 작업에 필요한 기억력이 영향을 받는다.

각성도

우리 뇌는 아침에 각성 수준이 제일 높다. 그 후로 시간이 흐름에 따라 생체시계는 뇌에 각성의 고삐를 늦추라고 지시한다. 하루가 저물어 갈수록 일에 대한 집중력이 떨어진다고 불평하는 사람들이 있는 이유가 바로 이 때문이다. 밤 9시 또는 10시 정도가 되면 각성 욕구가 실제로 역전된다. 그래서 각성상태를 유지하고 싶은 욕구가 최소로 떨어지면서 잠자리에 들게 된다. 이때 우리 뇌는 활발한 제어 모드에서 디폴트 모드로 전환된다. 이제 뇌는 더 이상 우리 명령에 귀를 기울일 필요가 없어져서 복구를 위해 자동조종 모드에 돌입한다. 그러면서 뉴런 연결이 강화되고 작업기억 상태에 있던 기억이 해마에서 강화된다.

기분

기분은 우리의 마음 상태를 말한다─행복하거나, 활력이 넘치거나, 무기력하거나, 불안하거나, 짜증스럽거나, 화나거나 등등─. 우리가 느끼는 기분은 일시적이어서 매일 일상에서 어떤 경험을 하느냐에 따라 바뀐다. 행복한 소식을 들으면 기분이 좋아지는 것이 정상이듯, 슬픈 일이 생기면 기분이 저조해질 수 있다.

잠을 적게 자면 사건에 대해 정상적인 반응을 하는 데 방해가 되고 기분이 더욱 극단적으로 변하게 된다. 그러면 더 짜증스럽고 불안하고 화를 내는 경향이 생긴다. 이뿐만 아니라 사람들은 대부분 수면이 부족하면 기분이 부정적인 상태로 기운다.

기분에 가장 큰 영향을 주는 자연적 요인 가운데 하나가 빛이다. 혹시 여러분은 어두운 방에서 하루를 보내면 기분이 저조하고 머리가 멍하다는 생각을 한 적이 없는가? 전날 밤에 잠도 잘 자고 밥도 잘 먹었는데도 말이다. 나중에 해가 중천에 떠서 밝은 자연광 덕분에 기분전환이 되기 전까지는 여러분의 기분이 썩 좋지는 않을 것이다. 존스 홉킨스 대학교에서 실시한 한 동물 연구 결과, 빛이 충분치 않으면 쥐에게 우울증과 유사한 기분이 촉발되고 학습이 저해된다는 사실이 밝혀졌다. 이러한 영향은 청색광 센서인 멜라놉신의 활성화가 불충분한 것과 연관되어 있었다.[4] 이와 마찬가지로 여러 신경학자와 건축가가 진행한 독특한 공동연구에 따르면, 햇빛을 볼 수 있는 곳에서 일하는 사무직 근로자들이 창문 없는 사무실에서 일하는 근로자들보다 기분도 좋고, 역량도 뛰어나며, 수면의 질도 좋다고 한다.[5]

자율신경 기능
우리 뇌는 중추신경계, 말초신경계, 자율신경계로 이루어져 있다.

중추신경계는 모든 능동적인 학습이 일어나는 곳이다. 말초신경계는 운동을 제어하기 위해 뇌를 근육을 포함한 신체기관과 연결한다. 자율신경계는 호흡, 심장박동, 소화, 스트레스 호르몬 생성 등 자율적으로 일어나는 모든 것을 제어한다. 학습과 작업이 최적으로 이루어지려면 자율신경계를 포함한 이 세 영역이 모두 최상의 상태에 있어야 한다. 심장박동이 제대로 이루어지지 않으면 가슴이 두근거리며, 소화력이 떨어지면 배가 아프고, 스트레스 호르몬 수치가 너무 높으면 스트레스에 지치게 된다. 상황이 이렇게 되면 잘 해야 주의가 산만해지고 못 하면 불안감까지 생긴다.

자율신경계는 저마다 하루 주기 요소를 지닌다. 밤이 되면 자율신경 활동이 가라앉으면서 심장박동, 호흡, 위 운동, 심지어 스트레스 호르몬 생성까지 느려져 잠자리에 들게 한다. 낮 동안 자율신경 활동이 정점에 달하여 작업능력과 학습능력 역시 절정에 이른다. 하지만 만성적 수면 부족이나 일상적 수면 분절은 스트레스 호르몬 수치를 높이거나 스트레스 시스템을 예민하게 만들어, 아주 작은 스트레스 요인에도 자동으로 과잉반응하게 만든다.[6]

정상적으로 발견되는 장내 균뿐만 아니라 이와 같은 호르몬 가운데 많은 것들이 뇌 기능과 기분에 영향을 줄 수 있다. 그 결과, 기준 생체 시계가 고장 날 경우 공황발작이나 불안장애를 유발한다.[7,8] 9장에서 다루겠지만, 시간제한 식사법은 장의 하루 주기 리듬을 강화하고, 장내 호르몬과 장내 균의 정상적 균형을 회복하여 뇌 기능을 향상할 수 있다. 시간제한 식사법은 뇌의 자율신경 기능 중에서도 하루 주기 리듬을 향상하여, 스트레스 호르몬이 적정량 생성되게 한다. 그러면 기분이 좋아진다.

최적의 작업시간

위에서 설명한 7가지 요인들이 정점을 찍을 때, 여러분의 작업능력과 학습능력은 최고조에 이른다. 보통 여러분의 학습과 수행 능력이 좋으면 이는 여러분이 자신의 생체시계에 잘 맞추어져 있다는 징조다. 그래도 늘 개선의 여지는 남아 있는 법. 다음 단계는 여러분이 자신의 생체주기 코드와 얼마나 잘 맞는지 탐색하는 것이다.

우리 뇌는 오전 10시부터 오후 3시 사이에 기능이 극대화한다. 그러므로 이 시간대에 최선의 작업이나 학습이 이루어지도록 신경 써야 한다. 여러 연구 결과를 보면, 우리가 훌륭한 결정을 내리고, 다면적인 문제를 해결하며, 복잡한 사회적 상황을 다루기에 적합한 마음 상태에 있는 때가 바로 이 시간대라고 한다.

최적의 수행 능력을 발휘하는 단계는 오전 10시에 고조되기 시작해서 정오경에 정점을 찍는다. 우리 뇌가 실제로 최고로 좋은 상태에서 작업을 수행하는 때가 바로 이 몇 시간 동안이다. 이때 우리의 주의력, 작업기억, 평가, 기분 등이 최고 수준에 올라 있기 때문이다. 정오가 지나면서 두뇌 활동은 느려지기 시작한다. 따라서 생산성이 최고조에 달한 때에 1시간을 그냥 날려 보내지 않으려면 점심시간을 너무 오랫동안 잡지 말아야 한다. 사실 점심을 오래 먹는 것은 생체리듬에 역행하는 행위다. 내가 발견한 바로는, 점심시간에 일하거나 점심시간을 짧게 보내면 통상 8시간이 걸렸던 과제를 7시간 안에 마칠 수 있을 정도로 생산성이 증가한다.

하루가 저물어감에 따라 뇌가 피로해지면서 복잡하고 까다로운 작업을 그 전만큼 잘할 수 없게 된다. 게다가 대부분의 사람들이 경험하는 두 가지 요인, 즉 수면 부족과 과식이 이런 상황을 악화시킨다. 앞서 논했던 바와 같이, 전날 밤에 잠을 충분히 자지 못하면 다음 날 시간이 지남에 따라 수면 압력이 커진다. 만약 간밤에 잠을 적게 잤다면, 오후쯤 되면 뇌에서 추가적인 수면 압력을 느끼게 된다. 게다가 점심을 과하게 먹으면 최대 2시간 후 졸음을 느낄 가능성이 더 커진다.[9] 여러분의 평소 점심시간이 12시에서 1시 사이라면, 3시경에 주의력이 줄어들고 기분이 가라앉기 시작하는 것이 느껴질 것이다. 하지만 오전 시간과 이른 오후 시간을 최대로 활용했다면 여러분이 해야 하는 일을 이미 마친 상태일 테다.

여러분은 수면이 모자란 상태에서 점심을 과식했을 때 오후에 슬럼프가 찾아오면 간식으로 이에 맞서려 할 수 있다. 하지만 앞서 긍정적, 부정적 보상에 대해 논했을 때 지적했던 것처럼, 우리 뇌는 졸린 상태에서는 잘못된 결정을 내릴 가능성이 크다. 문제는 건강에 좋지 않은 단 음식은 짧은 시간 동안만 에너지를 끌어올리고 아주 잠깐만 허기를 달래준다는 점이다. 그럴 경우 저녁식사 시간 전까지 허기를 가라앉히려면 오후 늦게 또다시 단 음식이 필요해질 수 있다. 이는 극히 단시간 동안에는 효과적인 전략처럼 보이지만 좋은 전략은 아니다.

늦은 오후에 각성을 위해 설탕 범벅 간식을 찾는 대신, 물 한 잔이나 카페인이 함유되지 않은 차, 과일 한 조각, 견과류 한 줌을 먹도록 하라. 그중에서도 물 한 잔이 가장 좋다. 수분 공급에도 하루 주기 리듬이 있어서, 많은 사람이 이런 욕구를 모른다 하더라도, 우리 몸에서는 낮 동안 우리가 물을 마시게끔 만든다. 만약 여러분이 오후에 피로를 느낀다면, 여러분의 몸이 탈수상태라는 메시지를 전달하려는 것일지 모른다.[10] 여러분은 무의미한 열량을 더 섭취하지 않았는데도, 물 한 잔 마시는 것으로 얼마나 많은 활력을 얻는지 놀라게 될 것이다. 이것이 습관으로 자리 잡을 수 있다면, 결단코 오후 3시에 도넛을 다시 찾는 일이 없어질 것이다.

창문 없는 사무실에서 일하거나 단조로운 업무를 하는 것도 피로를 유발할 수 있다. 잠시 밖에 나가 산책하는 시간을 가지면서 휴식을 취하도록 하라. 그러면 기운을 차리게 되어 하루를 끝까지 잘 마무리할 수 있다. 또한 매시간 자리에서 일어나 스트레칭하는 것만으로도 집중력을 유지하는 데 도움이 된다.

때때로 사람들은 저녁식사 후에 다시 업무에 복귀하거나 하루 종일 일하고도 가능한 늦게까지 야근하고 싶어 한다. 여러분이 아는 사람들 가운데도 이런 사람들이 있을 것이다. 어쩌면 여러분도 그들 중 한 명일지 모르겠다. 이런 사람들은 사무실을 오래 지키는 것이 곧 훌륭한 직원이 되는 길이라고 생각한다. 하지만 이렇게 되면 우리의 하루 주기 리듬에 두 가지 일이 벌어져서 실제로 저녁시간에 우리의 생산성을 떨어뜨린다. 첫째, 우리가 느끼는 자연스러운 수면욕이 증가하고 각성 욕구가 감소한다. 둘째, 낮에 일할 때보다 더 어두운 방에서 일할 가능성이 커진다. 그런데 어두운 불빛은 우리 뇌에 다른 영향을 미친다. 문자 그대로 머리를 멍하게 만들어 뇌가 또렷하게 생각하지 못하게 하는 것이다. 우리가 아무리 애쓴들, 밤에는 강제로 뇌에서 최적의 학습과 작업이 이루어지게 할 수 없다. 며칠 밤은 괜찮을 수 있지만, 지속할 수는 없다.

자, 여기서 여러분은 다음과 같은 생각을 할지도 모르겠다. 판다 박사님, 덕분에 굉장한 사실을 알게 됐네요. 그런데 우리 아이는 매일 밤 집에서 공부해야 하는 양이 5시간 분량이나 된답니다. 또는 그런데 저는 교대근무자라서요. 혹은 제가 하는 일은 늘 마감 시간에 쫓기는 일이랍니다. 그렇다면 우리는 생산성을 높이기 위해 생체주기 코드에 어떻게 적응해야 할까?

우리가 처한 현실을 고려하여, 생체주기 코드를 최대한 활용하고 생산성을 향상하기 위해 무엇을 할 수 있는지 알아보려면 3대 핵심 요소인 수면, 빛, 타이밍을 탐색해야 한다. 이런 관점에서 나는 크게 다음과 같은 세 가지 조언을 제안한다.

- 오래 깨어 있으면 더 생산적이라는 생각을 버려라. 오히려 실상은 이와 정반대다. 생산적인 하루를 준비하기 위해 수면시간으로 8시간(잠자는 시간과 준비 시간을 모두 합한 시간)을 할애하면, 뇌가 다음 날을 준비하는 데 필요한 휴식을 취할 수 있다.

- 낮 동안 자연광 노출로 정신이 더 또렷하고 생산적인 상태를 유지하여 생산성을 최대한 활용하라.
- 저녁에는 빛 노출을 조절하여 뇌의 숙면을 준비하라.

기준 빛, 기준 생산성

인류 역사를 살펴보면 방대한 시기 동안 우리 조상들은 하루의 대부분을 밖에서 지내며 자연의 햇빛에 충분히 노출되었다. 나무나 구름 그늘 아래에 있더라도 수천 lux(럭스)에 달하는 밝은 빛을 듬뿍 받았다. lux란 눈으로 들어오는 빛의 양을 나타내는 측정단위다. 낮에 바깥에 있을 때 노출되는 빛은 보통 1,000lux(흐린 날)에서 20만 lux(사막의 뙤약볕) 사이로 측정된다. 창문이 없는 사무실은 조도가 보통 80~100lux, 천장 조명을 사용하는 가정은 50lux 정도다. 다음 표를 보면 다양한 종류의 건물에서 측정되는 조도와 함께 이것이 우리의 생체리듬과 기분에 어떻게 관련되는지를 공정하게 평가할 수 있다.

현대인들은 평균적으로 하루의 87% 이상을 실내에서 지낸다. 실외에서 보내는 시간은 평균 2.5시간에 불과한데, 그나마 그중 절반은 해가 저문 다음인 경우가 많다. 이렇듯 실내조명 속에서 생활하는 환경이 생체리듬을 교란하고 우리 기분을 저조하게 만드는 것인지도 모른다. 어쨌든 명백한 사실은 학습과 기억, 작업능력을 강화하려면 빛에 주목해야 한다는 것이다. 생체리듬은 빛과 어둠의 자연스러운 순환에

다양한 환경에서 노출되는 다양한 빛의 양

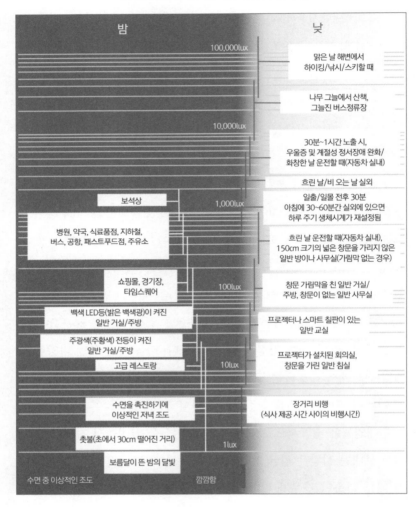

적응하도록 디자인되어 있다. 여러분의 뇌가 모든 기능을 작동시키려
면 빛이 필요하다.

잠에서 깨면 눈에 있는 청색광 센서인 멜라놉신을 통해 밝은 빛이 감지된다. 이 과정에서 멜라놉신은 뇌에 수면 호르몬인 멜라토닌 생성을 중단하고 스트레스 호르몬인 코르티솔 생성을 증가시키라는 메시지를 보낸다. 이렇게 되면 정신이 맑아져서 하루를 시작할 준비를 하는 데 도움이 된다. 아침의 밝은 햇빛은 우리 뇌 시계를 낮 시간으로 동기화한다. 그러면 학습과 기억과 관련된 생체리듬이 상승하기 시작하여 몇 시간 후에는 생산성이 최적에 달하게 된다.

앞서 언급한 바와 같이, 우리는 빛에 많이 노출되면 기분이 좋아진다는 사실을 알고 있다. 또한 좋아진 기분이 수행 능력 향상으로 이어진다는 것도 알고 있다. 그렇다면 빛이 증가하면 수행 능력이 향상된다고 할 수 있을까? 연구 결과 이것은 사실로 밝혀졌다. 사무실이나 가정에서 낮에 밝은 빛을 사용했더니 기분, 각성도, 생산성이 모두 향상된 것으로 나타났다.[11,12]

우리가 사는 장소와 상관없이, 자연의 햇빛에 노출되는 것이 제한되면 기분이 저조해지고 올바른 의사결정에 문제가 생길 가능성이 크다는 사실은 잘 알려져 있다. 그 이유는 매일 인공조명에 상당히 많이 노출되면 생체주기 코드가 교란되기 때문이다. 사무실이나 가정의 조명은 아주 흐린 날의 햇빛에 맞먹을 정도로 빛을 제공하는 경우조차 드물다. 하지만 우리의 작업환경이나 학습환경은 햇빛을 모방하는 방법으로 최적화할 수 있다. 더군다나 이른 아침에 자연광에 어느 정도 노출되었다면 그만큼 더 좋다. 졸음을 줄이고, 생체시계를 동기화하고, 기분을 상승시키고, 온종일 행복하고 생산적인 상태를 유지하려면 최소 1시간 동안은 햇빛에 노출되어야 한다—실외로 나가거나, 차를 몰 거나, 최소 1,000lux의 빛을 흡수할 수 있는 창가에 앉아 있도록 한다.

햇빛에 더 많이 노출되는 방법은 창가에서 아침식사를 하거나 날씨만 허락한다면 실외에서 아침식사를 하는 것이다. 걸어서 출근하거나 등교하는 것도 햇빛 노출을 늘리는 길이다. 자동차로 자녀를 등교시킬 때, 학교에서 몇 블록 떨어진 곳에 아이들을 내려주면 아이들은 수업 시작 전에 적어도 15분~20분 정도 실외 햇빛에 직접 노출될 수 있다. 이와 같은 작은 변화가 커다란 결과로 이어지는 법이다.

아침에 햇빛을 보는 것이 이상적이긴 하지만, 낮에 어느 때라도 실외에서 시간을 보내는 것이 전혀 안 하는 것보다 낫다. 여러분이나 여러분 자녀가 실외에서 점심식사를 할 수 있다면, 혹은 여러분이 이용하는 구내식당이나 여러분 가정의 주방에 커다란 창문이 있어서 빛이 많이 들어온다면, 그것만으로도 좋다. 하지만 빛 노출은 저장해두었다가 나중에 쓸 수 있는 것이 아니다. 우리가 실제로 각성상태를 유지하고 학습하기 위해 빛이 필요한 때인 낮에 햇빛에 노출되어야 한다.

실내에 있을 때면, 가능한 한 가장 큰 창가에 앉도록 하라. 화창한 날이면 2,000~5,000lux의 빛을 쬘 수 있다. 하지만 창문에서 1.8m 떨어진 곳에서는 조도가 500lux에 불과할 수 있다. 상당히 차이가 크다. 만약 창문에 블라인드나 가리개를 쳤다면 낮 동안 실내조명은 100lux 이하밖에 되지 않는다. 심지어 가장 좋고 밝은 LED 전구의 조도조차도 1,000lux에 불과하다.

요점은 우리가 깨어 있을 때(보통 낮 동안) 빛을 밝히고 밤에는(혹은 수면시간 전후로 최소 8~9시간 동안) 빛—특히 청색 스펙트럼—을 줄이고 싶다는 것이다. 몇십 년 전만 하더라도 가정의 모든 광원은 주로 전구였다. 하지만 이제는 디지털 디스플레이로부터 상당한 양의 빛에 노출된다. 따라서 생체리듬을 위해 빛을 관리한다고 하면 디지털 기기를 포함한 광원을 관리한다는 이야기다. 실제로 컴퓨터나 태블릿 PC를 보며 작업하면, 1~2시간 동안 보통의 스크린에서 방출되는 빛의 양은 저녁에 멜라토닌 분비를 억제하여 수면을 방해하기에 충분할 정도다.[13,14] 하지만 최근에는 시간을 설정해놓으면 컴퓨터 화면과 스마트폰의 밝기나 색상을 자동으로 줄여주는 새로운 기술이 개발되어 있다. 여러분도 이런 설정 기능을 사용해서 저녁에 생체리듬을 교란하는 디지털 화면의 빛에 노출되는 정도를 줄이기 바란다.

베이징 시간으로 사는 법

중국은 하나의 시간대로 단일화되어 있는데, 이것이 바로 베이징 시간이다. 아침 8시라면 중국 동부에 위치한 베이징에서는 날이 이미 환하고 햇살이 비치지만, 중국 극서 지방에서는 아직도 어둡다. 그래서 서부에 사는 공무원이나 동부 쪽 업체와 비즈니스를 해야 하는 어른들은 깜깜할 때 일어나야 베이징 시간에 맞춰서 일을 할 수 있다. 그러면서도 정상적인 가정생활을 하려다 보니 이들은 밤 9시가 되기 전에 잠자리에 들기도 힘들다. 이처럼 시간대 구별이 되어 있지 않아서 이들의 생체리듬이 깨지기 쉽다.

만약 밤늦게까지 일해야 하는 경우가 생긴다면 조명을 조절하도록 하라. 천장의 전반조명이나 수평조명과 비교했을 때, 작업공간만 밝히고 눈이 빛에 직접 노출되는 정도를 줄여주는 작업조명으로 바꾸면 생산성이 대단히 높아질 것이다.

하지만 더 중요한 것은 일 때문에 수면 일정에 차질이 생기지 않게 하는 것이다. 피곤하면서도 동시에 생산적일 수는 없는 법이다.

음식과 생산성에 관한 진실

매일 같은 시간에 음식을 섭취하는 것은 튼튼한 생체리듬을 유지하는 가장 효과적인 방법 가운데 하나다. 특별히 아침식사와 저녁식사 시간이 그렇다. 아침과 저녁 사이에는 언제 먹느냐보다 두뇌에 좋은 음식을 먹는 데에 집중하는 것이 더 중요하다. 뇌 기능과 관련해서는 양보다는 질이 중요하다. 많이 먹는다고 해서 뇌 기능이 더 좋아지는 것이 아니기 때문이다. 실제로 뇌는 위가 비었을 때 작동을 더 잘 한다. 대개 식사를 마친 후에는 정신이 아주 맑지는 않다. 이것은 우리 안에 내재하는 생존전략과 관련이 있을 수 있다. 배가 고프면 우리 뇌에서는 음식을 구할 창의적인 방법을 찾아야 한다.

여러분이 낮에 올리는 성과는 주로 전날 밤에 여러분이 무엇을 했느냐에 따라—언제 먹었고 얼마나 많이 잤느냐에 따라—결정된다. 간밤의 행적이 여러분의 생체시계를 설정하여 몸과 두뇌가 채비를 갖추게 하기 때문이다. 여러 연구 결과에 따르면 적당한 단식과 운동, 이 두 가지 모두 동일한 두뇌 활성 효과가 있다고 한다. 이들은 각기 뇌유래신경영양인자BDNF, brain-derived neurotropic factor라는 화학물질을 증가시킨다. BDNF는 뇌세포 간 연결을 향상하여 뇌 기능을 개선한다.[15,16] BDNF가 풍부한 데다 숙면을 취했다면, 여러분의 뇌는 복잡한 과제를 수행하고 집중력을 잃지 않고 생산적으로 활동할 준비가 더 잘 되어 있는 상태다. 이 경우 같은 양의 일이라도 시간을 단축시켜 완료할 수 있다.

야식을 먹으면 이튿날 주의를 집중하는 능력에 부정적인 영향을 준다. 앞서 5장에서 알게 된 바와 같이, 야식이나 한밤중에 먹는 간식은 우리의 하루 주기 생체시계를 교란한다. 그 결과, 수행 능력이 정점에 이르는 오전 10시에서 오후 3시 사이의 시간대가 교란된다.

혹시 점심을 푸짐하게 먹은 후 졸음이 몰려와서 커피 한 잔을 더 마셔야 깨어 있을 수 있는가? 그렇다면 푸짐한 점심 대신 푸짐한 아침을 먹는 것으로 바꾸고 피로감이 덜하도록 점심은 더 가볍게 먹도록 한다. 아침은 각성 욕구가 최고점에, 하루 주기 수면 욕구는 최저점에 있는 시간이다. 그래서 아침에 푸짐한 식사를 하더라도 비교적 영향을 덜 받을 가능성이 크다. 게다가 오후에 커피를 한 잔 더 마실 필요가 없어지면서 수면 패턴도 교란되지 않는다.

저녁에는 6시나 7시 이전에 여러분과 가족이 다 함께 식사를 마친다면, 저녁식사 후의 시간을 제대로 소화하는 데에 오롯이 쓸 수 있다. 그러면서 빛 노출을 줄여가기만 하면 서서히 수면 욕구가 생겨나서 수면제나 취침 전 칵테일 없이도 쉽게 잠들 수 있다.

커피의 생산성이라는 신화

커피에 함유된 유효성분은 영양학적으로 아무런 가치가 없는 카페인이다. 즉, 우리 몸이 기능하는 데에는 카페인이 필요하지 않다. 카페인은 커피콩, 찻잎, 콜라나무 열매, 카카오콩 등 자연 상태에서 40여 개가 넘는 식물과 꼬투리에서 발견된다. 사람들은—커피, 차, 코코아, 초콜릿, 청량음료, 에너지 드링크, 일부 일반의약품 등—수많은 형태로 카페인을 소비한다. 보통 카페인 100~200mg이 하루 적정 섭취량으로 간주된다(28g짜리 미디엄 로스트 커피 3잔이나 다크 초콜릿바 3개에 함유된 분량). 차 한 잔에는 카페인이 25~30mg 정도 들어 있다.

카페인은 일종의 흥분제인데, 소량이나 적정량을 섭취하면 각성도를 증가시키고 졸음을 감소시킬 수 있다. 평균적인 사람의 경우, 카페인의 효과는 즉각적으로 나타난다. 카페인은 15분 이내에 대부분 흡수되어 이 시간대에 흥분 효과가 나타나기 시작한다.

커피는 각성도를 향상시킬 수는 있지만, 수면 부채를 없애주지는 않는다. 되레 이 수면 압력을 나중으로 미루어버린다. 바로 이러한 이유로 인해 수면이 부족한 사람들은 카페인의 효과가 떨어지면 '카페인 금단 증상'을 겪는 경향이 있다. 이들은 각성상태를 유지하기 위해 다시 커피를 찾는다. 그렇게 저녁이 되면 섭취한 카페인과 빛 노출이 함께 작용하여 수면시간이 뒤로 더 밀려나게 된다. "커피, 건강증명서를 취득하다"라는 표제를 단 논문이 〈브리티시 메디컬 저널British Medical Journal〉에 실리기도 했지만,[17,18] 커피 섭취에 대한 경고가 시급한 시점이다. 이 논문에서도 커피의 건강 효능은 상관관계가 있으나 정식 인과관계는 밝혀진 바 없다고 밝히고 있다. 또한 심장박동 증가, 중추신경계 자극, 불안감에 미치는 커피의 생리학적 영향은 고려되지 않았다고 경고하고 있다. 이 논문 외에도 카페인에 우호적인 내용을 담고 있는 다른 보고서들도 커피가 수면의 질과 시간에 미치는 악영향에 중점을 둔 여러 연구 결과는 배제한 채 작성되었다.[19] 이뿐만 아니라 커피가 인체의 혈당 조절을 저해할 수 있다거나[20] 생체리듬을 직접 교란한다는[21] 사실을 밝힌 다른 연구들도 언급하지 않았다. 미국에서는 대중적으로 인기 있는 '커피' 음료가 시럽, 생크림, 우유, 캐러멜 소스가 뒤섞인 474~680ml짜리 혼합물이 되어버리면서 점차 문제가 되고 있다.[22] 이런 형태의 커피는 단지 설탕이 추가된 무의미한 열량 덩어리일 뿐이다. 종합하자면, 커피는 일시적으로 졸음을 물리칠 수 있는 응급처방은 되지만, 최적의 건강을 유지하기 위한 이상적인 선택은 아니다.

수면 부족은 학습과 관련된 생체주기 코드를 교란한다

수면 부족이 생체주기 코드에 미치는 영향은 크게 4가지다. 첫째, 충분한 수면이 보장되지 않으면 우리 뇌가 기억을 강화할 충분한 시간을 갖지 못한다. 둘째, 밤늦게까지 깨어 있으면 깨어 있는 동안 뇌 기능과 생산성이 떨어진다. 셋째, 잠을 적게 자면 빛에 더 많이 노출되고 한밤중에 야식할 기회도 더 많아진다. 이 두 가지 요인으로 인해 우리의 하루 주기 생체시계가 교란된다. 넷째, 이튿날 아침, 늦게 일어나는 바람에 서둘러 출근하느라 우리 기분을 밝게 해줄 적정량의 아침 햇빛에 노출될 시간이 거의 없어진다.

잠을 적게 자면 뇌의 연결망을 유지하는 데에 직접적인 영향을 주기도 한다. 잘 통제된 조건 아래서 실시된 한 연구에 따르면,[23] 8시간 수면하는 사람에게 1주일 동안 매일 같은 수학 문제를 주면 1주일이 끝날 무렵에는 그 부분을 완전히 익혀서 처음에는 100점 만점에 10점을 받다가 나중에는 100점을 받는다고 한다. 하지만 이 사람의 수면시간이 4시간으로 줄면, 1주일이 지나도 10점에서 50점으로밖에 올라가지 않는다. 주어진 자료를 절반만 익히는 셈이다.

실험실 밖 실생활에서도 똑같은 영향을 받는 것을 목격할 수 있다. 벤 스마르Ben Smarr 박사는 시애틀에서 약 300명의 학생을 대상으로 연구를 진행했다.[24] 이들 대부분은 같은 대학교 생물학 수업을 수강하는 학생들이었다. 스마르 박사는 학생들에게 그의 웹사이트에 있는 온라인 수면 일지에 1달 동안 취침시간과 기상시간을 기록하게 했다. 그런 다음 이들의 수면 패턴이 성적에 어떤 영향을 미쳤는지를 분석했다. 여러분도 상상할 수 있듯이, 꿀잠을 자는 것은 좋은 성적을 받는 것과 관계가 있었다. 특히 남녀 불문하고 불규칙한 취침시간과 낮은 학점 사이에는 상관관계가 있었다. 게다가 남성들보다 여성들이 수면 패턴 변화에 훨씬 더 민감한 것으로 나타났다.

등교 시간과 생체주기 코드

미국 전역에 걸쳐 등교 시간 문제가 관심의 초점이 되고 있다. 나는 우리 아이들이 가능한 1분이라도 더 잘 수 있어야 한다고 생각한다. 많은 과학적 증거들이 고등학교 등교 시간을 늦춰야 한다는 주장을 뒷받침한다.[25,26,27] 등교 시간이 지연되면 학생들의 생체주기 코드에 긍정적인 영향을 주고, 학생들이 빛, 수면, 음식이라는 3대 요인에 더 잘 맞출 수 있게 될 것이다.

앞에서 언급했던 바와 같이, 청소년들은 저녁 불빛에 가장 민감한데, 이로 인해 생체시계와 취침시간이 지연된다. 청소년들의 하루 주기 생체시계는 이른 기상에 맞게 설정되어 있지 않지만, 모든 학교가 아침 일찍 시작하고 때로 해가 뜨기 전에 시작하기도 한다. 이렇게 되면 하루 주기 생체시계와 교육제도의 요구사항 사이에 갈등이 조성된다. 이외에도 이른 등교 시간은 학생들이 아침 햇빛을 볼 수 없게 만들어 학생들이 자연스러운 자신의 생체주기 코드를 버리게 된다.

10대 청소년들은 수면이 부족하면 올바른 음식을 선택하지 못한다. 아침에 집 밖으로 달려 나가면서 이들은 제대로 된 아침식사 대신 시리얼바 하나를 집어 든다. 이런 바는 설탕 범벅인 경우가 많아서 온종일 공부하는 데 힘이 되기에는 부족하다.

스포츠 활동을 포함해서 밤에 눈부시게 밝은 조명 아래서 하는 비교과 활동 역시 여러분 자녀의 생체주기 코드에 영향을 줄 수 있다. 환한 불빛은 아이들의 자연스러운 멜라토닌 생성을 억제하여 이들의 하루 주기 생체시계를 늦추고 밤늦게까지 깨어 있게 만든다. 이 아이들이 자정이 넘어서야 잠자리에 든다는 사실은 놀랍지도 않다. 그러므로 등교 시간만이 문제가 아니다. 방과후 활동 역시 아이들의 생체주기 코드에 영향을 미치는 요인이다.

스마트칠판으로 인한 문제

지난 10년간, 교실 풍경이 많이 달라졌다. 학교에서 커다란 디스플레이 스크린이 달린 스마트칠판과 프로젝터에 투자한 탓에 칠판이나 화이트보드는 이제 거의 찾아볼 수 없다. 교사들은 천장에 달린 프로젝터를 사용하기 위해 교실 조명을 어둡게 유지한다. 그러면 햇빛 노출이 더 제한되기 때문에 좋지 않다.

밝은 사무용 빌딩에서 좋은 결과가 나온다

건강에 좋은 빌딩 디자인을 통해 기분과 생산성을 향상하는 문제에 관심이 많은 한 건축설계사가 우리 실험실로 연락을 해왔다. 멜라놉신 그리고 멜라놉신과 수면, 기분, 각성도의 관계를 주제로 우리 실험실에서 진행해오고 있는 연구에 대해 전해 들었던 모양이다. 이런 연구 소식을 접하자마자 이들은 자신들이 일하는 사옥이 너무 어두운 데다가 창가 자리를 누릴 수 있는 직원은 극소수에 불과하다는 사실을 깨달았다. 그래서 이들이 새로운 빌딩을 구하기 시작할 때 우리 실험실에서 햇빛이 더 많이 들어오는 빌딩을 고르는 법을 알려주었다. 이들은 햇빛을 더 많이 받으면 기분이 좋아지고 밤에 잠을 잘 자게 되는지도 측정하고 싶어 했다.

최근에 우리는 이 직원들에게 연구 목적을 알려주지 않은 상태에서 어두운 구사옥에서 일하는 직원들을 대상으로 조사를 시작했다. 질문지를 통해 이들의 수면, 신체활동, 기분에 대한 반응을 모니터했다. 몇 주 후 이들이 신사옥으로 옮겨간 후 우리는 똑같은 내용의 질문지를 다시 보냈다. 그 결과, 신사옥에서 일하게 된 직원들이 더 활동적으로 변했고, 사무실을 더 많이 돌아다녔으며, 기분이 좋아졌음을 확인할 수 있었다. 이뿐만 아니라 밤에 잠도 더 잘 자게 되었다는 사실을 알게 되었다. 이 회사는 이런 결과에 깊은 인상을 받아 고객들에게도 같은 디자인을 제안하는 방안을 고려하고 있다.

오늘날에는 빌딩에서 일하는 사람들의 생산성과 건강을 향상하기 위해 생체리듬의 과학을 빌딩 디자인에 반영하는 것이 새로운 추세다. 햇빛이 더 많이 들어오게 하려면 커다란 유리창들이 있어야 하는 것이 핵심이다. 이제 유리의 가격이 하락하고 품질은 좋아지는 데다 뛰어난 내력과 절연 기능까지 갖추게 됨에 따라, 근로자들이 실내 공간에서 더 많은 햇빛을 즐길 수 있게 되었다.

최근에는 많은 대형빌딩이 천장을 높이는 개방형 사무공간 디자인을 채택해서 자연광이 사무실 깊숙한 곳까지 들어올 수 있게 만들고 있다. 또한 여러 연구소에서 다양한 사무환경에 대한 실험을 진행하면서 공기의 흐름과 기온에서부터 조명, 빛의 구성, 조명 방향에 이르기까지 모든 면에서 최적의 수준을 도출하기 위해 노력 중이다. 머지않아 건강을 위한 조명 규정이 건축법규에 포함되는 날이 올 것이다.

7장

생체리듬에
맞게 운동하라

건강을 유지하려면 수면과 좋은 음식 섭취만큼 신체활동도 중요하다. 매일 몸을 움직이면 근육량, 근력, 뼈 건강, 운동 협응력, 신진대사, 장 기능, 심장 건강, 폐활량이 향상되고 뇌 기능까지 강화된다. 더군다나 운동은 하루 주기 리듬에도 효과가 있어서 수면과 기분을 향상시킨다. 운동은 말 그대로 뇌의 긴장을 풀어주어 우울감과 불안감을 감소시키고 행복을 느끼는 능력을 향상시킨다. 이 장에서는 여러분이 하고 싶은 신체활동을 하루 중 적절한 시간에 맞춰서 하려면 어떻게 해야 하는지, 여러분의 활동에 도움이 되려면 어떻게 해야 하는지를 다룬다. 어떤 활동과 시간을 선택하건 꾸준히 계속하기 바란다. 신체활동이 일상의 한 부분이 되게 만들어야 습관이 된다.

기분을 상승시키는 운동의 효과는 마음을 차분하게 하는 데 매우 중요하며 생산성을 높이는 데에도 필수적이다. 이런 주장을 뒷받침하는 연구들 가운데 내가 가장 좋아하는 것 중 하나가 바로 네덜란드 우유 배달원 피에트의 사례다. 피에트는 평생을 우유 배달원으로 일한 후 약 60세에 은퇴했다. 그는 늦잠을 자고 집에서 푹 쉴 수 있으리라 기대하며 은퇴를 손꼽아 기다렸다. 무엇보다도 우유를 배달할 때 이용하던 자전거를 덜 타고 싶은 마음이 굴뚝같았다.

은퇴하자마자 피에트는 새로운 일상을 살았다. 오전 8시나 9시까지 자는 것은 물론이고 때때로 10시나 11시까지 침대를 떠나지 않았고, 집에 혼자 살면서 밤늦게까지 TV를 시청했다. 그러면서 하루의 시간표가 서서히 바뀌어 오전 11시나 정오까지도 늦잠을 자게 되었다. 그는 소파를 거의 떠나지 않았으며, 간식으로 냉장고 안에 있는 음식을 닥치는 대로 먹었다. 그의 몸도 점차 허약해져 갔다. 그렇게 몇 달이 지나자 피에트는 무기력감을 느끼기 시작했다. 정신과를 찾아 의사와 상담을 시작했지만, 시간이 지날수록 우울감은 점점 깊어만 갔다. 결국, 그는 병원에 입원해야만 하는 상태가 되었고 충격요법을 받을 일정까지 잡았다.

그런데 그가 입원한 병원에서 일하던 또 다른 정신과 의사가 도움을 주기 위해 나섰다. 피에트의 파일을 살펴본 의사는 그가 일하던 기간에는 어떠한 우울증 증세도 보이지 않았던 점에 주목했다. 그의 누이가 세상을 떠났을 때나 고등학교 시절에 약간의 슬픔을 느꼈던 것이 전부였다. 그 의사는 처음에는 피에트가 은퇴 후 우울증을 앓는다고 생각했다. 하지만 관찰을 해본 결과, 그의 수면 패턴과 햇빛 노출에 변화가 생겼음을 알게 되었다. 피에트는 일하던 시절에는 아침 일찍 일어나 밖으로 나가 우유를 배달하며 온전히 그 시간 동안 운동을 했지만, 은퇴 후 하루 종일 집에 머물면서 거의 운동도 하지 않고 햇빛에도 노출되지 않았다. 의사는 이 두 가지 상황을 연관 지었다.

이에 따라 피에트의 수면 일정을 바꾸고 아침 햇살이 많이 비치는 새로운 병실로 그를 옮겼다. 또한 병원에 입원한 다른 환자들도 만나게 해서, 매일 오전과 오후에 함께 산책하게 했다. 그 후 불과 한두 달 만에 피에트는 다시 정상으로 돌아왔다. 잠을 잘 자고, 사회적 상호관계를 맺고, 매일 실외에서 운동하면서 그의 우울증이 사라져버렸다.

이 대목에서 여러분은 의아해할지도 모르겠다. 충격요법을 받기 직전의 상태에 있던 피에트 같은 사람이 단지 하루 시간표를 약간만 조정하는 방법으로 어떻게 다시 정상으로 돌아올 수 있을까? 여러 가지 개입 가운데 어떤 것이 가장 도움이 되었을까? 실외에서 보내는 시간이 늘어난 덕분일까, 아니면 신체활동 때문일까? 어쩌면 피에트가 시간표에 따라 음식 섭취를 잘 하기 시작했거나 수면시간이 더 늘어났기 때문이 아닐까? 이러한 여러 변화 가운데 딱 한 가지만 콕 집어서 피에트의 상태를 개선한 일등공신이라고 말할 수는 없다. 이 모든 것이 그의 생체리듬을 향상시키는 역할을 했으며, 이렇게 향상된 생체리듬은 그의 건강을 증진하는 결과를 낳았다고 이야기할 수 있겠다. 하지만 나는 그가 정상으로 회복되는 데 운동이 중요한 역할을 했다고 생각한다. 따라서 이제부터는 운동의 역할에 초점을 맞추도록 하겠다.

당신의 최소 운동량은 얼마인가?

미국심장협회AHA에 따르면, 운동할 수 있을 정도로 건강한 사람은 누구나 1주일에 최소 150분 동안 중간 강도의 운동을 하거나 75분 동안 격렬한 운동을 해야 한다고 한다(또는 이 두 가지 방식을 병행해야 한다). 이것을 잘게 쪼개면 1주일에 5회, 하루 30분씩 중간 강도의 운동을 하는 것이 된다.

그런데 운동은 너무 엄격하거나 복잡해서는 안 된다. 내 의견도 마찬가지지만, AHA에서는 신체활동이라고 하면 우리 몸을 움직여 열량을 태우게 하는 모든 것이 될 수 있다고 한다. 이런 활동에는 계단 오르기부터 시작해서 체계적인 스포츠에 이르기까지 다양한 범위의 활동이 포함된다. 신체활동에는 3가지 기본 유형이 있다.

- 유산소운동aerobic exercise은 심장에 유익하며 자연스러운 리듬이 있다. 여기에는 일정 시간 동안 지속할 수 있으며 심장박동을 빨라지게 하는 운동이 다 포함된다. 유산소aerobic란 '산소를 가지고'라는 뜻으로, 인체의 신진대사나 에너지 생성 과정에서 산소를 사용한다는 것을 의미한다. 유산소운동은 대근육군을 동원하여 산소를 사용하는 운동이다.
- 근력 강화 운동 또는 저항력 운동은 근육량과 전체적인 체력을 증가시킨다. 이런 종류의 운동은 짧은 시간 동안 하는 고강도 활동으로 이루어지며 근육에 저장된 에너지원에 의존한다.
- 스트레칭 운동은 유연성과 적절한 근육 기능을 발달시키는 데 최고다(이렇

게 되면 근육 기능이 근력 강화 운동을 뒷받침해준다). 거의 40년 전에 뇌의 시각 정보 처리 과정에 관한 연구 업적으로 노벨상을 수상한 토르스튼 위즐Torsten Wiesel 박사는 나이가 90세를 넘어섰음에도 여전히 활동적이고 총명하다. 한 번은 그와 함께 코스타리카의 열대림에서 하이킹을 하다가 그의 건강 비결이 무엇이냐고 물었다. 그는 85세가 넘었어도 여전히 아침마다 일어나서 태극권을 한다고 말했다. 태극권은 중간 강도의 근력 강화 운동과 스트레칭, 운동 협응력 강화 운동이 복합된 운동이다. 우리는 나이가 들면서 운동 협응력을 잃기 때문에, 유연성과 마음챙김을 촉진하는 운동이 운동 협응력 상실을 예방하는 데 도움이 된다.

다음 표를 참고하면 같은 시간 동안 다양한 운동의 에너지 소비량을 비교할 수 있다. 이를 토대로 신진대사 측면에서 여러분에게 가장 '본전을 뽑고도 남는' 운동이 무엇인지 알아볼 수 있다. 나는 시간 제약이 있을 때 이 표 덕분에 어떤 종류의 운동을 할지 쉽게 결정할 수 있었다. MET(1분간 소비되는 단위 체중당 에너지 소비량-옮긴이) 수치가 높아질수록 활동이 격렬하고 힘들어지며 생체주기 코드를 강화하는 데 더 효과적이다.

MET 샘플 표

신체활동	MET
정적인 생활방식	**〈1.5**
수면	0.9
TV 시청, 앉아 있기	1
글쓰기, 사무, 타이핑	1.5
가벼운 신체활동	
걷기, 1.7mph(2.7km/h), 지상, 매우 천천히 걷기	2.3
걷기, 2.5mph(4km/h)	2.9
정원 가꾸기, 가볍게 가꾸기	2
일반적인 집 청소	2.5
중간 강도 활동	**3~6**
자전거 타기, 고정식 자전거, 50w(와트), 매우 가볍게 타기	3
걷기, 힘차게 걷기, 3.0mph(4.8km/h)	3.3
홈 트레이닝, 저강도 또는 중간 강도, 일반적인 운동	**3.5**
자전거 타기, 〈10mph(16km/h), 여가활동, 출퇴근용 혹은 취미용	4
자전거 타기, 고정식 자전거, 100w, 가벼운 노력	5.5
힘든 정원일, 정원 가꾸기	4.8
무용(발레 혹은 현대무용)	4.8
눈 치우기	6
수동식 제초기로 잔디 깎기	5.5~6.0
고강도 활동	**〉6**
조깅, 일반적인 조깅	7
맨몸운동(팔굽혀펴기, 윗몸일으키기, 팔 벌려 높이뛰기), 격렬한 고강도 운동	8
달리기/제자리 뛰기	8
줄넘기	10
스키, 활강	6~8
자전거 타기, 10~16mph	6~10
수영, 자유형, 천천히 수영하기	8
테니스 단식 경기	7~12

MET(Metabolic Equivalent of Task)로 표시한 다양한 신체활동의 상대적 에너지 소비량. 앉아서 아무것도 하지 않을 때를 보통 1MET로 본다.

어서 몸을 움직여라!

낮이건 밤이건, 깨어 있을 때면 절대로 필요한 경우에만 앉아 있도록 하라. 가능한 한 움직여라. 우리는 앉아 있는 동안에는 거의 에너지를 소비하지 않는다. 이는 신진대사와 골 강도, 혈관 건강에 직접적인 악영향을 미친다.[1] 근육을 사용하지 않으면 근육량은 줄고 이와 동시에 체지방은 늘어난다. 단 며칠만이라도 정적인 생활을 하면 대사 질환 위험이 극적으로 증가할 수 있다. 이에 관해서는 10장에서 자세히 다룰 예정이다.

시간이 지나도 변함없는 걷기의 효능

세상에서 가장 간단하고도 보편적인 운동이 바로 걷기다.─실내건 실외건─어디서든 할 수 있고 피트니스센터에 등록할 필요도 없다. 거의 누구나 일상에서 조금이라도 더 걸을 수 있다. 핏비트Fitbit를 비롯한 운동 추적기기는 걸음 수를 계산하여, 건강을 유지하고 체중을 감량하려면 하루에 최소 만 보(약 5km)는 걸으라고 제안한다. 그러나 건강에 신경 쓰는 일반적인 미국인은 건강 앱을 다운로드받아도 하루에 대략 4,500보밖에 걷지 않는다.[2] 반면 미국에 거주하는 아미시 성인들과 아르헨티나의 토바 부족 사냥꾼들은 하루에 1만 5천 보 이상을 걷는다.[3,4] 더 놀라운 점은 보통의 앱 사용자들이 매일 활동량에 대한 피드백을 지속적으로 받고 있으면서도 걸음 수를 늘리지 않고 있다는 사실이다.

우리가 토바 부족이나 아미시 사람들만큼의 활동을 하는 호사는 누릴 수 없을지 몰라도, 누구나 운동할 짬을 내서 가능한 한 만 보 가까이 걸을 수는 있을 것이다.

수면과 생체리듬에 미치는 운동 효과

낮에 신체활동을 많이 하는 사람이라면 누구나 밤에 잠들기가 상대적으로 쉽다는 사실을 잘 안다. 정적인 생활을 주로 하는 사람들이라도 캠핑을 가거나 하루를 놀이공원에서 보내면 밤에 잠을 더 잘 잔다고 이야기한다. 그래서 우리는 운동이 우리를 피곤하게 만든다고 추측한다. 그런데 피로하다는 것이 분자 차원에서 의미가 있을까? 우리 근육이 잠을 자라고 뇌에 특정한 신호를 보내는 것일까? 여러 연구 결과, 운동을 마치면 우리 근육 속에 있는 세포에서 여러 가지 분자를 생성한다는 사실이 밝혀졌다. 그 가운데 하나가 이미 골 질량을 높여주는 것으로 알려진 인터류킨-15 IL-15이다. 흥미롭게도 이제는 IL-15가 수면에도 어느 정도 효능이 있음을 알게 되었다. 한 연구에 따르면, 소량의 IL-15를 주사한 토끼들이 잠을 더 깊게 잘 자는 것으로 나타났다.[5]

두 번째 메커니즘은 근육 세포가 또 다른 분자인 이리신 irisin을 생성할 때 일어난다. 대부분의 비만인 사람들은 근육량이 적어서 이리신을 적게 생성한다. 이리신 감소는 폐쇄성 수면무호흡증과 상관관계가 있

다.[6] 따라서 이런 사람들이 운동을 하면 수면무호흡증이 완화될 수 있다.[7]

이러한 분자들 간의 관련성을 보면 근육이 수면의 질을 유지하는 역할을 한다는 것을 알 수 있다. 그런데 쥐를 대상으로 한 실험에서 흥미로운 단서를 제공하는 몇 가지 새로운 데이터가 도출되었다. 원래 몸과 뇌 전신에서 생체시계가 결핍된 쥐들은 수면 분절을 겪는다. 그런데 과학자들이 근육 내에 있는 생체시계와 같이 특정한 하루 주기 생체시계를 작동시킬 수 있는 새로운 유전기법을 개발했다. 이를 문제의 쥐들에 적용하자, 이들은 마치 뇌에 생체시계를 지닌 쥐들처럼 수면을 취했다.[8] 이 새로운 발견은 근육 시계가 뇌와 수면을 조절하는 완전히 새로운 메커니즘을 보여준다. 이것은 건강한 근육 시계를 양성하는 것이 건강한 몸과 건강한 정신 양쪽 모두를 위해 중요하다는 것을 의미한다. 인간의 경우, 운동은 헴heme―산소를 모든 신체 조직으로 운반하는 혈중 색소―생성과 관련된 효소 수치를 증가시키는 것으로 보인다.[9] 이 헴 색소는 하루 주기 생체시계의 중요한 한 부분이기도 하다. 포도당과 지방 대사에 관련된 다양한 유전자들을 작동시키고, 또 작동을 멈추도록 생체시계에 메시지를 전달하는 역할을 바로 이 헴 색소가 하기 때문이다. 이뿐만 아니라 근육에서는 호르몬 같은 분자들이 생성되어 혈류를 통해 뇌와 다른 신체기관으로 이동하여 이들의 기능에 영향을 줄 수 있는데, 이런 분자들의 생성과 관련된 유전자들의 작동에도 헴 색소가 작용하기 때문이다. 운동이 근육 시계에 작용할 수 있는 방법 가운데 하나가 바로 이것이다.

나는 모든 사람에게 운동을 권한다. 특히 수면장애가 있는 사람들은 운동이 그들의 생체주기 코드에 강력한 영향을 주는 것을 체험하게 될 것이다. 새로운 운동 프로그램을 막 시작한 사람들조차도 그 결과가 피부에 와 닿을 것이다. 이들은 빨리 잠들고 밤중에 자다가 깨는 빈도도 줄어들 것이다. 하지만 혹시 여러분이 불면증을 앓고 있다면, 새로운 신체활동 프로그램을 시작하기 전에 먼저 주치의와 상담하기 바란다. 불면증은 심장 질환과 뇌졸중 발병 위험을 높이기 때문에, 운동 프로그램을 시행할 경우 의사의 관리 감독을 받아야 한다.

체력 유지를 위한 생체주기 구성요소

지금까지 운동이 어떻게 수면과 생체리듬을 향상하는지 이야기했다. 그런데 역으로 생체리듬은 그 자체가 체력을 유지하는 데 도움을 주어 우리가 운동하기에 육체적으로 적합하게 만들어준다. 우리의 체력은 크게 보아 연골, 뼈, 근육의 전반적인 질량과 건강에 의해 결정된다. 체력을 떠받치는 이 핵심 기둥들은 저마다 고유한 하루 주기 생체 시계를 지니고 있다. 이 생체시계들은 각 신체 조직의 복구와 재건 리듬을 저마다 설정한다.

연골 세포는 우리 신체의 일부 다른 세포들(혈액 세포, 간세포 등)만큼 많이 증식하는 드문 호사를 누리지 않는다. 하지만 뼈와 뼈 사이에서 쿠션이 되는 끈적끈적한 물질을 만든다. 우리가 움직임에 따라 이 쿠션은 지속적으로 닳고 찢어진다. 연골 세포는 바로 이런 접착제 같은 물질을 하루 리듬으로 생성하는데 특히 밤 동안 많이 만들어낸다. 우리가 나이 들거나 혹은 생체시계가 교란되면 이러한 복구 과정이 줄어들면서[10] 골관절염에 걸릴 수 있다.

뼈 역시 지속적으로 닳고 찢어지면서 매일 복구 과정을 거치는데, 이 과정은 연골의 복구 과정과는 또 다르다. 뼈는 칼슘을 포함해서 세포에서 분비되는 여러 미네랄로 이루어져 있다. 이외에도 손상된 뼈를 잡아먹는 또 다른 유형의 골세포도 있다. 이런 골세포 내의 생체시계는 뼈를 잡아먹는 임무와 뼈를 만드는 임무가 하루 중 동시에 일어나지 않도록 동기화되어 있다. 이 두 가지 유형의 세포들이 균형을 이루는 일은 매우 중요하다. 뼈를 잡아먹는 세포의 활동이 너무 활발하면 뼈 손실로 이어질 수 있으며, 반대로 뼈를 너무 많이 만들면 다른 뼈들을 밀어내어 관절 부근에 추가적인 손상이 생길 수 있기 때문이다. 우리가 나이 들거나 생활방식이 불규칙하면 생체시계는 더 약해진다. 이렇게 되면 뼈를 만드는 세포들이 매일 충분히 활성화되지 못해서 새로운 뼈를 만드는 데 필요한 원자재를 충분히 생산하지 못하게 된다. 마찬가지로 뼈를 잡아먹는 세포들도 충분히 활성화되지 못하여 모든 손상된 뼈 재료를 완전히 깨끗하게 청소하지 못하게 된다. 그러면 결국에는 뼈가 약해지면서 골절 위험이 커진다. 따라서 최상의 뼈 건강을 유지하려면 수면-기상 주기가 튼튼해야 하며, 올바른 시간에 음식을 섭취하고, 운동해야 한다.

생체시계는 새로운 근섬유 형성과 근육 기능, 두 가지 측면에서 모두 결정적인 역할을 한다. 시계 유전자는 새로운 근육 세포나 근섬유를 만드는 데 필요한 다른 유전자들을 직접 조절한다. 또한 우리가 지니는 근육의 유형을 결정한다. 우리는 보통 두 가지 종류의 근육을 가지고 있다. 지근(1형)에는 미토콘드리아가 풍부하여 지구력 운동이나 마라톤을 하는 데 도움을 준다. 속근(2형)은 지근보다 미토콘드리아를 적게 함유하여 전력 질주를 할 때 도움이 된다. 생체시계가 더 좋아지면 지근이 증가하는 것으로 보인다.[11]

생체시계는 근육을 키워주는 역할도 한다. 우리가 막 식사를 했는지 아니면 단식을 하는 중인지에 따라 근육 시계가 포도당이나 지방의 흡수 및 사용과 관련된 신진대사 유전자의 기능을 활성화한다. 그러면 이는 다시 근육 기능에 필요한 연료로 사용된다.[12] 생체시계는 다른 유전자들에 지시를 내려, 손상된 근육 단백질을 분해해서 간으로 보내 우리가 잠자는 동안 재활용하도록 만든다. 또한 새로운 근육 단백질을 생산하는 것을 도와주고 근섬유들이 일관되게 움직이도록 제대로 정렬시킨다. 이렇듯 생체시계는 근육의 구조와 기능 면에서 중요한 역할을 담당한다. 그래서 근육 내에 작동하는 시계가 없는 쥐들이 운동을 충분히 하지 못하고 쉽게 피로해지는 것도 놀라운 일이 아니다.[13]

언제 운동할 것인가?

우리는 대부분 운동할 시간이 충분하지 않다. 그래서 사람들은 내게 최대로 효능을 얻을 수 있는 최적의 시간이 존재하느냐는 질문을 자주 던진다. 먼저, 운동을 지속하는 시간 이야기부터 해보자. 매일 30~45분 동안 이어서 운동할 시간이 없는가? 그렇다면 매일 10~15분 단위로 쪼개어 2~3회 운동하면 이어서 운동할 때와 똑같이 유익한 결과를 얻는다. 실제로 이렇게 쪼개어 운동하는 방법은 여러분의 생체주기 코드를 강화하는 데 더할 나위 없이 효과적이다.

이른 아침에 하는 운동이나 늦은 오후에 하는 운동 모두가 생체리듬을 증진하기 때문이다. 우리 조상들은 온종일 활발하게 활동했지만,

운동+시간제한 식사법=최대 지방-연소 잠재력

어떤 신체활동이건 활동을 하기 전에 음식을 섭취해야 한다는 것이 일반적인 통념이다. 그러나 항상 그런 것은 아니다. 만약 아침 산책, 달리기, 자전거 타기를 하기 전에 10~12시간 동안 단식을 한 상태라면, 운동하는 동안 여러분은 저장해둔 체지방을 에너지원으로 활용할 가능성이 크다. 간밤의 공복 상태를 깨뜨리지 않은 채 아침 활동을 시작하면, 근육은 더 많은 지방을 에너지원으로 사용하여 문자 그대로 더 많은 체지방을 녹이면서 더 많은 에너지를 소비한다. 그래서 근육이 많을수록 하루 종일 더 많은 에너지를 태워서 더 날씬해지고 건강해진다. 공복 상태에서 아침에 격렬한 운동이나 조정rowing, 축구, 농구 같은 육체적으로 힘이 많이 드는 스포츠를 하면 높은 성과를 올리는 데에는 이상적이지 않을 수 있다. 반면 아침 산책, 중간 강도의 달리기, 도로에서 자전거 타기는 아침식사 전에 할 만한 신체활동이다.

특별히 아침과 저녁에 더 활동적이었다. 많은 야생동물이 동틀 무렵과 해 질 무렵에 활발히 활동하기 때문에, 수렵-채집 활동을 하던 인류는 하루 중 이 두 시기에 활발히 움직일 필요가 있었다.

아침 운동의 효과

이른 아침은 밖으로 나가 유산소운동을 하며 몸을 움직이기에 매우 좋은 시간이다. 밝은 햇살 아래에서 빨리 걷기나 다른 실외 활동을 하면 뇌 시계를 동기화하는 데 굉장히 좋다. 이렇게 하면 시차증도 극복할 수 있고 수면 부족에서 회복하는 데에도 도움이 된다. 이런 아침 운동은 뇌 기능을 유지하고 강화하는 중요한 메커니즘이기도 하다. 첫째, 아침 운동은 하루의 나머지 시간 동안 기분을 좋게 만든다. 또한 운동은 새로운 뇌세포 생성과 새로운 뉴런 연결 능력을 촉진하여[14] 심화학습과 기억력 향상을 도모한다. 운동이 뉴런의 자체 DNA 복구능력을 향상함으로써 손상된 뇌세포 복구를 돕는다는 사실도 잘 알려져 있다.[15] 이러한 손상 복구작업은 알츠하이머병 환자들의 뇌에서 발견되는 플라크에까지 확장되어 진행된다.[16]

아침 산책, 달리기, 수영, 자전거 타기를 해 뜨기 전에 시작하느냐 아니면 해 뜬 후에 시작하느냐 하는 문제는 중요하지 않다. 해 뜨기 30분~2시간 전부터 해 뜨고 30분~2시간 후까지의 시간 가운데 아무 때나 시작해도 좋다. 이 시간 동안 실외 햇빛의 조도는 800~1,000lux

정도 되는데, 이는 편안함을 느끼는 이상적인 햇빛의 양이다. 이 같은 밝은 햇빛이 눈 속의 청색광 센서를 활성화하고, 운동을 하면서 이 센서가 두뇌를 작동시킨다. 혹시 아침에 피트니스센터에서 운동을 한다면 실내에서 가장 어두운 구석 자리 대신, 큰 유리창 옆이나 밝은 조명 아래에 자리 잡도록 한다.

날씨에 맞는 옷차림이라면, 기상 특보 상황만 제외하고 거의 1년 내내 아침 산책을 할 수 있다. 사실 차가운 공기를 마시며 하는 운동은 건강에 유익한 면이 있다. 찬 공기는 갈색 지방을 활성화하거나 백색 지방을 베이지색 지방으로 변환한다.[17] 갈색 지방에는 모든 세포의 에너지 발전소 격인 미토콘드리아가 많이 함유되어 있다. 미토콘드리아가 많을수록 지방세포의 연소 능력이 크다는 뜻이다. 게다가 차가운 공기를 마시며 운동하는 동안에는 체온을 올리기 위해 체지방을 불태운다. 그 결과, 단지 차가운 기온에 노출되었을 뿐인데도 지방을 태울 수 있다.[18]

이른 아침에 하는 실외 운동 효과

이른 아침 실외에서 하는 신체활동이 이상적인 데에는 여러 이유가 있다.

- 햇빛에 노출됨으로써 뇌 시계를 동기화한다.
- 햇빛 노출이 각성도를 높이고 우울감을 완화한다.
- 추운 날에는 갈색 지방이 활성화되어 지방 연소 잠재력이 높아진다.
- 아침에 자연스럽게 코르티솔을 건강한 수치까지 올려서 염증 수치를 낮춘다.

늦은 오후 운동의 효과

신체활동을 하기에 굉장히 좋은 또 다른 시간이 바로 늦은 오후 또는 해 질 무렵,[19] 즉 오후 3시부터 저녁식사 시간 전까지다. 바로 이 시간이 근 긴장도가 높아지는 때라서 역도 같은 체력훈련이나 고강도 실내 자전거 타기 같은 격렬한 운동을 하기에 가장 좋은 시간이다. 고강도 운동을 하는 운동선수들이나 체력을 최적화하고자 하는 사람들은 저녁식사 전에 운동을 한 후 고단백 식사를 하면 근육 회복, 근육량 증가, 회복 촉진에 도움이 된다.

이 같은 최고점의 수행 능력이 하루 주기 요소를 지니는 것은 다양한 체내 시계들이 작용하기 때문이다. 근육은 복구가 일어나는 늦은 오후에 영양분을 흡수하고 사용한다. 운동 협응력과 관련된 뇌 기능은 보통 낮에 활발하여 스포츠 수행 능력을 촉진한다. 혈류와 혈압 역시 오후에 상승하기 때문에 이로 인해 근육의 산소화가 향상될 수도 있다.

운동 수행 능력에도 생체리듬이 있다. 운동 경기 능력은 상대 팀과 경쟁을 하는 운동선수들 사이에서도 하루 만에 25% 정도 달라질 수 있다.[20] 만약 여러분이 부상을 최소화하면서 최대의 운동 효과를 얻는 것이 목표라면, 오후가 운동하기에 가장 좋은 시간이다. 많은 연구 결과를 보면 운동 협응력과 체력이 늦은 오후에 정점을 찍는 것을 알 수 있다. 이런 결론을 뒷받침하는 한 가지 근거가 바로 1970년부터 1994년까지 25시즌 동안 월요일 밤 미식축구 경기를 분석한 연구 결과다.[21] 이에 따르면, 서부에 소속된 팀이 동부로 날아가 비행 후 48시간 내에

월요일 밤 경기를 할 경우, 동부 팀이 홈그라운드의 이점이 있더라도 서부 팀이 동부 팀을 이길 가능성이 상당히 컸다. 그 이유는 동부 팀이 그들의 운동 능력이 정점에 있는 시간이 끝나가는 밤 9시에 경기를 시작하기 때문이다. 이에 반해 서부 팀은 서부 시간대의 하루 주기 생체시계에 따라 실제로는 그들의 경기력이 정점에 있는 저녁 6시에 경기를 시작한 셈이어서 유리했던 것이다.

보통 사람들(우리 대다수)에게 늦은 오후 운동이나 저녁 운동은 실용적인 측면에서 두 가지 효과가 있다. 일반적으로 운동은 식욕을 떨어트리는 것으로 알려져 있다.[22] 따라서 오후 운동은 열량을 태우는 데 도움이 될 뿐만 아니라, 저녁식사 시간에 허기를 줄이는 데에도 도움이 되어 적게 먹게 된다. 또한 운동은 인슐린에 의존하지 않는 메커니즘 안에서 근육이 더 많은 포도당을 사용하게 도와주기도 한다.[23] 저녁이 지나면서 인슐린 생성과 분비가 서서히 줄어들기 때문에, 인슐린만으로는 혈당 수치가 정상범위 이상으로 치솟는 것을 막기에 역부족일 수 있다. 이때 15분 정도만 저녁 운동을 하면 근육이 혈당을 흡수하는 능력이 증대되어 혈당이 정상범위를 유지하게 된다.

어떤 사람들은 저녁시간을 넘어서까지 격렬한 운동을 하게 되면 저녁식사와 수면 사이에 충분한 시간 간격을 두지 못하게 될까 봐 걱정하기도 한다. 자, 보편적인 직장인의 일상처럼 여러분도 오전 9시에서 오후 5시까지 근무하고 퇴근 후에 운동을 한 다음 저녁식사를 한다고 가정하자. 이렇게 되면 저녁식사 시간이 7시 30분이나 8시까지 뒤로 밀려나게 된다. 하지만 그래도 괜찮다. 어느 정도 죄를 지어도 운동이 다 용서해주기 때문이다. 시간제한 식사법으로 정한 식사 가능한 시간대가 한두 시간쯤 늘어나는 것을 만회할 만큼 운동의 긍정적 효과가 크기 때문이다. 만약 여러분이 지구력 운동을 하면서 자신의 한계를 넘어 몇 km 더 가려고 하는 경우에는, 자신이 하고 있던 10시간 시간제한 식사법이 지장을 받더라도 괜찮다는 사실을 기억하기 바란다.

아무것도 안 하는 것보다는 낫다: 저녁식사 후 운동

혹시 아침이나 오후에 운동할 수 없는 상황이라면, 저녁 운동이라도 아예 안 하는 것보다는 낫다. 게다가 저녁운동도 신진대사와 혈당 유지를 위한 생체주기 코드에 영향을 주는 등 나름의 효과가 있다. 신체활동은 포도당 요구량을 높이기 때문에, 근육이 상당량의 혈당을 흡수하여 저녁식사 후 혈당의 급격한 상승을 낮출 수 있고, 이 덕분에 혈당이 정상적인 생리적 범위를 유지할 수 있다. 저녁식사 후, 저녁 산책이나 집안일 같은 가벼운 신체활동을 하면 소화관으로 음식을 내려 보내 위산역류나 속쓰림이 발생할 가능성을 줄여서 소화를 돕는다. 저녁에는 인슐린 분비와 그에 따른 혈당 조절 작용이 위축되기 때문에,[24,25] 2형 당뇨병 위험이 있는 사람들에게는 무엇이 되었건 저녁에 하는 신체활동은 혈당 감소를 위해 당뇨병 치료제를 먹는 것과 같다.

저녁식사 후에 하는 운동이 수면에 영향을 주는지는 정확히 알려지지 않았지만, 우리는 어떤 신체활동이라도 잠을 더 잘 자게 한다는 사실을 잘 알고 있다. 또한 밤에 밝은 빛에 노출되면 수면시간이 지연될 수 있다는 것도 잘 알고 있다. 따라서 저녁식사 후에 운동시간을 짜야 한다면, 밝은 불빛에서 멀찍이 떨어져 운동하는 것이 낫다.

그런데 밤 운동이 모두 다 좋은 것은 아니다. 극한 활동이나 고강도 운동은 저녁식사 전에 하는 편이 가장 좋다. 밤늦게 체육관이나 러닝머신 위에서 운동하면 코르티솔을 아침 수준까지 증가시키고 밤에 멜라토닌이 증가하는 시간을 지연할 수 있다. 격렬한 운동 또한 체온과 심장박동을 상승시킨다. 이러한 요인들 모두가 여러분이 잠자리에 드는 능력을 저해한다. 지금이 하루 중 이른 시간이라는 신호를 보내면서 여러분의 생체시계를 재설정할지도 모른다. 더군다나 만약 밤에 아주 격렬한 운동을 하게 되면 우리 뇌에서는 그때가 보통 더 활발하게 활동하는 해 질 무렵이라고 생각하여 멜라토닌 생성을 지연시킨다. 이는 밤늦게 운동하는 (모든 사람이 아니라) 일부 사람들이 자정이 넘어서 잠자리에 드는 이유일 수 있다. 혹시 운동할 시간이라곤 늦은 밤뿐이라면, 잠자기 전에 샤워를 하면 체온이 내려가서 잠드는 데 도움이 된다.

야간 교대근무자는 언제 운동해야 하나?

야간 교대근무는 신체활동을 동반하는 경우가 많아서, 야간근무자 가운데에는 별도로 운동이 필요하지 않은 경우가 많다. 하지만 요즘은 많은 직업의 야간 교대근무가 예전과 비교했을 때 더 정적인 업무로 성격이 바뀌었다. 그래서 졸리는 경우가 많아진 근로자들이 깨어 있기 위해 카페인에 의존하기 시작했다. 그 결과, 퇴근 후 집에 가서 잠을 청해보지만, 이번에는 카페인 때문에 잠을 못 자는 일이 벌어졌다.

우리의 하루 주기 생체시계를 새로운 시간대에 맞게 재설정할 때 운동이 타이밍 신호가 될 수 있는지 없는지를 뒷받침할 만한 과학적인 데이터는 별로 없다. 그래도 우리는 운동이 우리 몸과 뇌 전체에 걸쳐서 생체시계를 재설정한다는 사실은 잘 안다. 야간 운동은 각성도를 높이고 수면을 억제할 수 있으므로, 이를 야간 교대근무자들에게 유익하게 활용할 수 있겠다. 실제로 샌디에이고 경찰서 소속 베테랑 경찰인 코리 맵스톤 경사는 자신의 생체주기 코드를 교대근무에 맞추는 방법을 알아냈다. 교대근무 중 아무런 사건 사고도 없는 고요한 밤이면, 그는 근린공원으로 차를 몰고 가서 코르티솔 생성을 높이는 고강도 운동—팔굽혀펴기, 팔 벌려 높이뛰기, 런지 등—을 몇 분 동안 실시한다. 코리 경사에 따르면, 이 비결 덕분에 그는 커피와 에너지 드링크의 덫에 걸리지 않을 수 있었고, 그 결과 교대근무 시간이 끝나면 꿀잠을 잘 수 있다고 한다.

식사시간을 정하면 운동 수행 능력이 향상된다

운동이 수면과 생체리듬을 향상하는 것과 마찬가지로, 숙면을 취하고 생체리듬이 좋아지면 역으로 운동 수행 능력에 보상이 따른다. 꿀잠이 최적의 운동기록을 내는 데 필수적이라는 사실은 잘 알려져 있다.[26] 그렇다면 식이요법과 식사시간을 정하는 것이 운동에 미치는 영향은 어떨까?

고강도 운동을 하는 운동선수들은 근육을 만들기 위해 단백질을 많이 섭취하는 것으로 알려져 있다. 하지만 여러분이 올림픽에 출전할 예정이 아니라면 앞서 5장에 기술된 균형 잡힌 식단을 고수하기 바란다. 누구나 '무엇을 먹을 것인가'보다 '언제 먹을 것인가'에 더 초점을 맞춰야 한다. 우리 실험실에서는 쥐들이 스스로 원하는 시간에 음식을 섭취하게 하는 경우와 식사시간을 8~10시간으로만 제한한 경우를 비교하는 연구를 진행했다. 그 결과, 식단 조절과 운동의 3대 효능이 밝혀졌다. 첫째, 근육량이 향상되었다. 애초에 우리는 14~16시간 동안 음식을 섭취하지 않으면 근육이 분해되어 근육량이 감소할 것으로 추측했다. 하지만 실제로는 정반대 결과가 나타났다. 쥐들이 12시간 동안에만 음식을 섭취했을 때에는 근육량이 한 번도 감소하지 않았다. 사실 지방량만 감소했다. 또 쥐들이 8~10시간 안에 건강한 식단으로만 음식을 섭취한 경우에는 서서히 근육량이 증가했다. 36주가 지나자, 원하는 때에 언제나 음식을 먹었던 쥐들보다 식사시간을 제한한 쥐들의 근육량이 10~15% 더 많아졌다.[27]

근육 복구와 근육 성장과 관련된 많은 유전자가 하루 주기 리듬을 지니고 있어서, 낮 동안에 생산량이 정점을 찍는다는 사실 또한 잘 알려져 있다. 이 유전자들은 생체시계와 음식 섭취-단식 주기 양쪽 모두의 지시를 직접 받는다. 우리 실험실에서는 쥐들이 건강한 생체시계와 또렷한 음식 섭취–단식 주기를 지니면 근육 복구와 재생 유전자가 두 배로 힘을 얻는다는 사실도 발견했다. 이것이 그들의 근육량이 늘어난 이유가 될 것이다.

우리는 아직 운동선수들을 대상으로 직접 이런 실험을 하지는 않았다. 그래도 이것이 사실일 수 있다는 입증되지 않은 일화적 증거는 있다. 현재 몇몇 개인 트레이너들이 보디빌딩 레시피로 운동과 함께 8시간 식사법을 채택하고 있다. 휴 잭맨Hugh Jackman이 실시한 것으로 유명한 울버린 다이어트도 사실 8시간 시간제한 식사법의 시간 간격이 핵심이다. 8시간 시간제한 식사법을 병행하면서 저항력 훈련을 하는 운동선수들을 대상으로 체계적인 연구를 진행한 결과, 마찬가지로 몇 가지 효능이 나타났다.[28] 우선, 이들이 뛰어난 체격조건과 체성분을 지닌, 저항력 훈련을 받은 운동선수라는 사실을 명심하기 바란다. 이들은 이미 자신의 몸에 있는 지방과 근육 한 점에도 극도로 주의를 기울이던 사람들이었다. 그래서 연구자들은 10주간 시간제한 식사법을 실시하더라도 추가적인 효능이 많이 나타날 것으로 기대하지 않았다. 실험 결과, 이 운동선수들은 근육량이 줄지 않았을 뿐만 아니라, 놀랍게도 체지방량이 상당히 크게 감소했으며, 좋은 건강 상태를 나타내는 많은 지표 역시 개선되었다. 이 연구 결과, 최고 정예 운동선수부터 일반인에 이르기까지 모든 범위의 사람들에게 시간제한 식사법이 건강에 유익한 효과가 있는 것으로 결론 내리게 되었다.

둘째, 시간제한 식사법을 실시한 쥐들에게서 지구력 운동 능력이 향상된 것을 발견할 수 있었다. 마라톤을 뛰는 일은 육체적으로나 정신적으로 많은 스트레스를 유발한다. 이 고통을 견디는 것, 아니 실제로는 즐기는 것이 바로 회복 탄력성을 나타내는 표시다. 마라톤처럼 오래 하는 신체활동을 시작하면, 인체에서는 처음에 손쉽게 사용할 수 있는 당분을 에너지원으로 활용한다. 그래서 포도당이나 글리코겐이 격감하면 우리는 '벽에 부딪히고 만다.' 우리 뇌와 몸에서 에너지가 바닥나서 더는 달릴 수 없게 되는 것이다. 지구력 훈련을 하면 근육이 굉장히 유익한 두 가지 대사에 적응하는 데 도움이 된다. 우선, 근육은 음식을 먹을 수 있을 때 혈당을 더 많이 흡수하는 법을 배운다. 그래야 지구력을 훈련하는 동안 사용할 포도당과 글리코겐을 더 많이 저장할 수 있기 때문이다. 다음으로, 근육이 저장한 글리코겐을 모두 써버리면 대체 에너지원에 적응하는 법도 배운다. 이렇게 되면 근육은 저장된 지방을 에너지원으로 사용하는 방향으로 전환한다. 지방은 케톤체로 변환되는데, 이 단순 탄소원은 추가로 몇 km 더 달리게 하는 연료로 사용된다.

시간제한 식사법과 지구력 운동을 병행하면 우리 몸에는 유익한 효과가 배가된다. 먼저, 시간제한 식사법을 실천하면 근육 복구 및 재생 신호가 증가하여 근육량을 유지하고 형성하는 데 도움을 준다. 다음으로, 신체활동이 늘어나면 혈류에서 근육으로 더 많은 혈당이 흡수된다. 따라서 지방 형태로 저장되어 있던 간에서 더 많은 포도당을 전용해서 사용하게 된다(그렇지 않으면 간에 저장된 지방으로 인해 지방간에 걸릴 수 있다).

론다의 운동 수행 능력, 시간제한 식사법으로 증폭되다

론다 패트릭Rhonda Patrick은 〈FoundMyFitness〉라는 팟캐스트를 진행한다. 나는 그녀의 프로그램에 출연 제의를 받는 행운을 누렸다. 론다는 식이요법과 운동에 매우 신중한 사람이다. 그녀는 12시간 시간제한 식사법을 시작하자 기분이 무척 좋아졌고, 정신이 더 맑아지고 주관적으로 건강하다는 느낌이 강해졌다고 말했다. 그다음에 10시간 시간제한 식사법을 시도하자 그녀는 지구력이 상승하는 것을 깨닫게 되었다. 수 km를 달리거나 자전거를 타도 피로감이 덜했다. 하지만 다시 12시간 시간제한 식사법으로 돌아가자 이런 효과가 사라져버리고 말았다. 지구력 상승을 가져오는 최적의 조건은 저마다 다를 수 있다. 이뿐만 아니라 우리는 각자가 먹는 식단 유형이 이런 조건에 영향을 줄 수 있는지도 알지 못한다. 우리가 쥐를 대상으로 실시한 시간제한 식사법 실험 결과, 매일 8~9시간만 음식을 먹고 15~16시간 동안 단식을 하는 쥐들에게서 케톤체가 약간 증가한 것으로 나타났다. 케톤체는 여러 시간 동안 단식을 한 후에 생성되는 것으로 알려져 있다. 그리고 케톤체 증가는 지구력 증가와 연관된다.[29] 아마도 론다는 10시간 시간제한 식사법을 했을 때는 약간의 케톤 증가를 경험했지만 12시간 시간제한 식사법을 했을 때는 그렇지 않은 것 같다. 지방이나 케톤이 풍부하게 함유된 식단은 당연히 케톤 생성을 촉진하겠지만, 탄수화물이 풍부한 식단은 그렇지 않을 것이다. 그러므로 자신의 식단과 자신이 몇 시간 동안 시간제한 식사법을 하고 있는지 주의 깊게 지켜보면 지구력이 향상되는 자신만의 최적의 조건을 발견할 수 있을 것이다.

셋째, 쥐들의 경우를 보면, 운동 협응력과 시간제한 식사법의 연관성이 커졌다. 우리는 제한된 식사 패턴을 따른 쥐들의 운동 협응력이 증대된 것을 확인했다. 실험실에서는 쥐들을 회전 통에 넣어 균형감각을 살폈다. 우리는 8~10시간 동안 음식을 섭취하는 쥐들은 회전 통 속에서 20% 더 길게 버틸 수 있다는 것을 발견했다. 운동 협응력은 평생에 걸쳐 중요하지만, 나이 듦에 따라 우리에게 특히 더 필수적이다.

그렇다면 모든 열량을 몰아서 섭취할 때 가장 효과적인 매직넘버는 8시간일까? 확실하지는 않지만, 거의 그렇다고 할 수 있다. 수많은 운동선수와 건강을 열심히 챙기는 사람들이 우리 실험실에서 만든 myCircadianClock 앱을 이용하거나 스스로 음식 섭취 패턴을 모니터하면서 얼마나 오랫동안 자전거를 탈지, 러닝머신 또는 오솔길에서 달릴 것인지를 결정하려고 한다. 이들이 우리에게 들려주는 이야기에 따르면, 음식을 섭취하는 시간을 8시간에서 10시간 사이로 정하는 것이 지구력을 향상하기에 가장 좋다고 한다. 이들 중 대부분이 10시간 이상 음식을 먹으면 지구력 면에서는 시간제한 식사법의 추가적인 장점을 잃지만, 잠을 잘 자거나 체지방이 감소하는 것과 같은 다른 효과는 없어지지 않는다.

규칙적인 운동을 하는 사람들은 음식을 섭취하지 않는 나머지 시간 동안에는 배고픔을 덜 느끼기 때문에[30] 8시간 시간제한 식사법을 실천하기가 훨씬 수월하다고 말한다. 그 이유는 운동이 공복 호르몬인 그렐린을 감소시키고 포만감 호르몬들을 증가시키기 때문이다. 물론 이런 호르몬들도 하루 주기 리듬으로 제어된다. 격렬한 운동은 무난한 운동과 비교했을 때 허기에 더 큰 영향을 미친다. 하지만 이러한 효과는 불과 며칠 안에 사라져버리기 때문에 운동 습관을 꾸준히 유지하는 것이 무엇보다 중요하다.

8장

전자기기 화면이
생체리듬을 방해한다

적어도 백 년 동안은 현대생활이라고 하면 낮에는 자연광을 덜 보고 밤에는 인공 불빛을 더 많이 보는 것을 의미했다. 그러나 산업화와 전기는 우리를 생체리듬이 거의 붕괴한 상태로 몰아낸 주범이 아니다. 그 대신, 디지털 스크린이 갑작스럽게도 어디서나 보편적으로 널리 존재하게 된 것이 그 원인이다. 불과 몇 년 전만 해도 교대근무가 생체리듬을 교란하는 주된 훼방꾼이었으나, 오늘날에는 네트워크 연결이 바로 죄인이다.

우리는 시간을 초월한 세상에서 24시간 내내 뉴스와 오락에 지배되어 살고 있다. 가상세계에는 낮도 밤도 없다. 언제든 채팅할 상대가 있고, 우리를 즐겁게 해주거나 빈자리 또는 불면, 지루함을 채워줄 무언가를 발견할 수 있다. 우리는 최신 고양이 동영상이나 유명인의 밈 meme(인터넷을 통해 퍼지는 이미지 – 옮긴이), 자연재해/정치적 재난 상황에 푹 빠져 있지 않을 때면, 다른 시간대에 사는 친구, 가족, 직장 동료와 소셜네트워크로 연락을 취하려고 한다. 이러한 생활방식은 전적으로 새로운 유형의 생체리듬 교란─디지털 시차증─을 낳았다. 이때 우리의 육체는 여기에 있지만, 정신은 저기에서 작동 중인 셈이다.

그러나 우리는 인체가 지속적으로 깨어 있는 상태를 유지하도록 디자인되어 있지 않다는 사실을 잘 알고 있다. 암 전문가들이 교대근무가 널리 알려진 발암 요인이라고 이야기할 때, 이는 교대근무자들이 밤에도 깨어 있게 해주는 밝은 빛에 대한 노출을 지목하는 말이다. 미국 국가 독성 관리체계National Toxicology Program를 통해 최근 발표된 보고서에서는 암과는 무관한 질환들 가운데 빛과 관련된 것들을 산출해 냈다. 이에 따르면 심장 질환, 대사 질환, 생식기 문제, 위장 질환, 면역 질환, 다수의 정신 질환이 야간에 빛에 노출되는 것과 연관되어 있다.[1] 흥미롭게도 이런 질환들은 현재 많은 미국인이 앓고 있는 만성 질환이며, 생체주기 요소를 지니는 것들이다. 이 문제들은 3부에서 개별적으로 자세히 논하도록 하겠다.

한밤중에 노출된 밝은 빛이 미치는 영향과 생체주기 코드를 연결지어 생각해보자. 이 밝은 빛이 생체리듬 전체를 붕괴시킬 수 있다는 것은 잘 알려진 사실이다. 하버드 대학교의 찰스 자이슬러Charles Czeisler 박사는 1980년대에 한 가지 단순한 실험을 했다. 그는 건강한 자원자들을 모아서 그들의 체온을 기록했다. 그런 다음 다양한 밤 시간대에 이들을 밝은 빛에 노출했다. 이튿날 피실험자들의 체온을 측정했더니 자정부터 새벽 2시 사이에 밝은 빛에 노출되었던 사람들의 경우, 체온과 관련된 생체리듬이 완전히 붕괴한 것을 발견할 수 있었다. 마치 시간 감각을 순식간에 잊어버리기라도 한 것 같았다.[2] 셋째 날, 이들이 정상적인 빛-어둠 주기를 회복하자 이내 체온이 정상으로 조절되었다.

쥐를 대상으로 삼은 몇몇 실험 결과를 보면, 빛이 미치는 영향은 단순히 각성도, 수면, 우울증, 편두통을 넘어서 훨씬 더 심각한 경련 발작과 간질의 경우까지 확장될 수 있다. 간질의 한 유형인 야간성 전두엽 간질nocturnal frontal lobe epilepsy은 대개 밤에 일어나지만, 이 질환 중 일부는 아무 때고 밝은 플래시 불빛에 의해 촉발된다. 인간의 경우, 이 질환의 원인은 CHRNB2(cholinergic receptor nicotinic beta 2, 베타 2 니코틴성 콜린 수용체) 유전자의 돌연변이다. 내가 존경하는 소크 연구소 동료 가운데 한 명인 스티브 하이네만Steve Heinemann 박사—신경계의 여러 분자를 발견한 것으로 유명하다—는 인간과 똑같은 야간성 간질을 유발하는 돌연변이를 지닌 쥐들을 연구했다. 하지만 이 쥐들이 간질의 조짐을 조금도 보이지 않자, 스티브 박사는 흥미를 잃어버렸다. 간혹 이런 일이 일어나기도 한다. 인간이 앓는 질병 가운데 쥐에게 정확하게 복제할 수 없는 것도 있고 그 반대 경우도 있다. 그런데 나는 이 유전자가 좀 흥미로웠다. 이 유전자가 뇌에서 생체리듬을 드러냈기에 나는 이 유전자가 기상과 수면 조절에 관련되어 있을 수 있다고 생각했다. 우리는 이 쥐들의 하루 주기 활동 패턴을 모니터하면서 이들이 실제로 수면에 문제가 있다는 사실을 알게 되었다. 정상적인 쥐라면 저녁에 일어나서 밤새 활동하다가 아침에 잠이 들지만, 베타 2 돌연변이 쥐들은 한밤중에 일어나 아침이 지나서까지 활발히 활동했다.[3] 마치 빛에 대한 이들의 정상적인 반응이 달라진 것처럼 보였다. 흥미롭게도 야간성 전두엽 간질 환자들 역시 밤늦게까지 깨어 있다가 낮에는 내내 졸음을 심하게 느낀다. 그러니까 이 쥐들은 인간의 경련 발작 표현형을 복제할 수는 없었지만, 돌연변이 쥐들의 수면-기상 패턴이 인간 환자들의 수면-기상 패턴의 거울상이라는 사실을 보여주었다. 이런 결과만으로도 우리는 만족스러웠다. 결국, 이러한 실험들은 이 유전자의 기능에 대한 첫 번째 단서를 우리에게 제공해주었다. 즉 눈에서 뇌로 전달되는 빛 신호를 강하게 하거나 약하게 함으로써 이 유전자는 뇌가 깨어 있을지 아니면 잠을 잘지 결정하는 데 도움을 줄 수 있다는 말이다.

몇 년 후, 캘리포니아 대학교 버클리 캠퍼스의 말라 펠러Marla Feller 박사가 또 다른 놀라운 결과를 발견했다. 그녀는 이 유전자가 결핍된 쥐들이 청색광 스펙트럼에서 빛에 대해 과민반응을 보이는 것에 주목했다. 어두운 불빛 아래에 있더라도 이 쥐들의 눈 속 신경세포들은 마치 매우 밝은 빛에 눈이 노출되기라도 한 듯 작동했다.[4] 결함 원인을 찾아 거슬러 올라갔더니 멜라놉신 세포가 빛에 과도하게 민감한 것이 그 원인이었다. 인간의 눈은 출생 후 초기에는 뇌와 완전하게 연결되지 않는다. 눈에서 뇌로 빛에 대한 모든 정보를 전달하는 신경절 세포는 실제로 뇌의 수많은 부위로 확장되거나 연결되어서 빛이 시력, 행동, 수면, 각성도, 우울감, 경련 발작, 편두통 등에 미치는 영향을 조절한다. 현재 이와 같은 신경절 세포의 정형화에 대한 연구가 활발히 진행되고 있다. 여러분도 상상할 수 있듯이, 눈과 뇌가 잘못 연결되면 평생 영향을 받을 수 있다. 놀라운 점은 멜라놉신이 전체 신경절 세포의 2~4%에만 존재함에도, 이 멜라놉신 세포가 덜 활성화되거나 더 활성화되면 나머지 96~98%의 세포가 저마다 뇌의 목표 부위에 연결되는 데에 영향을 미친다는 사실이다. 베타 2 유전자가 결핍된 쥐들은 더 예민한 멜라놉신 신경절 세포를 지녔고, 이들의 신경절 세포와 뇌의 전반적인 연결 상태 역시 결함이 있었다.

이와는 역으로, 브라운 대학교의 데이비드 버슨David Berson 박사는 멜라놉신 유전자가 결핍된 쥐들이 뇌와의 연결 상태에도 결함이 있음

청색광을 많이 방출하거나 적게 방출하는 다양한 유형의 빛

광원	색 온도	보라	남색	파랑	초록	노랑	주황	빨강	
햇빛	5,500-7,500K	+	+	+	+	+	+	+	· 각성도 촉진
차가운 백색 LED	6,000 K	−	+	+	+	+	+	+	· 수면시간 감소
컴퓨터/핸드폰 스크린		−	+	+	+	+	+	+	· 주간용으로 최고
자연 백색 LED	3,000-4,000K	−	+	+	+	+	+	+	· 야간에는 생체 리듬 교란
따뜻한 백색 LED	4,000-5,000K	−	+	+	+	+	+	+	
소형 형광등	6,000K	−	+	+	+	+	+	−	
백열등	2,700K	−	−	−	+	+	+	+	· 주간활동에는 부족
할로겐등	3,000K	−	−	−	+	+	+	+	· 저녁용으로 최고
야외용/고압나트륨램프	2,200K	−	−	−	−	+	+	+	· 작업조명
촛불형 OLED	2,000K	−	−	−	+	+	+	+	· 야간에 생체리듬 유지에 덜 해로움
촛불	1,800K	−	−	−	−	+	+	+	

을 입증했다.[5] 쥐들을 대상으로 한 이러한 실험들을 통해 편두통, 간질, 경련 발작, 심지어 빛 과민성과 같이 인간이 앓는 여러 신경 질환은 우리 눈과 뇌의 연결 상태가 근본적인 문제일 수 있다는 예측이 나왔다. 이런 질환들은 근본적으로 질병을 유발하는 돌연변이를 지닌, 심신을 매우 쇠약하게 만드는 병이다. 반면 이런 돌연변이가 비교적 덜 심각한 형태라면 질병을 유발하지 않을 수도 있지만, 평생 우리의 빛 민감성에 아주 미묘한 영향을 미칠 수 있다. 어떤 사람들은 빛에 덜 민감해서 일반적인 거실 조명 불빛 아래에서도 아무 문제없이 잠들 수 있지만, 어떤 사람들은 같은 수준의 빛이라 하더라도 밤늦게까지 깨어 있게 되고 깜깜한 침실에서만 잠을 잘 수 있다.

심지어 어두운 조명도 우리의 생체리듬을 방해할 수 있다. 하버드 대학교 소속 수면 전문가인 스티븐 락클리Steven Lockley 박사에 따르면, 단 8lux—대부분의 책상 램프보다 어두운 밝기이자 야간등의 2배 밝기—만으로도 영향을 받는다고 한다. 밝기가 중간 강도에서 고강도인 대부분의 스크린을 응시하면 우리 망막과 뇌에 더 많은 청색광이 도입된다. (주의력, 반응시간, 기분을 향상하기 때문에 낮 동안 유익한) 청색광의 파장 길이는 밤에 가장 방해가 되는 것 같다. 여기에 노출되면 멜라토닌 생성이 감소하고 수면이 억제된다. 어린이들과 청소년들은 청색광으로 가득 찬 스크린을 보면 한 가지 특정 문제에 부딪히게 된다. 어린이 600명을 대상으로 2016년에 실시된 한 연구 결과, 스크린을 보는 시간이 증가한 어린이는 수면의 질이 나쁘거나 문제행동을 일으킬 확률이 더 크다.[6]

스크린에서 청색광 줄이기

조심스러운 불의 사용이 인간의 삶에 혁명을 가져왔던 것과 마찬가지로, 디지털 세상으로 신중하게 접근하는 것이 우리 건강을 회복하는 열쇠다. 우리는 매일 8시간 이상 디지털 스크린을 보며 살기에, 스크린 밝기와 색상은 중요한 광 노출원이다.[7] 따라서 스크린에서 청색광을 줄이는 것이 저녁시간에 청색광 노출량을 줄이는 똑똑한 접근법이다.

1998년, 개구리 피부에서 멜라놉신을 발견한 후,[8] 이러한 기본적인 발견이 청색광 혁명으로 탈바꿈하는 과정을 지켜보는 일은 진심으로 흐뭇하다. 가령 우리 연구에 특별한 관심을 가졌던 마이클 허프Michael Herf─유명한 사진편집 소프트웨어 피카사Picasa의 개발자. 피카사는 이후 구글 포토Google Photos와 합병되었음─를 예로 들 수 있겠다. 그는 일반 청색광 스크린의 밝기와 색상을 청색광이 적은 오렌지빛을 살짝 띠도록 바꾸는 단순한 기능의 앱만으로도 어떤 사람들에게는 큰 도움이 된다는 것을 깨달았다. 이렇게 해서 그가 개발한 f.lux 앱은 모든 PC와 안드로이드 폰으로 다운받을 수 있다. 이 앱으로 사용자가 자신이 선호하는 취침시간을 입력하면 이에 맞게 스크린 색상과 밝기를 자동으로 바꾸도록 프로그래밍할 수 있다. 잠잘 시간이 다가오면 마음을 더 진정시켜주고 교란을 적게 유발하는 오렌지색이나 빨간색 톤으로 스크린 색이 바뀌는 것이다. 전 세계적으로 이미 수많은 사람이 이 앱을 다운받았으며, 여러 임상연구 결과, f.lux 앱을 통해 청색광 노출이 줄어들면 수면이 향상되고 눈의 피로가 줄어드는 것이 입증되었다.

이와 같은 단순한 앱이 돌풍을 일으키는 것을 목격한 애플과 삼성 같은 폰 제조업체들은 많은 스마트폰에 이런 기능을 표준 사양으로 제공하게 되었다. 애플은 이 사양을 야간 기능Nightshift feature이라고 부른다. 사용자는 자신이 선호하는 취침시간과 기상시간을 설정하고 이보다 2시간 전에 기능이 작동하도록 기다리기만 하면 된다. 그러면 나머지는 앱이 다 알아서 한다. 스크린의 청색광을 줄여서 스크린 색을 밝은 백색에서 은은한 베이지색으로 바꾸는 것이다. 요새 출시되는 신형 노트북과 태블릿 PC에는 거의 대부분 스크린 밝기나 색상을 바꿀 시간을 설정하는 내장 기능이 탑재되어 있다. 이렇듯 우리가 쥐들을 대상으로 연구한 끝에 발견한 결과물이 단순한 연구 차원을 넘어 15년 만에 10억 개가 넘는 기기에 채택되는 것을 보니 몹시도 뿌듯할 따름이다.

많은 신형 TV에도 이런 기술이 포함되어 있다. 삼성의 시력 보호 모드Eye Saver Mode와 같은 사양들은 서서히 TV 스크린의 색상을 바꾸고 청색광을 줄여준다. 이렇게 되면 시청자의 눈이 천천히 적응하여, 자신이 즐겨 보는 프로그램이 나오는 동안 스크린 색상이 바뀌는 것을 전혀 눈치 채지 못한다. 이런 식으로 여러분은 청색광 때문에 수면에 방해를 받지 않으면서도 TV를 마음껏 즐길 수 있다.

혹시 당장 밖으로 달려 나가 새 TV를 사고 싶은 마음이 없다면, 추가 제품을 연결해서 현재 사용 중인 TV의 화면을 바꿀 수 있다. 예를 들면 작은 상자 모양의 드리프트TVDrift TV는 HDMI 단자로 TV에 연결해서 스크린에서 청색광을 일정 비율로 제거하는 제품이다. 원하는 만큼 청색광을 제거하도록 설정할 수 있다. 가령, 1시간 동안 전체 청색광의 50%를(10단위로 %를 설정할 수 있다) 제거하도록 드리프트 TV를 설정하는 식이다. 이렇게 하면 전이 과정이 매끄럽게 진행되어 사실상 알아챌 수 없다.

손쉬운 해결책, 집안 조명

조명과 청색광 분야에서 우리 실험실이 발견한 내용은 여러 조명 제조업체와 건축가, 조명 엔지니어, 인테리어 디자이너에게 영감을 주어 실내조명을 다시 생각하게 만들었다. 이들 전문가들은 생체주기 조명 분야가 차세대 먹거리가 될 것이라고 지적한다. 이 분야는 생체주기 조명을 우리 가정으로 도입하기 위해 더 많은 혁신과 경쟁을 할 수 있을 만큼 무르익어 있다.

전구가 지속적으로 진화함에 따라 생체리듬의 회복은 새로운 기회와 도전을 맞고 있다. 예를 들자면, LED(발광 다이오드) 전구는 처음에는 적색과 녹색 스펙트럼으로 생산되었다. 청색 스펙트럼 전구는 오랜 시간 동안 생산이 어려웠기 때문이다. 최근 들어, 2014년 노벨상 수상에 빛나는 아카사키 이사무Akasaki Isamu, 아마노 히로시Amano Hiroshi, 나카무라 슈지Nakamura Shuji 박사의 업적에 힘입어 마침내 청색광 LED 전구가 대중화되었다. 이 청색 LED 전구에서 생산되는 빛의 양은 몇 배나 증가하여, 이제는 12w LED 전구의 밝기가 10년 전의 60w 광원

만큼 밝다. 조명 분야의 이러한 중차대한 발명 덕에 전력 소비가 감소했으며 LED 전구를 산업 규모로 생산하게 되었다. 그런데 LED 조명은 구식 백열등보다 에너지 효율이 훨씬 뛰어나지만, 그만큼 더 많은 청색광을 생산해서 우리가 밤에 잠드는 능력에 지장을 초래한다. 점차 더 많은 사람이 백열등에서 가격이 저렴해진 LED 전구로 바꾸면서 우리 사회의 생체리듬 교란 문제는 악화일로에 있다.

우리가 가정에서 사용하는 훌륭한 제품들과 여러 과학적 진보 가운데 일부는 나사NASA에 의해 대중화된 것들이다. 가령, 찍찍이와 물에 타 먹는 가루 주스 탱Tang이 그렇다. 우리는 국제우주정거장에서 우주인들이 심각한 생체리듬 교란을 경험한다는 사실을 알게 되었다. 이들은 조명에 계속 노출되고 진짜 일출과 일몰을 접하지 못하면서 밤낮에 대한 감각을 잃는다. 그래서 NASA는 이들의 수면과 생체리듬을 향상하기 위해 우주정거장에 있는 전구를 색상이 변하고 밝기가 어두워지는 신형 LED 등으로 교체하고 있다.

이와 같은 조도 조정이 가능한 LED 전구는 가정용으로도 구입 가능하며, 빛의 밝기와 색상을 심지어 스마트폰이나 원격으로 조정할 수 있다. 이뿐만 아니라 하루 중 여러 시간대에 따라 색상과 밝기를 바꾸도록 프로그래밍할 수도 있다. 달리 말하자면, 낮에는 청색광을 늘리고 밤에는 주황색 빛을 늘려 자연에 준하는 조명을 재창조해서 자연스러운 낮과 밤의 주기를 모방할 수 있다는 말이다. 빛은 아침에 깜깜한 어둠에서 밝은 청색으로 밝아진다. 하루가 저물어 가면, 빛은 서서히 어두워져서 은은한 오렌지빛을 띠다가 완전히 깜깜해진다. 지금 당장은 이런 조도 조정 전구의 가격이 높지만, 지난 100년간 조명 분야 동향을 보면 머지않아 관련 비용이 낮아질 수 있다. 이 전구는 많은 설비 판매점뿐만 아니라 온라인으로도 구입할 수 있다.

당장 사용할 수 있는 방법은 가정에서 현재 사용하고 있는 LED 조명에 조광 스위치를 설치하는 것이다. 그러면 낮에는 불빛을 가장 밝게 설정하고, 밤에는 집안에서 안전하게 돌아다닐 수 있을 정도로만 어둡게 할 수 있다. 또 다른 손쉬운 해결책은 여러 방마다 다른 전구를 다는 방법이다. 가령 집에 욕실이 2개 있다면, 주로 저녁에 이용하는 욕실에는 어두운 조명을 설치하고 아침에 사용하는 욕실에는 밝고 청색광이 많이 발산되는 LED 조명을 설치한다. 아침에 일어나 밝은 청색광이 비치는 욕실로 들어가 이 빛에 노출되면 멜라토닌이 감소하기 시작하여 정신이 더 맑아지는 느낌이 들 것이다.

혹시 밤중에 자다가 화장실을 가기 위해 자주 깨는 편이라면, 동작을 감지하여 바닥에서 직접 빛을 내는 통로용 조명을 설치하면 된다. 이런 유형의 조명이 생체시계를 가장 적게 교란하며 눈 속의 청색광 센서도 활성화하지 않는다. 내가 살펴보니 이제 많은 호텔에서 이런 조명은 표준 사양이 되었다. 여기서 한 걸음 더 나아가 생각해보면, 소매시장뿐만 아니라 병원과 요양원에서 이런 조명을 사용하면 많은 도움이 될 것이다.

또 다른 방법이라면, 지금 쓰고 있는 전구를 오렌지빛을 내는 주황색 전구로 바꾸는 것이다. 이런 전구에는 청색광이 적게 들어 있어서 그만큼 여러분의 생체시계를 방해하지 않는다. 게다가 저녁에는 멜라토닌이 증가하는 데 기여하기 때문에 집에 있는 가족 모두 밤 10시나 11시가 되면 졸음을 느끼게 된다. 많은 가정용 건축자재 판매점의 조명 코너에 가면 차이를 확연히 비교할 수 있는 견본 제품들을 볼 수 있다.

이외에 저녁에 사용하는 조명 유형을 조정하는 것도 한 가지 방법이다. 독서나 학습을 하려면 어두운 천장등 불빛보다는 빛이 조금 더 필요할 것이다. 이럴 경우, 방 전체를 환한 빛으로 넘쳐나게 하기보다는 테이블 램프를 사용하는 작업조명을 선택하면 된다. 이런 유형의 조명은 실제로 작업 표면에만 빛을 비추고 눈에는 비추지 않기 때문에, 전반적으로 빛에 노출되는 정도는 적으면서도 상대적으로 밝은 불빛 아래에서 작업할 수 있다.

적색광은 청색광을 가장 적게 포함하고 있어서 야간등으로 사용하기 적합하다. 영국의 TV 프로그램 〈우리 집 주치의Doctor in the House〉에서 방영된 사례를 예로 들어보자. 진행자 랭건 차터지Rangan Chatterjee 박사는 건강에 문제가 있다는 가정을 찾아 임시로 같이 생활하면서 이들이 겪고 있는 문제를 해결하려고 노력한다. 그는 가족의 생활방식을 분석해서 어떤 간단한 변화를 통해 가족들의 건강을 향상할 수 있을지 살펴본다. 차터지 박사는 내 연구를 아주 면밀히 주시하고 있다. 그가 가족들에게 했던 권고 가운데 하나가 자녀의 침실 야간등을 적색등으로 바꾸라는 것이다. 그는 이렇게 함으로써 자녀들의 수면시간을 1시간은 족히 늘릴 수 있다고 보았다.

10대 청소년, 빛, 그리고 컴퓨터

우리 실험실에서 실시한 한 예비연구 결과, 남자 청소년들이 어두운 곳에서 생활하는 것을 좋아한다는 사실이 밝혀졌다. 이런 생활은 분명히 그들의 생체리듬을 교란한다. 이들은 원래는 밝은 빛에 노출되어야 하는 낮동안 빛을 피하고, 밤에는 어두운 방에서 스크린을 들여다보며 지낸다. 그러므로 혹시 여러분에게 이런 행동을 보이는 10대 아들이 있다면, 방안의 커튼을 열어두고 밤에는 취침 2시간 전에 아이의 컴퓨터와 핸드폰에서 청색광 방출이 줄어들게 프로그래밍하도록 유도하기 바란다.

청색광 차단 안경 시도해보기

청색광 차단 안경이 만성 편두통을 완화한다는 사실이 알려진 지도 벌써 30년이 넘었다. 1980년대 말—즉 분자와 신경 차원에서 청색광 효과가 알려지기 전—의 일이다. 한 연구 과정에서 어느 내과 전문의가 편두통에 영향을 주는 색상에 대해 의구심을 갖게 되었다. 그는 매달 편두통 때문에 학교에 결석하는 어린이들을 대상으로 간단한 실험을 했다. 먼저 아이들을 두 그룹으로 나누었다. 한 그룹은 청색광을 차단하는 분홍색 안경을 쓰게 하고 다른 그룹은 오렌지빛을 차단하는 청색 안경을 쓰게 했다. 그랬더니 청색광 차단 안경을 낀 아이들은 편두통 발생 빈도가 줄었고 통증 지속시간도 짧아져서 학교를 결석하는 횟

수도 줄어드는 결과가 나왔다.[9]

2010년, 도쿄 게이오 대학교 의과대학원의 가즈오 추보타Kazuo Tsubota 교수는 청색광을 감지하는 멜라놉신 세포에 대한 우리 실험실의 연구에 대해 알게 되었다. 당시 그는 일본에서 생체리듬이 교란되는 추세를 목격하고 있었다. 어린아이들은 컴퓨터 스크린 앞에 너무 오랫동안 앉아 있거나 비디오 게임을 하느라 밤에는 아주 적게 자면서 하루 종일 피곤해했다. 고령자들도 밤늦게까지 TV를 보느라 너무 오랫동안 깨어 있었다. 조명 기술의 선두주자인 일본은 LED 전등 역시 빠르게 받아들이고 있었다. 추보타 박사는 사람들에게 조명을 어둡게 하라고 설득하는 방법은 소용이 없으리라 판단했다. 그 대신 그는 간단한 아이디어를 냈다. 청색광 차단 안경을 착용하면 눈의 스트레스를 줄이고 수면을 향상하는 데에 큰 도움을 줄 수 있다는 생각이었다. 낮에 직접 쏟아지는 햇빛으로부터 두 눈을 보호하기 위해 선글라스를 쓰는 것과 마찬가지로, 저녁에 쓰는 청색광 차단 안경은 집에서 TV를 시청할 때 혹은 슈퍼마켓이나 약국, 체육관에 갔을 때 우리 눈에 닿는 청색광의 양을 줄여주기 위한 것이다.

2012년 내가 추보타 박사를 만났을 때, 그는 이미 분홍빛이 도는 안경을 주문해서 착용하고 있었다. 매일 저녁 7시경이 되면 그는 낮에 쓰는 보통 안경을 벗고 이 분홍빛 안경을 썼다. 그는 개인적으로 밤에 잠을 더 잘 자게 되었다. 그런 다음, 그는 한 안경 제조업체—JINS—를 설득하여 25달러 미만의 가격으로 판매할 수 있는 소매품을 생산하게 했다. JINS의 청색광 차단 안경은 일본에서 불티나게 팔려나갔다. 이제 미국에서도 많은 안경 제조업체들이 청색광 차단 안경을 만들어 전문 안경점이나 인터넷에서 판매하고 있다. 이제는 렌즈 착용자의 눈을 태양광으로부터 보호하기 위해 렌즈가 밝았다가 어둡게 변하는 '변색' 렌즈조차도 '청색광 차단' 안경으로 출시되고 있다.

청색광 차단 안경은 저녁식사를 마친 직후부터 착용하기 시작하면 된다. 그러면 10~15분 이내에 눈의 긴장이 풀리고 눈의 피로가 덜 느껴지며 뇌에서는 바뀐 색상에 적응하게 된다. 어쩌면 사람들이 이런 안경을 쓴 여러분을 골수 보노Bono(아일랜드의 유명한 록밴드 U2의 보컬 – 옮긴이) 팬이라고 생각할 수도 있겠지만, 뭐, 그러면 좀 어떤가? 다른 것은 몰라도 적어도 여러분은 자신의 망막으로 전달되는 빛을 관리하는 중이지 않은가.

만약 청색광 차단 안경을 착용한다면, 가정의 조명을 바꿀 필요도 노트북이나 TV에 적용할 앱을 찾을 필요도 없게 된다. 하지만 시력 교정용으로 처방된 안경을 쓰는 경우 낮에 쓰는 안경에는 청색광 차단 코팅을 하지 말아야 한다. 낮에는 여전히 청색광이 필요하기 때문이다 (여행할 경우, 실제로 시차증이 악화될 수 있다). 청색광 차단 안경을 쓰려고 한다면, 별도로 저녁 전용 안경으로 쓰도록 한다. 그리고 잠자리에 들기 전 3~4시간 동안만 쓰도록 한다.

끝으로, 렌즈 색상에 주의하기 바란다. 오렌지/분홍 색조가 청색광을 가장 많이 차단한다. 나머지 색상은 겨우 5~15%의 청색광만 걸러내기 때문에 실질적인 차이를 만들어내기에는 역부족이다.

과학적 발견의 낙수 효과

2013년, 추보타 박사가 도쿄에서 청색광 회의를 주최했다. 이 회의는 사상 최초로 조명 엔지니어, 안과 전문의, 정신과 전문의, 나와 같은 과학자들이 한자리에 모여 LED 조명의 새 물결을 어떻게 관리해나갈 것인지 논의하는 자리였다. 이렇듯 불과 몇 년 전에 추보타 박사가 일본에서 시작한 일이 이제는 전 세계에 반향을 불러일으키고 있다. 2017년 3월, 다양한 분야의 선구자적 사상가들이 모이는 '가까운 미래를 위한 회의Near Future Conference'에 참석 중이던 내게 어떤 사람이 다가왔다. 그는 청색광을 차단하는 '멜라놉신 안경'을 99달러에 파는 사람이었다. 한 달 뒤 안경을 새로 맞추려고 늘 다니던 안경점에 갔더니, 새로 처방받은 안경에 청색광 차단 코팅은 필요하지 않느냐는 질문도 받게 되었다.

낮에 청색광 안경을 착용한 로버트

우리 실험실에서 산출해낸 기본적인 과학의 발견으로 삶이 바뀌는 모습을 보면 참으로 뿌듯하다. 그러면서도 한편으로는 약간 걱정되기도 한다. 2017년 4월, 캘리포니아 폴섬에서 1차 진료 내과 전문의로 일하는 친구 줄리 웨이-샤첼Julie Wei-Shatzel에게서 전화가 걸려왔다. 웨이-샤첼 박사는 자신의 환자들 가운데 최근에 동부를 다녀온 뒤 심각한 시차증과 우울증 유사 증상을 보이는 환자 이야기를 들려주었다.

그런데 알고 봤더니 그녀의 환자 로버트는 얼마 전에 청색광 차단 코팅이 된 안경을 새로 맞췄던 모양이었다. 그는 이 안경이 컴퓨터로 작업할 때 사용하는 제품이라는 말을 듣고 샀다. 이 안경은 눈의 피로를 덜어주기 위한 용도였다. 그런데 이 안경은 너무 효과적이었는지, 웨이-샤첼 박사가 살펴보니 낮 동안 청색광 차단 안경을 계속해서 착용하면 문제가 생겼다. 즉 좋은 기분을 유지하고 하루 주기 생체시계를 현지 시간에 맞추는 데에는 청색광이 반드시 필요한데, 이런 청색광 대부분이 근본적으로 차단되는 것이 문제다.

또 다른 형태의 시차증: 병원 내 조명

병원 환경에서 조명 관리는 점점 중요해지고 있다. 병원에서는 생체리듬을 잘 유지하면 상당히 많이 회복 및 치유될 수 있다. 대부분의 병실 조명은 마치 환자가 끊임없는 황혼빛 속에 사는 것처럼 되어 있다. 특히 이런 조명은 신생아 집중치료실NICU에서 더 심각한 문제가 되고 있다. NICU는 생체시계가 잘 발달하지 않은 조산아들이 거의 계속해서 조명을 받으며 몇 주 동안 지내는 곳이다. 한 흥미로운 연구 결과에 따르면, 아기에게 밤에 대한 감각을 심어주기 위해 NICU에 있는 요람을 몇 시간 동안 담요로 덮어주었는데, 이것만으로도 매우 약한 아기들의 건강이 크게 호전되었다고 한다. 물론 이 실험은 다른 여러 병원에서도 앞으로 반복해야 하겠지만. 이렇게 담요를 덮었던 아기들은 지속적인 조명 아래에서 표준적인 치료를 받은 아기들보다 더 빨리 NICU에서 일반 신생아실로 옮겨졌다.[10]

로버트의 경우, 안경을 통과해서 눈에 닿는 청색광이 줄어들면서 그의 생체시계가 고장이 나버린 것이다. 밝은 빛이 부족한 상황은 마치 캐나다 북부의 겨울과 같아서, 그의 뇌가 서서히 우울증으로 옮아가게 된 것이다.

웨이-샤첼 박사는 우리 팀이 진행하는 청색광 연구에 대해 잘 알고 있었다. 그래서 로버트에게 다시 예전 안경을 쓴 뒤, 이것이 그의 기분을 향상하는지 두고 보라고 했다. 2주가 지나자, 로버트는 다시 정상으로 돌아와서 기분도 좋아지고 시차증도 없어졌다.

혼자 힘으로 빛 측정하기

빛은 우리 뇌를 상대로 이상한 장난을 치는 흥미로운 환경 인자다. 우리가 실내에 있다가 햇살이 눈부신 실외로 한 걸음 내디디면, 처음에는 눈부심과 밝기 때문에 앞이 보이지 않는다. 하지만 몇 분 안에 우리는 밝은 햇빛에 완전히 적응하게 된다. 이와는 반대로, 우리가 어두운 영화관으로 들어설 때는 길을 찾기가 어렵지만, 몇 분만 지나면 우리 뇌가 어둠에 익숙해지면서 조금 전에는 보지 못했던 것을 볼 수 있게 된다. 이러한 이유로, 얼마나 많은 빛이 필요한지 또는 얼마나 많은 빛을 피해야 하는지 알아내기 위해, 눈과 뇌에 의존하여 방의 밝기를 평가하는 것은 까다로운 일이다.

생체리듬 연구를 할 때, 우리 실험실에서는 일상적으로 시계와 유사한 장치를 사용한다. 이 장치는 운동량을 측정하고 걸음 수와 총 수면시간을 분 단위로 알아낸다. 이런 기기들 가운데에는 며칠에 걸쳐 30초마다 빛을 감지하는 것들도 많다. 이런 종류의 시계를 몇 년 동안 직접 착용한 적이 있다. 케냐의 마사이마라 국립 보호구역에서 캠핑하는 동안 나의 빛 노출 패턴을 확인해보았다. 내 시계에 기록된 것을 보면, 내가 2,000lux가 넘는 빛을 받는 시간은 매일 8시간이 넘었다. 내가 대부분의 시간을 픽업트럭 안이나 나무 그늘 아래, 텐트 안에서 지냈음에도 말이다. 그 후 며칠 뒤, 나는 나이로비에 있는 커다란 창문으로 햇빛이 가득 들어오는 실험실에서 일했다. 이 기간 동안에도 나는 2,000lux 이상의 밝은 빛에서 2~3시간을 지냈고 300~500lux에 달하는 확산 주광 아래에서 많은 시간을 보냈다. 그 후 또 며칠 뒤, 샌디에이고의 집과 연구실로 돌아온 나는 깜짝 놀라고 말았다. 주중에 내가 받는 빛의 양이 비참한 수준이었기 때문이다. 간신히 1시간 동안 밝은 빛을 받고 있었는데, 그 대부분이 출퇴근길에 자동차 안에 있을 때였다.

그때 이후, 우리 실험실에서는 '햇빛 찬란한 샌디에이고'에 사는 사람들 수백 명에게 내가 사용했던 것과 같은 손목 착용 장치를 사용하게 해서 이들의 빛 노출량을 관찰했다. 이들 대부분은 운전할 때 혹은 실외에서 커피를 마시거나 식사할 때, 산책할 때 햇빛을 받는다. 그런데 이러한 손목 착용 장치는 오해를 불러올 수도 있다. 빛이 손목에 닿는 경우라도, 많은 이들은 선글라스를 쓰고 있어서 실제로 눈에 도달하는 빛의 양은 7~15배 감소할 수 있기 때문이다.

선글라스가 생체시계에 주는 영향

선글라스를 착용하면 눈에 도달하는 밝은 빛을 7~15배 줄일 수 있다. 이 말인즉 자동차 안의 햇빛이 약 5,000lux라면, 선글라스를 쓰면 빛 노출이 330~700lux로 감소한다는 것이다. 이런 계산이 나오는데다가 내가 주로 햇빛을 받는 때는 출퇴근길 자동차 안이라고 생각하니, 일상적인 활동을 하는 동안에는 당장 선글라스를 벗지 않을 수 없었다.

여러분은 태양으로부터 나오는 자외선이 망막에 손상을 준다고 생각할 수 있다. 하지만 실제로는—나처럼—사무실 안에서 근무하는 사람들이 대부분 하루 몇 분 이상 직사광선에 노출되는 경우는 드물다. 눈의 각막과 수정체뿐만 아니라 자동차 창문과 전면 유리는 사실 자외선이 해를 입히기 전에 이미 많은 양의 자외선을 차단해준다.

캘리포니아에 있을 때조차도 나는 장거리 도로여행을 하거나 해변에서 몇 시간 보내는 경우만 아니라면 선글라스를 쓰지 않는다. 평상시에는 운전 시간이 1시간을 넘지 않으면 선글라스를 쓰지 않고 햇빛을 온전히 받아서 생체주기 코드가 설정되게 돕는다. 물론 태양을 직접 쳐다보는 일은 절대로 없다.

누구나 멋진 빛 측정 기능이 탑재된 시계를 가질 수 있는 것은 아니다(적어도 아직은 그렇다. 하지만 일부 운동 추적기나 스마트시계에는 머지않아 광센서가 추가될 것이라 기대한다). 그래도 하나 가지게 된다면 상당히 유용할 것이다. 가령 어떤 이들은 저녁이 되면 피로와 졸음을 느끼는 편이지만, 볼일이 있어서 밤에 외출하게 되면—길모퉁이 가게에서 식료품, 우유, 맥주를 사거나 약국에 가거나 아니면 그냥 쇼핑몰 구경을 하면서 돌아다니면—몇 분 후 잠이 깨어 다시 정신이 맑아진다. 아마 이런 현상은 실내조명과 관련되어 있을 것이다. 평균적인 식품점, 약국, 주유소 내 식품점, 쇼핑몰 내 상점에서는 최소 500lux의 밝은 조명을 사용한다. 어떤 상점의 경우에는 심지어 선반 조명을 더 밝게 하기도 하는데, 이 빛은 우리 눈에 수평으로 닿는다. 이만 한 빛의 양은 우리 뇌가 저녁시간에 경험하게끔 되어 있는 빛의 양보다 몇백 배는 더 밝다. 원래 저녁은 뇌가 차분해지면서 잠자리에 들려고 노력하는 시간이다. 따라서 저녁에 식료품점을 한 바퀴 돌고 나면 다시 정신이 확 드는 것처럼 느껴지는 것도 놀랄 일이 아니다.

몇 년 전, 우리 실험실에서 일했던 고등학생 벤 로슨은 자신의 스마트폰 카메라를 사용해서 빛을 측정하는 방법을 생각해냈다. 그가 개발

체온과 배란

우리의 체온은 예측 가능한 24시간 리듬으로 변한다. 가임기 여성의 체온 리듬은 월경주기와 일치하는 중첩된 리듬이기도 하다. 소비자 등급의 질내 온도 바이오센서는 며칠 동안 5분마다 지속적으로 질내 온도를 측정할 수 있다. 그러면 이를 바탕으로 임신 가능한 시기와 그렇지 않은 시기가 언제인지 정확한 시간을 예측할 수 있다.[11] 이처럼 임신 가능 시기를 알게 되면 더 높은 정확도로 임신 계획을 세울 수 있다.

한 앱, myLuxRecorder는—이제 무료로 다운받을 수 있다—아이폰에서 사용 가능한 앱으로, 어디에서건 빛을 얼마나 받는지 잘 측정할 수 있다. 실제로 나는 이 앱의 도움으로 몇몇 상점의 밝기가 어느 정도 되는지 알아낼 수 있었다. 여러분도 이와 똑같은 실험을 직접 진행해서 여러분의 야간 빛 노출을 조사하여 가능한 범위에서 노출을 제한하면 된다.

궤도를 벗어나지 않게 도와주는 기술

우리의 일상리듬을 추적하면 섭식, 수면, 활동 패턴이 자연스러운 생체주기 코드에 도움이 되는지 아니면 방해가 되는지 더욱 명백하게 평가할 수 있다. 그러자면 무엇을 모니터해야 할까? 일부 의료 등급의 장치들도 유용하겠지만, 소비자 등급의 기술로 모니터할 수 있는 특성도 많다. 예를 들자면 심장박동, 혈압, 체온은 일상리듬이 있어서 저녁에는 떨어지고 아침 기상을 준비하면서 올라가기 시작한다. 따라서 정기적으로 이 패턴들을 추적할 수 있다면, 이를 바탕으로 여러분이 이상적인 생체리듬에 얼마나 가까이 접근해 있는지 판단할 수 있다. 그러면 조정이 필요한 경우 실시간으로 시행할 수 있다. 심장이 건강한지 측정하는 좋은 방법은 야간 혈압이 살짝 떨어지는지 보는 것이다. 마찬가지로 심부 체온이 하루 주기로 변하는 것도 튼튼한 생체리듬을 지니고 있다는 지표다. 웨어러블 기술의 다음 버전에 등장하게 될 체표면 온도 측정기는 심부 체온 리듬을 거울처럼 잘 보여줄 것이다. 밤에는 체표면 온도가 상승하고 낮에는 약간 하강하는 패턴을 보여야 한다.

또 다른 건강지표는 경피적산소포화도SpO2를 측정하는 혈액검사다. 우리가 잠자는 동안에는 SpO2 수치가 95% 이상을 유지해야 한다. 그런데 일부 중증 수면무호흡증을 앓는 사람들은 이 수치가 95% 아래로 떨어지는 경우가 있다. 따라서 가정용 용존 산소량 모니터로 이러한 리듬을 모니터하면 인체의 산소 리듬을 들여다볼 수 있다.

오늘날에는 우리의 생체리듬을 모니터하기 위해 웨어러블 센서가 보내는 데이터를 활용하는 방법에 관심이 고조되고 있다. 그래서 소비자 등급 웨어러블 센서의 유용성을 평가한 과학보고서도 많다.[12,13] 자신의 체내 리듬을 측정하고 수면시간, 운동, 식습관을 바꾸었을 때 생체리듬이 강화되는지 혹은 약화되는지 추적할 수 있는 기술이 부디 하루빨리 세상 빛을 보게 되기를 희망한다.

앞서 언급한 리듬들은 주사 바늘을 찌를 필요 없이 피부에서 측정한다. 반면 연속 혈당측정기CGMS는 머리카락처럼 얇은 센서를 피부 속에 삽입하여 7~14일 동안 1분─또는 5분─간격으로 연속해서 간질성 間質性 혈당을 측정하는 장치다. 이것은 현재 당뇨가 있는 사람들에게 처방되는 흥미진진한 기술이다. 이스라엘 와이즈만 과학연구소의 에란 엘리나브Eran Elinav 교수는 수십 명의 건강한 개인을 대상으로 이 혈당 측정법을 사용하여 혈당을 모니터했다. 그는 피실험자들이 음식을 섭취할 때마다 자신이 섭취한 음식 사진을 찍도록 했다. 이렇게 수집된 데이터를 바탕으로 음식마다 혈당 반응과 혈당 수치가 정상치로 돌아오는 데 걸리는 시간을 알아낼 수 있었다.[14] 그런데 같은 음식을 동시에 섭취하더라도 어떤 사람은 혈당이 급상승하는 반면, 어떤 사람은 혈당 상승 폭이 작았다. 이런 유형의 분석 방법은 밤에 혈당이 크게 오르는지 알아보는 방법으로 사용할 수 있겠다. 이렇게 하면 개인들도 혈당이 완만하게 상승하게 하려면 언제 마지막 식사를 해야 할지 알 수 있게 된다. 혹은 역으로, 단백질과 지방이 풍부한 저녁식사가 혈당을 적게 상승시켜서 그들에게는 다른 식단보다 건강에 좋은 선택이 될 것인지 알 수도 있다. 이는 데이터를 스마트폰으로 추적할 수 있기에, 시간제한 식사법을 시작하면서 혹시나 야간에 혈당 수치가 급격히 떨어지지나 않을까 걱정될 때 사용하기에 이상적인 센서 장치다. 현재 미국에서는 이런 장치들이 소비자에게 직접 판매되지 않는다. 오직 내과 의사의 감독하에서만 주문하고 처방받을 수 있다. 이런 종류의 센서 장치들이 급속히 진화함에 따라, 많은 장치가 의료 등급에서 소비자 등급으로 바뀌고 있다. 그러므로 여러분의 주치의나 지역 약사에게 원하는 장치를 구할 수 있는지 상의하기 바란다.

3부
최적의 생체리듬을
만드는 방법

9장

생체시계가 장내미생물과
소화기관에 끼치는 영향

샌디는 자신의 건강 상태가 완벽하다고 생각한다. 딱 한 가지, 매일 밤 잠자리에 들기 전에 제산제를 먹는 것만 빼면 말이다. 톰은 매일 복통과 소화 장애에 시달리는 원인이 글루텐 함량이 높은 식단 때문이라고 확신한다. 리자는 자기 몸에 유제품이 받지 않는다고 알고 있다. 애비는 자신이 만성변비로 고생하는 이유를 도무지 모르겠다. 마리아는 잠자러 가기 전에 아이스크림 한 사발을 먹어야 밤새 깨지 않고 잘 수 있다.

이와 같은 소화기관 관련 문제는 워낙 흔한 것이라 많은 이들이 이를 만성 질환은 고사하고 건강문제에 속한다고도 생각하지 않는다. (국립보건원 산하) 국립 당뇨 소화기 신장 질환 연구소National Institute of

Diabetes and Digestive and Kidney Diseases에 따르면, 미국 전체 인구의 3/4 이상이 위산 역류, 설사, 변비, 가스, 복부팽만, 복통 등 하나 이상의 만성 소화기 질환을 앓고 있다고 해도 무방하다. 그런데 대부분의 경우, 이런 증상을 보여도 정상이라고 일축해버리고 의사에게 알리지 않는다. 그러나 이런 증상은 어디까지나 정상이 아니며, 이는 여러분의 소화계가 제대로 작동하지 않는다는 징후일 수 있다. 여러분은 이런 불편함을 안고 살아갈 필요가 없다. 생활방식을 고치고 자신의 생체주기 코드에 더 주의를 기울이면 여러분의 건강을 회복할 수 있다.

과거, 우리는 소화기관을 끊임없이 가동하는 보일러처럼 생각했다. 그래서 아무 때나 음식을 집어넣으면 대사작용으로 에너지를 생산할 수 있다고 믿었다. 이제 우리는 실상이 그렇지 않다는 것을 알게 되었다. 식탐이나 허기를 느끼는 것부터 시작해서 소화, 배출에 이르기까지 음식 섭취와 관련된 거의 모든 측면이 강력한 생체주기 타이밍에 따라 일어난다. 게다가 그릇된 음식을 그릇된 시간에 먹으면 소화기 생체시계만 교란하는 것이 아니라 질병과 만성 질환을 유발한다는 사실도 알게 되었다.

소화 리듬

소화 과정은 여러 단계로 이루어져 있으며, 각 단계는 생체주기 요소를 지닌다. 1단계인 뇌상腦狀은 입안에서 일어난다. 파블로프의 실험 대상이었던 개와 마찬가지로, 우리는 음식을 보거나 음식 생각을 하거나 특정한 시간에 음식을 먹는 습관이 배어 있으면, 입에서 타액을 생성하기 시작한다. 침에는 소화효소가 풍부해서 위의 소화작용을 도와준다. 우리가 씹기 시작하면 입에서는 더 많은 침이 생성되고, 뇌에서는 위에 소화액을 분비하라는 지시를 내린다. 소화에 필요한 위액의 1/3가량이 뇌상에서 분비된다. 저녁식사 후에 아무리 가벼운 간식—초콜릿 한 조각, 포도주 한 잔, 심지어 사과 하나—을 먹더라도 위산 분비가 촉발됨으로써 전체 소화과정이 시작되어 몇 시간 동안 지속된다. 그러면 생체 프로그램이 교란된다. 원래 저녁에는 체온이 내려가야 하지만, 음식을 새로 섭취하면 체온이 올라가서 잠들기 어렵게 만드는 것이다.

타액 분비는 하루 주기 리듬으로 이루어진다. 타액은 낮 동안 많이 생성되는데, 잠자는 동안과 비교했을 때 10배 이상 많이 분비된다. 밤에 타액 분비가 줄어들면 수면 상태를 유지하는 데에 도움이 된다. 물론 이것이 아침에 일어날 때 입안이 말라 있는 이유이기도 하다. 낮에 침이 분비되면 식도를 거쳐 입으로 올라오는 위산을 중화하는데, 밤에는 침이 줄어들어서 이런 임무를 수행하기에는 역부족이다. 야식을 먹으면 위액이 과도하게 분비되는데, 이때 위액이 식도를 지나 입으로 올라올 경우, 입안에 침이 충분치 않아 이를 중화시킬 수 없게 된다. 그 결과, 야식은 위산 역류를 촉발하고, 이 상태가 방치되었을 경우 식도염을 비롯해서 식도, 위, 치아에 영구적 손상을 가져올 수 있다.

알맞게 씹어서 삼킨 음식이 식도를 타고 내려가 위로 들어감으로써 소화 과정 중 위상胃狀이 시작된다. 위 속의 산성 환경은 양조통과 같아서 이곳에 도착한 음식을 현미경으로만 보일 정도로 미세한 입자로 잘게 부순다. 식도와 위가 이어지는 곳에는 식도조임근이 있어서, 위산이 식도로 넘어오지 않고 위 속에 머물게 한다. 위산은 워낙 강하기 때문에 샐러드나 초밥과 같은 날 음식 속에 있는 세균도 죽일 수 있다. 위산과다는 아무리 적당한 시간에 위산이 분비된다 하더라도 위산 역류를 야기한다. 반대로 위산 감소도 설사를 일으키는 위험한 세균 증식을 촉진하기 때문에 좋지 않다. 게다가 소화가 덜 된 음식 입자가 생기게 되어 장 내벽에 있는 면역세포에 의해 염증반응이 촉발될 수 있다. 이런 증상을 장누수증후군leaky gut이라고 한다.

위 내벽은 점막성 물질로 된 쿠션으로 덮여 있어서 음식 입자가 통과할 때 위가 손상을 입지 않게 해준다. 이 내벽은 조약돌을 깔아 만든 길처럼 정렬된 세포들로 채워져 있다. 이 세포들 가운데 어느 하나가 손상되면 내벽이 타격을 받아 장 속 내용물이 몸속으로 새어 들어갈 가능성이 열린다. 소화 과정 중에 일어나는 기계적·화학적 작용은 모두 이 세포들을 손상시킨다. 이렇게 손상된 내벽은 식사와 식사 사이에 복구된다. 개별 세포는 손상된 경우 제거되어 새 세포로 대체된다. 사실 우리 장 내벽은 매일 10~14%의 세포가 새로운 세포로 대체될 정도로 많이 손상된다. 이와 같은 복구 및 보충 과정은 하루 단위 생체주기로 이루어진다. 우리가 잠을 잘 때마다 뇌에서 분비된 성장 호르몬은 장 내벽이 자체적으로 복구되도록 작용한다. 장 내벽에 지시를 내려 손상된 세포가 있는지 확인하여 누수가 있는 부분은 새로운 세포로 교체하는 것이다. 또한 음식을 섭취할 때마다 점액이 격감하기 때문에 이 세포들은 장 내벽의 윤활유가 되어주는 점액을 엄청나게 많이 분비한다.

위산은 우리가 음식을 먹을 때마다 생성되어 분비되며, 이 과정에도 역시 생체주기 요소가 작용한다. 대개 위산은 잠자리에 들기 몇 시간 전에, 대략 저녁 8~10시에 많이 생성된다.[1] 아침에 생성되는 위산의 양을 임의로 1단위라고 한다면, 잠자기 전에 분비되는 양은 5단위다. 하지만 낮 동안 음식을 먹으면 위산 분비량은 50까지 올라가는데, 같은 양을 밤에 먹으면 100까지 올라간다. 이 말인즉, 우리가 저녁에 보통으로 식사를 하면 위에서는 정오에 음식을 먹었을 때보다 많은 양의 위산을 생성한다는 것이다. 이것은 장의 방어 메커니즘일 수 있다. 만약 밤에 세균이나 병원균이 어떻게 하다가 위에 도달할 경우 그다음 단계, 즉 밤에 느려지는 장상腸狀으로 넘어가기 전에 위산이 이들을 박멸하게 만든다는 말이다. 따라서 밤에 위에 도달하는 음식은 모두 높은 산도의 환경에서 기다려야 한다. 야식에 대한 반응으로 위산이 과다하게 분비되어 위를 채우면, 이 위산은 천천히 입까지 올라와 위산 역류를 유발할 수 있다.

우리가 먹은 음식은 얼마나 많이 먹었느냐에 따라 위에 2~5시간 동안 머문다. 그런 다음 위에서 장으로 가서 효소적·화학적 소화가 이어진다. 이렇게 장상이 시작된다. 장은 위의 고산성을 처리하게끔 설계되지 않아서, 음식이 일단 장에 들어가면 위산 분비가 감소하여 중화된다.

음식은 일단 장으로 들어가면 스스로 움직이지 않는다. 그 대신 소화관을 둘러싼 근육이 음식물을 쥐어짜서 소화관을 따라 밀어낸다. 이름하여 장 운동성gut motility 또는 장 수축성gut contractility이라 한다. 장의 신경세포에서 나온 전기신호가 이 근육들의 팽창과 수축을 촉발한다. 이렇게 되면 파상운동이 일어나 음식이 관을 통과하도록 밀어낸다. 음식이 완전히 소화되고 영양분이 흡수되고 나면, 쓸모없는 부산물은 꼬박 24~48시간 후에 장의 마지막 부분인 결장에 도달해서 대변의 형태로 몸 밖으로 배출된다. 장을 통과해서 배출되는 이런 운동에는 생체리듬이 있다. 즉 장운동은 낮에는 더욱 활발하지만, 밤에는 무척 느리다. 바로 이런 이유로 인해 장운동을 위해 한밤중에 자다가 깨는 경우는 대체로 없다. 과식한 뒤 곧장 누우면 음식이 필요한 속도만큼 빨리 장으로 내려가지 못하고, 그러면 위산 역류도 일어난다. 이런 현상은 나이 들면서 더 명백히 나타난다. 우리가 알맞게 근육운동을 하지 않으면 나이 듦에 따라 근육이 약해지듯, 위 근육도 약해질 수 있다. 이렇게 되면 음식을 위의 아래로 밀어내는 전기자극 역시 약해진다. 이때 우리가 수평으로 자세를 취하고 중력의 도움을 받지 않으면 음식이 장을 통과하지 못하고 제자리에 머물러 있거나 매우 천천히 움직이게 된다.

그러므로 저녁식사 후에 누워서 TV나 다른 스크린을 보는 대신, 가벼운 산책을 하거나 일어선 상태로 해야 하는 집안일을 하는 것이 더 좋은 습관이다. 중력을 거스르기보다 중력과 힘을 합하면 위산 역류를 예방할 수 있다.

장누수증후군이라면 정말로 장이 새는 것일까?

낡은 정원용 호스에서 물이 새듯 장이 샌다면, 체내 기관들이 소화효소와 세균에 노출되어 즉각 생명을 위협하는 패혈성 쇼크가 일어날 수 있다. 이런 상황이 발생하면 즉각적인 의료 처치가 이루어져야 한다. 간단히 말하자면, 여기서 사용된 장누수증후군이라는 용어는 다른 많은 의학 전문가들이 사용하는 것과 마찬가지로 장에 구멍이 생겨서 새는 것을 말하는 것이 아니다. 즉 장의 상태가 좋지 않으면서 염증이 잘 생기고 평균적인 세균보다 크기가 작은 미세 입자가 새 나갈 수 있는 경우를 가리킨다.

그런데 여러분이 민감하게 반응할 수 있는 음식들은 굳이 장에서 새 나가지 않아도 전신성 염증을 일으킬 수 있다. 공격을 가하는 이런 음식들이 위 내벽에 접촉하면, 충분히 많은 장내 면역세포가 활성화되어 염증반응을 일으키기 때문이다. 바로 이 장내 면역세포들은 혈류를 통해 인체의 나머지 부분으로 이동할 수 있다. 이런 면역세포들이 활성화되면 침입한 음식에 대한 '소문을 퍼트리고' 염증도 퍼트린다. 이 두 가지 사실만 보아도 음식물은 이런 장벽을 굳이 뚫어버리지 않아도 건강상의 문제를 일으킬 수 있다는 것을 알 수 있다.

모든 음식은 평등하게 소화되지 않는 법

음식물 속 다량영양소—단백질, 탄수화물, 식이 지방—는 각각의 유형에 따라 다르게 소화된다. 모든 영양소는 먼저 위 내벽으로 흡수된다. 그러면 위 내벽은 장에서 간으로만 혈액을 운반하는 특별한 혈류로 이 영양소들을 방출한다. 그곳에서부터 영양소들은 여러 다른 기관으로 가게 된다. 단백질은 아미노산으로 분해되어서 혈류 속으로 쉽게 흡수되어 새로운 세포의 구성요소로 사용된다. 탄수화물은 단당류로 분해된다. 식이 지방은 흡수하기가 가장 어려운 영양소다. 지방은 담즙이 있어야 유제乳劑 형태로 변환되어 나중에 작은창자에서, 그다음에는 혈류로 흡수된다. 담즙은 간에서 생성되어 담낭에 저장되는데, 매우 강력한 생체리듬에 따라 생성된다. 이런 생체리듬 덕분에 우리의 식단에서 지방을 흡수하는 데에 충분한 담즙이 만들어지고, 간에서 콜레스테롤을 분해할 수 있다.

포도당, 아미노산, 지방의 흡수는 강력한 생체리듬에 따라 이루어진다. 영양소를 흡수하려면 많은 에너지가 필요한 탓에 영양소를 항상 흡수할 수는 없기 때문이다. 장 세포는 음식물 속에 들어 있는 이런 영양소와 기타 화학물질을 흡수한다. 장 세포에는 특정 유형의 분자만 통과시키는 다양한 채널이나 문이 있는데, 이 문들은 생체리듬으로 열리고 닫힌다.

소화가 진행되는 동안, 다량의 영양소들은 저마다 다양한 장 호르몬을 활성화한다. (단백질에서 분해된) 아미노산은 위 세포의 위액 분비를 촉진하는 가스트린 호르몬을 활성화한다. 마찬가지로 지방은 장에서 콜레키스토키닌CCK 호르몬을 활성화하고, 그러면 이 호르몬은 담낭에서 담즙을 분비시킨다. 장에서 생성되는 많은 호르몬과 화학물질은 우리 뇌를 자극하여 감정과 인지 작용에 영향을 준다. 가령 장에서 생성된 CCK와 기타 호르몬들은 우울, 흥분, 불안, 공황의 감정을 느끼는 데 영향을 끼친다.

다른 장 호르몬들은 음식이 들어온 것을 감지하고 나머지 인체 부분과 뇌에 새로운 에너지원을 얻을 수 있다는 신호를 보낸다. 예를 들어, 위가 비어 있는 공복 상태가 되면, 그렐린 호르몬이 뇌에 배고픔을 느끼라고 신호한다. 이 그렐린 호르몬은 그 자체에 생체리듬이 있어서 우리가 허기를 느낄 때와 공복 상태일 때가 맞아 떨어지게 한다. 식사를 마치면 그렐린 수치가 떨어지면서 배가 부르다고 느끼게 되어 그만 먹게 된다. 만약 그렐린 수치가 생체리듬과 일치하지 않으면, 우리는 과식을 하더라도 계속 허기를 느낀다. 그때가 되면 우리 위에는 음식이 너무 많지만 소화액은 충분치 않아서 소화불량으로 이어질 수 있다. 잠은 그렐린 생성을 줄이기 때문에 우리가 자다가 깨서 음식을 섭취할 가능성도 줄어든다. 하지만 잠이 부족하면, 마지막으로 먹은 음식이 위에서 계속 소화되고 있더라도, 그렐린 수치가 올라가서 배고프다는 생각을 하게 된다.

이 같은 반응은 우리 인체의 준비 메커니즘에 속한다고 하겠다. 즉 밤중에 예상치 못한 비상상황이 생기더라도 이에 대처할 충분한 에너지가 있다는 것을 우리 뇌에서 확인하는 것이다. 우리 조상들이 한밤중에 자다가 깬 이유는 전화를 하거나 문자메시지 또는 이메일을 확인하기 위해서가 아니었다. 그들은 포식자에게서 달아나거나 불을 끄기위해, 다시 말해 많은 신체활동이 요구되는 사건이 벌어져서 자다가 깼다. 따라서 잠에서 깨어 재빨리 움직여야 할 경우, 이에 필요한 충분한 에너지를 보유하도록 밤늦게까지 먹게 만드는 자연스러운 비상 프로그램이 존재한다. 이는 짧은 수면시간이 높은 그렐린 수치, 그리고 궁극적으로 비만과 관련된 이유 가운데 하나일 수 있다.[2,3] 시간제한 식사법을 따르면 수면이 향상되고 허기와 포만감을 느끼는 나날의 리듬이 개선되어, 잠자리에 드는 시간에 허기를 덜 느끼게 된다.

장-뇌 축: 불안감과 생체리듬의 교란

때로 CCK 호르몬의 일부가 CCK-4라는 크기가 더 작은 호르몬으로 분해되기도 한다. 이 작은 호르몬은 혈류 속으로 들어가 뇌까지 도달할 경우 특히 매우 위험하다. CCK-4 호르몬이 뇌에 도달하면 불안장애, 공황장애, 불필요한 두려움을 촉발하는 뇌 스위치를 켤 수 있다. 이 과정이 워낙 효력이 강해서 CCK-4 1/20mg만 혈류에 주입되어도 심각한 공황 발작이 일어날 정도다.[4]

수면장애는 누구에게나 불안장애 소인을 높일 수 있으나, 그 근본적인 메커니즘은 거의 알려진 바 없다. 다만 우리는 수면이 부족한 사람이나 밤늦게 잠자리에 드는 사람은 늦은 시간에 음식을 섭취할 가능성이 크고, 이 때문에 CCK 호르몬 생성이 촉발된다고 생각한다. 만약 CCK 분해에 결함이 있어서 CCK-4가 혈액 속에 축적된다면, 이것이 수면 부족을 겪는 사람들의 불안감이 증가한 원인으로 지목될 수 있다.

장 시계의 존재를 입증하다

주지하다시피, 장 내부에서는 서로 연관되는 과정이 너무도 많이 일어나기 때문에, 이런 다양한 부분에서 저마다 생체시계를 재설정하기란 쉽지 않다. 아마 그래서 새로운 시간대에 적응하는 시간이 가장 오래 걸리는 곳이 장 시계인 것으로 보인다. 시차증을 겪거나 밤늦게까지 깨어 있으면, 음식을 소화하는 시간이 길어지고 위산 역류가 일어날 수 있다. 또한 이튿날 아침, 장운동이 원활하지 않거나 변비가 생길 수도 있다.

장 기능과 생체리듬의 관계를 입증하기 위해, 멕시코국립자치대학교의 캐롤라이나 에스코바Carolina Escobar 교수가 간단한 실험을 진행했다.[5] 먼저, 자유롭게 먹이를 먹을 수 있게 한 쥐들에게서 다양한 신체기관의 시계를 측정했다. 그런 다음, 6개 시간대를 여행한 것처럼 환경을 조성하기 위해 쥐들의 집에 빛-어둠 주기를 바꿨다. 이후 며칠 동안, 각기 다른 신체부위에 있는 생체시계들이 새로운 빛-어둠 주기에 적응하기 위해 타이밍을 어떻게 바꾸었는지를 모니터했다. 그 결과, 새로운 시간대에 맞게 재설정되는 시간이 가장 오래 걸렸던 기관이 바로 장 시계라는 사실을 알게 되었다. 두 번째 실험에서는 빛-어둠 주기를 바꾸면서 쥐들이 새로운 현지 시각에만 맞춰서 먹이를 먹을 수 있게 했다(아무 때고 마음대로 먹이를 먹을 수 없게 한 것이다). 이 경우에는 장 시계가 새로운 시간대에 적응하는 데 시간이 적게 걸렸다. 쥐들 또한 시차증이란 불편함을 덜 느끼게 되었다. 이런 방법을 통해 규칙적인 음식 섭취-단식 주기를 유지하면 장의 체내 타이밍이 우리의 확정된 음식 섭취 일정과 일치하게 만들 수 있다는 사실을 알 수 있다. 마찬가지로 시차증을 극복하는 비결 중 하나는 새로운 시간대에, 밤에 깨어 있다 하더라도 아침이 될 때까지 야식의 유혹에 넘어가지 않는 것이다. 새로운 시간대에 적절한 시간에 음식을 섭취하는 것이 장 시계를 재설정하는 가장 좋은 방법이다.

장 기능은 전반적인 건강에 영향을 준다

질 좋은 영양 섭취가 인체에 최적의 연료를 공급하는 열쇠라면, 장은 영양분이 우리 몸으로 들어올 때 통과하는 관문이다. 대부분의 장 질환은 우리 몸에 필요한 모든 영양소, 미네랄, 비타민을 흡수하는 장의 핵심 기능을 저해한다. 가령, 밀과 보리, 호밀에 함유된 글루텐 단백질에 알레르기가 있는 사람은 밀로 만든 음식을 먹으면 장에서 염증반응이 일어난다. 이를 치료하지 않으면 장기적으로 불편함을 초래하는 소화 장애를 유발할 수 있다. 게다가 소화력이 약해지면 몸 상태가 좋지 않게 느껴져서 수면, 생산성, 운동 욕구에 영향을 끼칠 수 있다.

더 나아가 장의 특정 영양소나 미네랄 흡수 기능이 저하되면, 나머지 인체 부위가 고통을 받는다. 전신에 필요한 모든 영양소가 공급되지 않으면 질병으로 발전할 수도 있다. 예를 들어 단백질 흡수가 떨어지면 빈혈증이 생기고, 칼슘이 부족하면 골절을 유발할 수 있다.

사이먼의 불안장애는 장에서 시작되었다

우리 실험실에서 제공하는 myCircadianClock 앱과 시간제한 식사법을 생활방식으로 채택한 사람들의 개인적인 피드백을 종합했을 때, 우리는 섭식 패턴과 불안감 사이에 잠재적인 연관성이 있음을 알게 되었다. 사이먼을 예로 들겠다. 그는 과체중에—그의 주치의가 13kg을 감량해야 한다고 했다고 한다—우발성 공황 발작을 몇 차례 경험한 사람이다. 그가 특별히 걱정했던 것 중 하나가 자신의 전반적인 건강 상태였다. 그는 체중 감량과 근육량 증가가 가능한지 보려고 10시간 시간제한 식사법을 시작했다.

사실 사이먼의 식단은 그가 시간제한 식사법을 시작하기 전에도 나무랄 데가 없었다. 그는 꾸준히 자신이 섭취한 음식을 기록해두었고, 균형 잡힌 식단에 따라 식사했으며, 열량도 계산했고, 규칙적으로 체육관을 찾아 운동도 했다. 그래서 섭취한 음식 종류를 따졌을 때 실제로 더 이상 향상될 여지가 거의 없었다. 그 음식들을 언제 먹느냐에만 주안점을 두면 되는 상황이었다. 우리가 사이먼에게 이렇게 이야기하자, 그는 이것을 좋은 소식으로 받아들이지 않았다. 제대로 먹고 있었는데도 체중이 늘었다는 사실에 오히려 더 불안감을 느꼈다.

몇 주 동안 10시간 시간제한 식사법을 실시한 사이먼은 전반적인 불안감과 공황 발작이 눈에 띄게 줄어든 것을 알게 되었다. 잠도 더 잘 자게 되었다. 전반적인 불안감 감소 덕분에 사이먼은 자기 일에 집중을 잘 할 수 있게 되었고, 10시간 시간제한 식사법도 계속해서 잘 지키게 되었다.

　이외에도 사이먼은 1주일에 0.5~1kg씩 꾸준히 체중이 줄고 있다고 했다. 이것이 수면이 향상된 덕분인지 아니면 허리 치수가 줄어든 덕분인지, 혹은 이 두 가지가 서로 영향을 미쳤기 때문인지는 잘 모르겠다. 확실한 것은 연구 결과, 전반적인 불안감을 완화하기 위해 장에서 뇌로 보내는 신호가 활성화되었다는 사실이다. 또한 마음이 차분하면 해야 하는 일을 완수할 가능성이 더 크다는 사실도 알게 되었다. 사이먼의 불안감을 줄이는 일이 그가 시간제한 식사법에 집중하고 체중을 감량하는 길로 가는 중요한 한 걸음이었다.

장내미생물에도 생체리듬이 있다

　소화관의 각 부분은 미생물과 세균으로 가득한데, 이들이 성장하고 번창하는 데에는 저마다 다른 환경이 필요하다. 어떤 세균은 산도가 높은 환경을 좋아하는가 하면 어떤 세균은 중성적인 곳을 더 좋아한다. 어떤 미생물은 단백질 먹이를 좋아하지만, 어떤 미생물은 지방이나 당분을 더 좋아한다. 이들은 각자 고유한 음식 섭취-단식 리듬도 유지한다. 어떤 미생물 종은 단식을 하는 동안 잘 자라는 반면, 어떤 미생물은 먹이를 먹는 동안 잘 자란다. 그러므로 장내미생물 구성은 밤낮으로 바뀐다. 달리 말하자면, 밤에 잠자러 갈 때 위 안에 들어 있던 세균 세트는 아침에 일어날 때면 다른 세균 세트로 바뀌어 있고, 낮 동안에는 또 다른 세트로 바뀐다는 말이다.[6] 세균은 종류별로 저마다 다양한 기능을 하며 다양한 종류의 영양소를 소화한다. 가령 식품 성분들 가운데에는 장 효소에 의해 분해되지 못하는 것들이 많은데, 바로 이때 장내미생물이 필요한 것이다. 식품에 함유된 식이섬유와 기타 화학 물질들은 장 속에 사는 장내미생물에 의해서만 소화될 수 있다. 따라서 다양한 장내미생물이 혼합된 상태를 유지하는 것이 건강한 장을 위한 열쇠로 여겨진다.

다양한 장내미생물을 유지하는 방법은 다양한 영양분의 원천을 제공하는 식단에 따라 음식을 섭취하는 것이다. 연구자들의 발견에 따르면, 쥐들이 밤낮으로 무작위로 고탄저지 식단의 먹이를 먹으면, 이들의 장에는 풍부하게 다양한 음식이 들어오지 않아서 필요한 모든 세균이 유지되지 못한다.[7] 이들의 장내미생물이 붕괴되어 불과 얼마 되지 않는 세균만 남는다면, 그 결과는 비만이다. 인간도 마찬가지라고 생각한다. 올바른 세균이 모두 갖춰져 있지 않다면, 우리는 섭취한 음식을 온전히 소화하지 못하고 그 나머지는 지방으로 저장된다.

잠을 잘 자지 못하거나 시차증이나 교대근무와 유사한 상황을 경험하면, 장내미생물 구성이 비만을 조장하는 상태로 변질된다.[8] 가령 시차증을 겪는 사람에게서 채취한 대변을 건강한 쥐의 장에 이식하면, 이 쥐는 비만이 된다. 반면 여행을 가지 않았거나 교대근무를 하지 않는 건강한 사람의 대변은 쥐에 이식되어도 비만을 촉발하지 않는다. 이러한 연구는 교대근무와 시차증, 생체리듬의 교란이 어떻게 장내미생물을 심각하게 변화시켜 인체를 비만 상태로 몰고 가는지에 큰 관심을 불러 모았다.

　어쩌면 여러분은 우리가 여행할 때 먹는 공항 음식이 건강에 좋은 것은 아니기에, 이 질 나쁜 음식이 나쁜 세균의 번식을 촉진하여 비만을 유발한다고 생각할지도 모른다. 만약 이것이 사실이라면, 우리는 앞으로 나쁜 음식-나쁜 세균의 소용돌이에서 벗어날 수 없을 것이다. 그런데 이 대목에서 우리 실험실에서는 쥐를 대상으로 간단한 실험을 했다. 우리는 쥐들에게 고탄저지 식단을 제공했지만, 엄격한 음식 섭취-단식 주기를 지키게 만들었다. 그러자 쥐들은 좋은 건강 상태를 그대로 유지했다.[9] 시간제한 식사법을 지키는 동안에는 쥐들이 먹이를 먹을 때 한 세트의 세균이 번성하지만, 공복 상태에서는 다른 세트의 세균들이 장을 채운다. 종합해서 말하자면, 시간제한 식사법을 실천하는 동안에는 좋은 장내 세균 혼합체는 번성했으나, 비만이나 당뇨를 촉진하는 여러 해로운 종은 억제되었다. 이것은 무척 고무적인 연구 결과다. 만약 이런 발견이 인류에게도 마찬가지로 적용될 수 있다면, 건강에 나쁜 음식만 먹는 교대근무자라고 하더라도 바람직한 시간제한 식사법을 유지한다면 장 속에 건강한 미생물 무리를 유지하여 비만과 이에 관련된 여러 질병을 예방할 수 있을 것이다.

　우리는 쥐들의 경우 시간제한 식사법을 실천하면 장내미생물이 최적화되어 장에서 매우 효율적으로 영양소를 처리 및 흡수하고 찌꺼기를 배출하여, 그 결과 더 좋은 건강 상태를 유지할 수 있다는 사실을 알게 되었다. 시간제한 식사법을 하는 동안 장내미생물은 식이섬유의 분해와 흡수를 변화시켜, 상당한 양의 당분이 흡수되지 않고 배출을 통해 인체를 빠져나가게 만든다. 또한 시간제한 식사법은 장내미생물을 변화시켜, 담즙산이 다른 형태로 변환하여 대변으로 배출되도록 한다. 담즙산은 콜레스테롤을 원료로 생성되기 때문에, 몸에서 빠져나가는 담즙산이 많을수록 혈중 콜레스테롤이 많이 감소한다.

장내미생물, 음식-기분의 연결축에 영향을 주다

우리가 먹는 음식과 우리 장에 사는 미생물들은 함께 협력해서 여러 호르몬과 화학물질을 생산해낸다. 이런 호르몬과 화학물질은 우리의 기분에 영향을 주어, 우리가 차분함, 불안함, 우울함, 조증, 공황 상태를 경험하게 할 수 있다. 적당량의 장내 세균은 우리가 섭취한 음식 가운데 일부를 신경전달물질로 변환한다. 우리 뇌의 균형을 유지해서 효과적으로 작동하게 만드는 신경전달물질로는 도파민, 감마아미노부티르산GABA, 히스타민, 아세틸콜린이 있다. 그런데 장 속의 일부 세균은 일부 탄수화물이 발효하여 지방과 비슷한 분자인 짧은 사슬 지방산SCFAs, short-chain fatty acids을 생성하여 우리 건강에 악영향을 준다. SCFAs는 뇌까지 도달하여 뇌 발달과 기능에 영향을 주기도 한다.[10]

장내 세균은 특정 의약품의 유효성에 영향을 주기도 하며, 약처럼 작용하는 화학물질을 생성하기도 한다. 가령 많은 항생제가 장내미생물 구성을 바꿀 수 있으며, 이와 동시에 살아남은 장내미생물은 항생제를 뇌 기능에 영향을 주는 화학물질로 변환할 수 있다. 일부 항생제

장내미생물을 보호하는 식품을 선택하라

식품 보존제는 장에 해악을 끼친다. 여러분은 부엌에서 손수 요리한 음식은 냉장고 안에 보관하더라도 며칠이 지나면 신선함을 잃는 반면, 슈퍼마켓에서 구입한 포장 음식은 한참이 지나도 멀쩡한 것을 본 적이 있는가? 보존제는 음식을 상하게 하는 세균의 증식을 억제하기 위해 식품에 첨가된다. 그런데 이런 보존제가 그 농도가 아무리 낮더라도 우리 장에 도달하면 장내 세균의 증식을 억제하여 장내미생물 구성에 영향을 준다.

카르복시메틸셀룰로오스와 폴리소르베이트 80(아이스크림 같은 식품을 더부드럽고 다루기 쉽게 만들고 잘 녹지 않게 만드는 데 사용하는 유화제)과 같은 일부 식품 보존제는 세제와 비슷한 특성을 지니고 있어서 세균 세포 주위의 보호 코팅막을 얇게 만들어 세균 증식을 억제한다. 그런데 우리 장 점막에도 비슷한 코팅이 되어 있다. 따라서 식품 보존제는 장을 막처럼 싸고 있는 세포들로부터 미생물을 분리하는 보호용 점막 내벽을 부식시킬수 있다. 이렇게 해서 장 내벽 세포들이 원하지 않는 미생물과 접촉하게 되면, 대장염 같은 염증이 유발될 수 있다.[11,12] 시간제한 식사법은 장 내벽의 복구를 촉진하여 나쁜 식단이 미치는 악영향에 대응할 수 있다.

신선한 과일과 채소를 포함해서 다양한 유형의 식품을 다 모아 섭취하면 최고로 건강한 장내미생물이 조성된다. 장 속의 좋은 세균은 과일, 채소, 복합 탄수화물에 함유된 식이섬유를 먹이로 삼는다. 충분한 식이섬유를 섭취하지 않으면, 보존제 범벅인 음식을 먹는 것과 같다. 우리 장 속 미생물은 달리 먹이가 없으면 장의 점막 내벽을 먹기 때문이다.[13]

에서 부작용으로 불안감, 공황, 우울감, 정신병, 심지어 섬망이 나타나는 이유가 바로 이 때문이다. 영아와 유아의 경우, 식단과 의약품이 의도치 않은 영향을 주게 되면 평생 파장이 미칠 수 있다. 예를 들자면 오늘날에는 장내미생물을 자폐증 기여요인으로 점차 인식하고 있다.[14,15]

생체리듬의 교란이 소화기 질환을 유발한다

규칙적으로 같은 시간에 음식을 섭취하면, 소화기관에 있는 모든 생체시계가 효율적인 소화와 배출을 위해 다 함께 작동한다. 그러면 장은 건강한 상태를 유지한다. 그런데 한밤중과 같이 장이 예상하지 못한 시간에 음식이 들어오면, 이 음식은 제대로 소화되지 못하고, 장의 정상적인 복구 과정을 방해하여 물리적 손상을 남길 수도 있다. 시간이 지나면서 이런 손상이 점차 쌓여서 장 질환으로 이어질 수 있다.

매일 오전 8시, 오후 1시, 오후 6시에 삼시 세끼를 먹는다고 하면, 우리 장에서는 언제쯤 식사를 하게 될지 예상하게 된다. 하지만 음식을 먹기 시작한 뒤에야 장에 소화효소와 산이 넘쳐나게 된다. 한 끼를 거른다고 큰일이 생기지는 않는다. 하지만 장이 복구되어야 하는 시간일 뿐만 아니라 장 수축성이 별로 없는 시간인 한밤중에 야식을 먹으면 피해가 훨씬 크다.

딱 하룻밤 야식을 먹더라도 이튿날 아침이면 위에 거북한 느낌이 남을 수 있다. 그런데 이런 일이 며칠간 계속된다면 위산 역류가 증가하게 되고, 장에서는 장벽에 있는 손상된 세포들을 전부 다 복구할 시간이 부족해질 수 있다.

만약 시간에 구애받지 않고 닥치는 대로 음식을 먹는 생활이 몇 주 동안 이어진다면, 위산 역류와 속쓰림gastroesophageal reflux disease, GERD(일명 위식도 역류 질환)을 일상생활 속에 달고 살게 될 것이다. 소화불량, 불규칙한 장운동, 변비가 일상적인 고역이 될 것이다. 정상적인 장내 세균 구성이 달라지면서 장누수증후군도 생길 것이다. 그러면 장 안에서 국지적 염증과 함께 전신 염증이 유발될 수 있다. 그에 따른 증상으로는 전신 피로, 관절통, 피부발진, 관절염, 식품 감수성 등이 있다. 면역체계가 이와 같은 불필요한 전투에 힘을 빼게 되면 진짜 병원체와 싸워야 할 때 약해지고 만다. 그렇지 않았으면 너끈히 처리해버렸을 세균 감염에도 취약해질 수 있다. 이러한 질병들은 바렛 식도(식도의 점막 세포가 위 점막 세포로 변한 상태로, 심한 위식도 역류 질환의 합병증이다－옮긴이), 식도염(식도 염증), 충치, 위궤양, 염증성 장 질환, 심지어 결장암으로까지 악화할 수도 있다.

교대근무자들은 장 질환에 쉽게 걸린다. 그래서 우리는 이와 같은 많은 건강문제의 중심에 생체리듬의 교란이 자리하고 있다는 사실을 잘 알고 있다. 실제로 만 명 이상의 교대근무자를 대상으로 한 연구 결과, 교대근무가 위궤양과 십이지장궤양 발병 가능성을 2배 높이는 것으로 밝혀졌다.[16] 그런데 우리는 모두가 교대근무자와 마찬가지 생활을 하고 있다. 그래서 선진국들의 경우 전체 인구의 거의 10~20%가 적어도 1주일에 한 번은 위산 역류를 경험하고 있다는 말이 타당하게 들린다. 미국에서만도 위식도 역류 질환 처방은 매년 6천만 건 이상을 기록한다.

위산 치료제 장기 복용의 위험성

그렇다면 위식도 역류 질환이나 위산 역류가 있는 것이 뭐 그리 큰 일일까? 목 아플 때 민트 사탕 하나 먹는 것처럼 알약 하나면 증상이 사라지는데 말이다. 천만의 말씀이다. 미국소화기학회의 의뢰를 받아 갤럽에서 진행한 설문조사에 따르면, 매주 1회 이상 위산 역류를 경험하는 성인 1,000명 가운데 79%가 밤에 속쓰림을 겪는다고 대답했다. 이 가운데 75%는 이런 증상이 수면에 영향을 주었다고 응답했으며, 63%는 속쓰림이 숙면을 취하는 능력에 부정적인 영향을 준다고 대답했다. 40%는 야간 속쓰림으로 인해 다음 날 활동하는 능력이 악화되었다고 생각했다.[17] 위식도 역류 질환은 이들의 생체리듬에 명백한 영향을 미치고 있었다.

그러나 약은 별 도움이 되지 않았다. 야간 속쓰림으로 고통받는 791명의 응답자 가운데 71%는 속쓰림을 가라앉히기 위해 일반의약품을 복용한다고 했지만, 이 중 29%만이 이런 접근법이 매우 효과적이라고 대답했다. 41%는 처방약을 먹는다고 했는데, 이렇게 응답한 사람들 중 절반 가까이(49%)는 이 방법이 매우 효과적이라고 응답했다. 이런 응답 결과를 종합해보면, 속쓰림 약에 기대했던 효과를 본 경우가 상당히 많지는 않았다는 뜻이다. 그런데도 사람들은 왜 속쓰림 약을 계속 먹는 것일까?

대부분의 제산제는 위에서 위산 생성을 늦추는 방법으로 주로 작용한다. 하지만 이는 임시방편일 뿐이다. 수면제 과용과 마찬가지로 제산제 역시 몇 개월 또는 몇 년 동안 지속적으로 사용하는 경우에 대해 검증받은 적이 없다. 이런 종류의 약물들을 가리켜 양성자 펌프 억제제(PPIs, proton pump inhibitors)라고 한다. 위에 양성자가 많다는 것은 위산이 많다는 것을 의미한다. 따라서 PPIs는 위에 더 많은 양성자를 쏟아 넣는 분자들을 억제하는 것이 핵심이다. 여러분도 짐작하듯, 이런 약물은 위의 산도(pH)를 바꾸어 산성을 약화시킨다. 그러면 인체는 반격에 나서서 더 많은 위산을 만들거나 위에 더 많은 위산을 만들라고 지시하는 가스트린 호르몬을 더 많이 만들려고 한다. 이러다 보면 점차 약 복용량 증가로 이어질 수 있다. 몇 주 또는 몇 달 동안 PPIs를 규칙적으로 복용하면 장 속의 화학적 특성이 변해버려서 환자가 PPIs에 의존하게—심하면 중독되게—된다.

위산이 줄어들면 더 많은 세균이 위에서 살아남아 소장으로 들어갈 수 있게 된다. 그중 일부는 병원성 세균일 수 있다. 바로 이 때문에 PPIs가 감염과 설사를 일으키는 것이다. 이 약품을 복용하는 11,000명 이상의 환자를 대상으로 한 서로 다른 6가지 연구를 체계적으로 검토한 결과, 살모넬라 감염이 3배 증가한 것으로 나타났다.[18] 이와 마찬가지로 PPIs를 복용한 14,000명 이상의 중년 성인을 대상으로 2차 종단적 연구 결과, 위의 세균성 감염이 평균 3배 증가한 것으로 밝혀졌다.[19]

연구 참가자 가운데 일부는 감염에 훨씬 더 취약하기도 했다. 이들의 감염 위험은 10배나 더 높았다.

PPIs는 신장 질환 위험도 증가시킨다. 50만 명 이상의 뉴질랜드 환자와 20만 명 이상의 미국 환자를 대상으로 한 연구들을 보면, PPIs를 정기적으로 복용한 결과 급성 신장 질환이나 급성 신장감염 발생 가능성이 3배 증가한 것으로 나타났다.[20,21] PPIs의 부작용은 뇌에까지 미친다. 만성적인 PPIs 복용자들은 치매에 걸릴 위험이 증가할 수 있다는 연구 결과들도 있다. 그런데 PPIs는 스트레스성 궤양, 위궤양, 위장관 출혈, 헬리코박터 파일로리균 감염 등 기타 다수의 질병을 예방하는 차원으로도 복용되고 있다.[22]

이러한 약물을 지속적으로 복용하면 골밀도 변화와도 연결되어 골다공증과 뼈 골절을 일으킨다.[23] 이러한 질병들에 사용되는 의약품들은 변비를 포함해서 장 기능에 영향을 주는 것으로 알려져 있다. 이렇게 되면 '약을 쓰느라 또 다른 약을 쓰게' 된다. 즉 처음 복용한 약의 부작용을 다스리기 위해 다른 약을 또 쓰게 되는 소용돌이에 말려들게 되는 것이다.

그런데 우리의 생활방식에 몇 가지 작은 변화를 주는 것만으로도 이런 소용돌이를 멈추거나 늦출 수 있다. 이를테면 먹는 시간과 잠자는 시간을 바꾸는 것이다. 시간제한 식사법과 운동, 수면을 병행하면 최적의 소화를 촉진하고, 창자 투과성을 감소시키며, 전반적인 장 건강을 향상할 수 있다. 이렇듯 장 건강이 향상되면 장 질환 때문에 복용하는 약의 양을 줄이거나 아예 끊는 데 도움을 줄 수 있다. 복용하는 약이 줄면 더 나아가 부작용도 줄어드는 효과가 생길 수 있다.

시간제한 식사법을 실천하는 사람들 대다수가 식사 일정을 짜서 그대로 실행하기만 하면 위식도 역류 질환이 줄어든다는 이야기를 우리에게 들려준다. 이것은 워낙 흔한 효과라서 어떤 사람들은 언급조차 하지 않는다. 그 대신 더 심각한 건강문제에 시간제한 식사법이 어떤 효과를 주었는지에 초점을 맞춘다. 하지만 위식도 역류 질환과 같은 소화기 문제를 강조하면 할수록, 이것이 정상적인 삶의 일부 또는 함께 안고 살아야 하는 것이 아니라는 사실을 우리 모두 더 많이 깨닫게 될 것이다.

섭식 패턴과 과민성 대장증후군

과민성 대장증후군IBS은 위장관 장애의 한 유형이다. IBS의 증상과 징후는 다음과 같다.

- 복통
- 배변습관 변화(배변 횟수 증가 또는 감소)
- 복부팽만
- 경련
- 가스

우리 실험실에서는 최근 새로운 사실을 발견했다. 우리는 표준 식단의 먹이와 간혹 간단한 간식을 먹으면서 매우 주기적인 배변 리듬을 보였던 쥐들에게 고도로 가공된 먹이를 아무 때나 먹고 싶을 때 먹게 했다. 그랬더니 이 쥐들은 마치 과민성 대장증후군이 있기라도 한 듯 시도 때도 없이 배변했다. 하지만 이 쥐들의 식사시간을 단 몇 시간으로 제한하자, 잦은 배변 활동 문제가 완전히 해결되어 하루하루의 배변 주기가 정상으로 회복되었다. 이 실험 결과는 IBS로 고통받는 사람들에게 시간제한 식사법이 효과가 있을 수 있다는 희망을 준다.

현재 IBS는 10대 청소년들과 청년들 사이에서 급속하게 증가하고 있다. 젊은 연령대에서 IBS가 증가하는 원인에 대한 연구가 많지는 않지만, 한 가지 가정을 할 수 있다. 중학교와 고등학교 시절, 학생들이 밤늦게까지 깨어 있으면서 야식을 먹고 잠을 적게 자면서 수면과 생체리듬의 교란이 시작된다는 것이다. 10대 청소년들의 생체리듬 교란이 IBS 증가 추세의 도화선이 된다고 할 수 있겠다.

시간제한 식사법을 실천하는 사람들 가운데에는 불과 몇 주 만에 IBS 증상이 개선되었다고 보고하는 사람들도 있다. 일례로 40대 초반의 패티는 하루에 적어도 6번은 화장실을 찾아야 하는 등 7년 넘도록 IBS로 고통받고 있었다. 그녀는 오전 10시에 첫 끼니를 먹고 오후 6시에 마지막 식사를 하는 일정으로 8시간 시간제한 식사법을 시작했다. 2주 후, 우리는 패티로부터 이메일을 받았다. 그동안 어떤 약을 써도 소용없었던 IBS 증상이 개선되었다는 내용이었다.

나의 바람은 소화에 문제가 있는 사람들은 누구나 시간제한 식사법을 12주 이상 실천하여 패티와 같은 경험을 누렸으면 하는 것이다.—
우리 인체의 원래 작동방식과 자연스럽게 일치하는 새로운 섭식 패턴
을 실천하는 것—하나의 작은 변화가 이내 더 나은 건강을 선사할 수
있다는 사실이 나는 여전히 놀라울 따름이다.

10장

비만, 당뇨, 심장 질환 등 대사증후군에 대처하는 법

친애하는 판다 박사님,

다름이 아니오라, 어제부로 제가 공식적으로 18kg을 감량했다는 소식을 전해드리고자 합니다. 현재 저는 3개월째 8시간 시간제한 식사법을 하고 있고 8월 1일자로 체중을 총 18kg 감량했습니다. 그동안 저는 제 몸에 대해서 그리고 제 몸이 올바르게 기능하며 잘 지내려면 진정으로 무엇이 필요한지 아주 많이 배웠습니다. 저의 다음 목표는 앞으로 4.5kg 더 감량 하면 달성됩니다.

다이어트를 시작할 때 제 몸무게는 136kg이었는데 지금은 118kg이 되었 습니다. 이런 숫자만이 아니라, 제 인생이 완전히 달라졌습니다. 이제 내 몸을 내가 다스린다는 느낌입니다. 음식과의 관계도 영원히 바뀌었답니다. 체중은 첫 주에 4.5kg이 빠지고 2, 3주 동안은 거의 정체 상태에 있더니 그 후로 녹아내리기 시작했습니다. 가만히 살펴보니, 덜 '부담스럽거나' 소화시키기 어려운 음식을 이른 시간에 먹으면, 다음 날 단식을 중단하기 전에 몸에 쌓여 있던 체지방을 더 많이 태우게 되는 것 같습니다.

저는 수많은 사람이 찾던 해답이 바로 여기 있다고 생각합니다. 제 주변에는 저와 함께 다이어트를 하고 있는 친구들이 20명쯤 되는데, 모두 성과가 뛰어납니다. 어제는 한 트럭 운전사와 이야기를 나누었는데, 그는 자신의 체중 181kg을 벗어날 방도가 없는 것 같다며 이미 포기한 상태라고 하더군요. 저는 그에게 이 다이어트법이 얼마나 효과가 있는지 설명해주면서 희망을 불어넣었습니다.

결론은 박사님의 다이어트법이 효과가 있다는 것입니다. 이 다이어트법의 골수 신봉자가 된 저는 앞으로도 제 힘이 닿는 한 많은 사람을 도와서, 그들이 자신의 삶을 다스리고 더 이상은 잘못된 식습관의 희생자가 되지 않게 하렵니다.

웨스턴 "웨스트" 반즈Weston "West" Barnes

우리는 에너지를 생산하고, 세포를 복구하고 성장시키기 위한 구성 요소를 만들고, 찌꺼기를 배출하기 위해 영양소를 섭취한다. 이런 영양소를 사용하기 위해 체내에서 일어나는 화학반응이 바로 신진대사다. 우리 몸의 신진대사에 이상이 생기면, 지방, 당분, 콜레스테롤의 소화가 중단되면서 체중이 늘어난다. 이렇게 늘어난 체중은 대사 질환이라는 형태로 우리 건강에 영향을 준다. 바로 비만, 당뇨, 심장 질환이 그 주인공이다. 이 3대 질환은 동시에 발생하기도 하고 따로따로 생기기도 한다. 하지만 한 가지 증상이 나타나면 다른 증상들도 서서히 뒤따라 나타나게 된다. 이런 질환들과 증상들이 쌓이면 나머지 인체의 정상적인 기능에도 영향을 준다. 이를 가리켜 대사증후군이라고 부른다.

의사들은 보통 간단한 기준을 이용해서 대사증후군에 접어들었는지 테스트한다. "국립콜레스테롤교육프로그램NCEP 산하, 성인의 높은 혈중 콜레스테롤 검출, 평가, 치료에 관한 전문가위원회(성인 치료위원회Ⅲ)가 발표한 3차 보고서"에 따르면, 다음 5가지 특성 가운데 3가지가 해당하면 대사증후군이라고 정의한다.

- 복부비만
- 고혈압
- 트라이글리세라이드(혈중 지방의 한 유형) 실험실 검사 수치 이상
- 고밀도 지단백질 콜레스테롤HDL-C 수치(이 수치가 낮은 경우가 문제가 됨 – 옮긴이)
- 공복 고혈당(당뇨의 특징)

물론 대사증후군은 치명적일 수 있다. 하지만 동시에 전적으로 완전히 예방할 수도, 되돌릴 수도 있다. 이 질환을 예방하고 되돌릴 열쇠는 바로 체중 감량, 운동, 더 건강한 생체주기 코드에 적응하는 데에 있다. 핵심은 체지방, 그중에서도 복부지방을 빼는 것이다. 복부지

방은 해로운 전염증성 분자들과 기타 화학물질들을 활발히 생성한다. 이런 화학물질들은 아테롬성 동맥경화증과 암을 유발하고, 혈당과 인슐린 저항성을 높이며, 염증이 생기게 하는 주범들이다. 따라서 시간제한 식사법에 강도 높은 운동을 병행하면 여러분의 허리 치수가 줄고 건강을 역전시킬 가능성이 커질 것이다.

생체주기 코드에 생긴 균열, 비만으로 이어지다

우리가 무언가를 먹으면 그 즉시 췌장에서는 인슐린을 분비한다. 인슐린은 신진대사에 있어서 매우 중요한 2가지 역할을 한다. 첫째, 혈액에서 당분을 흡수해서 간, 근육, 지방, 기타 조직으로 보내는 것을 도와준다. 둘째, 이 기관들에 일부 당분을 체지방으로 변환하라는 신호를 보낸다. 이러한 과정은 우리가 음식을 먹을 때마다, 음식 섭취 후 2~3시간까지 계속된다. 따라서 우리가 계속해서 간식을 먹으면 우리 몸은 계속해서 체지방을 만드는 모드로 남아 있는 셈이다. 낮에는 췌장에서 인슐린을 더 많이 생성하지만, 밤에는 인슐린 생성이 둔화된다. 그래서 야식을 먹고 나면 우리 몸은 더 오랫동안 체지방을 만드는 모드를 유지한다. 음식 섭취를 중단하고 6~7시간이 지난 후에야 우리 몸에서는 일부 체지방을 연소하기 시작한다. 이것이 바로 시간제한 식사법의 가장 중요한 측면이다. 우리 몸에 해당하는 엔진에 연료 공급을 멈추고 이미 보유하고 있는 연료를 태워서 엔진을 가동하는 것 말이다. 이것이야말로 체중 증가를 방지하거나 역전시켜서 궁극적으로 비만을 예방하는 유일한 방법이다.

일반적으로 비만이란 신장 대비 체중이 과도한 상태를 말한다. 비만을 규정할 때 가장 널리 사용되는 전통적인 척도가 체질량지수BMI다. 미국의학협회American Medical Association에서는 BMI 지수가 30 이상이면 비만이라고 정의한다. 비만은 단순히 과체중 문제로 끝나지 않는다. 나머지 건강 전체에 영향을 끼칠 수 있기 때문이다. 비만하게 되면 지방간, 당뇨, 고혈압, 심장 질환, 만성 신장 질환 발병 위험이 무척 커진다. 이들 질환은 잉여 체지방이 저장되는 부위와 관련되어 있다.

글리코겐으로 저장 가능한 양 이상의 에너지 초과분은 지방으로 변환되어 지방질 조직 속 지방이나 지방세포로 저장된다. 지방질 세포의 수용 능력이 한계치에 도달하면, 인체는 원래 지방 저장용으로 설계되지 않은 세포와 기관에 지방을 저장하는 경향이 있다. 이렇게 되면 간, 근육, 췌장과 같은 기관들의 기능이 떨어진다. 세포 안에 지방이 과도하면 세포가 에너지를 생산하는 정상적인 임무를 수행할 공간이 부족해진다. 이러한 요인과 관련 있는 질환은 지방간에서 당뇨, 심장 질환, 고혈압, 심지어 암에 이르기까지 광범위하다.[1]

세포 안에 체지방이 과도해지면, 소포체ER가 차지할 공간 또한 줄어든다. 소포체는 세포 내에 있는 수송 시스템으로서 세포막과 더 나아가 세포 외부로 연결되어 있다. 세포는 매일 복구 주기 동안 이 수송망을 통해 항상 어떤 물질을 분비한다. 그런데 소포체가 스트레스를 받으면 세포의 전반적인 복구 과정에 방해가 된다. 일부 체지방 역시 염증을 유발하는 지방 유형으로 변환되어 혈액으로 방출된다. 이러한 염증성 지방은 전신에 염증을 일으킬 수 있다.

교란된 생체주기 코드는 비만을 유발하는 주요 원인이다. 첫째, 수면시간이 줄면 허기를 조절하는 뇌 호르몬에 혼란을 일으킨다. 얼마나 오랫동안 깨어 있을지 예측할 수 없게 된 뇌는 공복 호르몬 생성을 증가시킨다. 깨어 있으려면 잠잘 때보다 많은 에너지가 필요하기 때문이다. 그 결과, 단 몇 시간 더 깨어 있을 뿐인데 필요한 것 이상으로 항상 더 많이 먹게 된다. 수면 부족은 뇌를 혼란스럽게 만들어 우리가 건강에 좋은 선택을 하지 않고 건강에 나쁜 음식을 선택하게 만든다. 우리는 과도하게 피곤할 때면 열량 밀도가 높은 음식에 대한 식탐을 보인다. 이런 음식을 과식하면 비만의 원인이 된다. 또한 수면 부족은 사람을 무기력하고 비활동적으로 만들어 결국에는 과도한 에너지가 저장되게 한다.

우리가 음식을 먹을 때마다, 췌장은 인슐린을 생성하여 간과 근육이 혈당을 흡수하게 돕는다. 이와 동시에, 인슐린은 당분으로부터 지방을 만드는 생화학 경로를 촉진한다. 그런데 우리가 오랜 시간 동안 열량을 섭취하면 인슐린 생성이 활발한 상태가 계속 유지된다. 즉 우리 신체기관들이 계속해서 체지방을 만든다는 뜻이다. 우리가 신체적으로 활동을 적게 하는 저녁이나 늦은 밤에 식사를 하게 되면 에너지 소비가 줄어들어 지방이 더 많이 저장되는 원인이 된다. 마지막으로, 전체적으로 음식을 섭취하는 시간이 늘어나면 인체는 끊임없이 새로

소화한 음식을 에너지로 사용하기 때문에 기존에 저장된 체지방을 연소할 기회를 전혀 얻지 못한다.

시간제한 식사법, 새로운 섭식 패턴을 낳다

건강을 향상하려면 하루 종일 영양가 높은 음식을 적은 양으로 자주 먹어야 한다는 오래된 격언이 있다.[2] 심지어 내 개인 트레이너도 나에게 잠자기 전까지 2~4시간마다 음식을 섭취하라고 권했을 정도다. 그런데 이런 식이요법은 두 부류의 극단적인 상황에 있는 사람들을 위해 고안된 것이다. 내과 전문의들은 당뇨병전증을 보이는 사람이 매 식사 후 동맥 속에서 쇄도하는 혈당을 감소시키려면 소식을 해야 한다고 생각했다. 그래야 췌장에서 생성된 소량의 인슐린으로도 혈중 포도당이 급상승하는 것을 조절할 수 있다고 여겼다. 또 다른 경우는 보디빌딩 대회나 철인3종경기를 준비하며 훈련하는 선수들이다. 이들은 근육을 늘리기 위해 식사를 자주 하는 것이 인체가 근육을 형성하는 아나볼릭anabolic 모드를 유지하는 좋은 전략이라고 믿었다. 하지만 실제로는 이런 섭식 방식의 결과는 일관되지 않다. 그래서 개인의 운동 수준과 무관하게 누구에게도 평생 실천할 만한 식습관으로 권고하지 않는다.

보통 사람들은 이와 같은 극단적인 경우 가운데 어디에도 속하지 않는다. 물론 당뇨병 환자들은 포도당 수치가 급상승하지 않는 상태를 유지하기 위해 소식해야 할 필요가 있다. 하지만 평균적으로 사람들이 음식을 계속 먹을 경우, 아무리 소식을 한다 해도 열량 섭취량을 낮게 유지하기가 힘들다. 덧붙이자면, 당뇨병전증 환자들에게조차도 소식을 하라는 권고는 깨어 있는 16~18시간 동안 계속 먹어야 한다는 것을 의미하지 않는다. 시간제한 식사법이 더 좋은 음식 섭취 방법이다. 이를 통해 인공적인 스케줄보다 자연스러운 생체주기 코드에 우리 몸을 적응시키도록 훈련할 수 있기 때문이다.

이와 같은 소식 식이요법은 지난 40년을 거치면서 '건강에 좋은 간식'이라는 개념을 도입했다. 1971년에서 2010년까지 미국 전국건강영양조사NHNES의 데이터를 바탕으로 분석한 결과, 전체 열량에서 간식으로 섭취한 비중이 1/10에서 1/4로 증가한 것으로 나타났다. 간식 소비 증가와 함께 전체 열량 소비도 늘어났다.

우리 연구진이 myCircadianClock 앱에서 얻은 섭식 패턴 관련 데이터를 검토한 결과, 전통적인 아침-점심-저녁 삼시 세끼의 식사 패턴은 이제 지켜지지 않는 것으로 밝혀졌다. 심지어 이런 추세는 교대 근무를 하지 않는 건강한 성인에게서도 나타났다.[3] 실제로 하루에 음식을 섭취하는 횟수는 4.2회에서 10.5회에 달했다. 이 연구 결과, 미국 성인의 50%는 하루에 음식을 섭취하는 시간이 15시간 이상이라는 사실이 명백히 밝혀졌다.[4] 그런데 이러한 섭식 패턴은 미국인에게만 해당되지는 않을 것이다. 인도 성인들을 대상으로 한 연구에서도 이와 같은 섭식 패턴이 발견되었기 때문이다.[5]

혹시 저녁식사 후에 식욕을 주체하기가 힘들다거나 자다가 한밤중에 일어나 야식을 먹는다면, 여러분은 야식 증후군NES이라는 희귀병을 앓고 있는 것인지도 모른다.[6] 야식 증후군은 우울감, 불안감, 스트레스에서 기인하거나, 체중 감량을 시도했으나 결과가 신통치 않을 때 나타날 수 있다. 야식으로 먹는 음식은 대개 혈당지수가 높은 탄수화물로 만든 경우가 많아서, 야식 증후군이 있는 사람들은 과체중으로 고통받기도 한다.[7]

우리는 중국 쑤저우 대학교 잉 슈Ying Xu 교수와 협업하며, 야식 증후군이 있는 쥐들을 연구했다. 야식 증후군에는 이를 야기하는 유전적 요소가 있을 수 있다. 우리가 연구한 쥐들 가운데 일부는 Per 1 유전자에 돌연변이가 있어서, 이 때문에 야식을 먹는 것 같은 행동이 일어날 수 있다. 이 쥐들은 이른 오후부터 먹이를 먹기 시작하고, 정상적인 시간에 먹이를 먹는 쥐들보다 과체중이다. 그런데 똑같은 돌연변이 쥐들에게 야식만 허락하자(원래 쥐들이 먹이를 먹는 시간이다) 이들의 체중 증가 속도가 느려졌다.[8] 이것은 괄목할 만한 연구 성과다. 유전적 돌연변이로 인해 쥐가 과체중 성향을 보이더라도, 시간제한 식사법을 따르게 하면 유전적 조건으로 인한 악영향을 해소하여 쥐가 더 날씬해질 수 있다는 것을 보여주기 때문이다.

하지만 인간에게서는 이와 같은 Per 1 유전자의 돌연변이가 발견되지 않았다. 그러나 향후 몇 년 안에 우리 인간의 유전적 돌연변이와 섭식 패턴에 대해 훨씬 더 많은 사실이 알려질 것이다. 그날이 올 때까지, 야식 증후군을 다스릴 한 가지 전략은 야식 증후군에 대해 잘 파악한 뒤 시간제한 식사법을 실천하는 것이다. 이 식사법은 늦은 밤에 야식을 먹고 싶은 욕구와 싸우는 데 도움이 될 것이다. 만약 밤늦게 먹고 싶은 충동을 떨쳐버리는 것이 불가능하다면, 늦은 시간에 하는 시간제한 식사법을 시도해볼 수 있겠다. 즉 첫 끼니를 점심시간 즈음 시작해서 마지막 음식은 자정 정도에 섭취하는 방법이다. 이것은 야식 증후군을 조절하는 최고의 접근법은 아닐지 모르지만, 체중 증가가 미치는 전반적인 영향을 줄일 수도 있다.

알렉산더는 야식 증후군 환자

알렉산더가 우리 실험실에 연락해왔을 때, 그는 신장이 175cm에 체중은 120kg에 달했다. 그는 2013년부터 36kg이 넘게 체중이 늘었다고 했다. 우리를 찾아 시간제한 식사법을 시도하기 전까지, 그는 20년 이상 야식을 먹었다. 그가 들려준 이야기에 따르면, 그는 잠을 자면서 음식을 먹어서 다음 날 아침에는 간밤에 무엇을 먹었는지 기억하지 못한다고 했다. 처음에 그는 그 이유가 자신이 낮에 탄수화물을 스스로 금하기 때문이라고 생각했다. 그는 15년 이상 '보디빌더' 생활 방식을 고수하면서 지독한 고단백 식단을 먹었다. 하지만 나이가 들면서 식단을 조절하기가 점차 힘들어졌고, 그러면서 밤에 폭식하기 시작했다.

알렉산더는 수많은 의사, 영양사, 정신과 의사를 찾았지만 아무 소용도 없었다. 도저히 밤에 야식을 멈출 수가 없었다. 그는 불면증을 치료하려고 조피클론 수면제를 먹어봤지만 도움이 되지 않았다. 심지어 수면 검사 결과, 수면무호흡증 확진을 받고 밤에 규칙적으로 호흡할 수 있게 도와주는 기계인 고정형 양압기CPAP도 사용하고 있었다.

우리 연구진은 알렉산더를 연구 대상으로 삼고, 그에게 시간제한 식사법을 시도해보라고 제안했다. 다만 그가 원하는 시간대는 고를 수 있게 했다. 이제 그는 오전 7~8시 사이에 기상한다. 그는 낮 동안에는 블랙커피와 물만 마신다. 퇴근 후 집에 6시쯤 귀가하면, 그때 첫 끼니로 단백질과 지방이 골고루 함유된 건강한 식단과 샐러드와 채소를 많이 먹는다. 이후 10~11시에 잠자리에 드는데, 그 전까지 일부러 음식을 섭취한다. 그가 섭취한 열량은 대부분 6시에서 자정 사이에 소비된다. 비록 이렇게 야식하는 것이 이상적이지는 않지만, 그래도 통제 불가능한 강박적인 야식 증후군이 있다는 점을 고려하면 이것이 그가 할 수 있는 최선의 시간제한 식사법이다.

이렇게 시간제한 식사법을 실천하면서 스트레스 수치를 낮추려는 노력을 기울인 지 1달. 알렉산더는 이렇게 병행하는 방법이 불과 1달 만에 벌써 효과가 뛰어나다며 "삶을 바꿔놓았다"고 말했다. 집중력도 회복되고 체중도 4.5kg 줄었다고 했다. 게다가 낮에는 아무것도 먹지 않았음에도 에너지가 넘친다고도 했다.

2형 당뇨병과 연관되는 잘못된 생체리듬

당뇨병은 췌장이 인슐린을 충분히 생성하지 못할 때, 또는 체세포들이 인슐린에 반응하여 혈액으로부터 당분을 흡수하는 기능을 더 이상 하지 못할 때 발생한다. 당뇨병은 당분이 많은 음식을 많이 먹고, 운동을 적게 하고, 비만 상태가 되면서 발병할 수 있다. 그런데 오늘날 축적된 수많은 데이터를 보면, 생체리듬 교란이 당뇨병으로 이어질 수 있다는 것을 알 수 있다. 가령 1주일 동안 수면시간이 줄면 혈중 포도당 수치가 당뇨병전증 수준으로 올라갈 수 있다.

당뇨병이 혈액의 기본 속성을 변화시키기 때문에, 이 질병으로 인한 합병증은 전신과 두뇌에 영향을 줄 수 있다. 만성 당뇨병은 심혈관 질환, 족부 궤양, 눈 손상, 만성 신장 질환으로 진행될 수 있다.

같은 음식을 섭취할 경우 시간별 혈중 포도당 반응

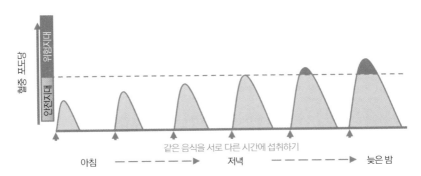

아침에는 혈중 포도당 수치가 안전지대 안에 머물러 있다. 시간이 지날수록 같은 음식을 먹더라도 혈중 포도당 수치가 점차 올라가며, 높은 상태를 유지하는 시간도 점점 길어진다.

우리 몸의 포도당 조절 메커니즘을 통제하여 일상리듬 유지를 책임지는 생체시계는 최소 2곳이다. 첫 번째 생체시계는 췌장에 있다. 췌장에서는 인슐린 분비가 밤이 되면 미미할 정도로 둔화하도록 프로그램한다. 우리 뇌에 있는 두 번째 생체시계는 밤이 되면 멜라토닌을 더 많이 생성한다. 이렇게 분비된 멜라토닌은 췌장에 작용하여 밤에 인슐린 분비를 억제하게 만든다.[9] 그러므로 밤늦은 시간까지 계속해서 음식을 먹으면, 췌장이 잠들어 있는 시간인지라, 적은 양의 인슐린만으로 더 많은 포도당을 간과 근육 세포로 가져가라는 지시를 하기에 역부족이다. 이렇게 되면 혈중 포도당 수치가 위험할 정도로 높아져서 추가적인 손상을 유발한다.

생체리듬, 심장 질환에 영향을 주다

심장 질환은 혈류가 막혀서 유발된다. 심장 질환의 절대다수는 동맥벽의 지방 침착물 때문에 생긴다. 심장으로 향하는 혈류가 방해를 받으면 가슴 통증(협심증)이나 심장마비(심장으로 가는 혈류가 막혀서 발생하는 것으로, 일명 관상동맥 질환)가 일어난다. 뇌로 가는 혈류가 막히면 뇌졸중 또는 뇌혈관 질환이라고 한다. 다리 같은 말초기관으로 가는 혈류가 막히면 말초동맥 질환이라고 한다. 또 다른 유형의 심장 질환은 심장을 불규칙적으로 뛰게 만든다. 바로 부정맥 혹은 심방세동(AFib 또는 AF)이라고 알려진 병이다. 심방세동은 맥박이 떨리거나 불규칙적인 상태(부정맥)로, 혈전, 뇌졸중, 심부전, 기타 심장 관련 합병증으로 이어질 수 있다. 심장 질환을 일으키는 두 가지 주요 원인은 이상지질혈증과 고혈압이다. 먼저, 비만은 혈중 지방을 과도하게 만들어 염증의 원인이 된다. 지방으로 인해 동맥이 좁아지면서 산소가 풍부한 혈액을 여러 신체 부위와 뇌로 전달하는 혈류가 줄어든다. 고혈압은 이런 상태를 악화시킨다. 동맥에 쌓여 있던 콜레스테롤 플라크가 고혈압에 의해 떨어져 나가 동맥 내의 좁아진 부위로 흘러가 그곳을 막아버릴 수 있다. 그러면 뇌로 가는 혈액 공급을 막거나(뇌졸중) 심장으로 가는 혈류를 막게 된다(심장마비).

생체리듬이 교란되면 지방과 콜레스테롤 대사작용에 영향을 주어 체지방 저장 증가, 콜레스테롤 플라크 증가, 염증 위험 증가로 이어진다―이런 식으로 플라크가 형성된다. 신장 기능과 관련된 생체리듬은 혈압과 관련된 하루 주기 리듬을 만들어내어 밤에는 혈압을 떨어뜨린다. 그러면 심장 질환 위험이 감소하는 데 도움이 된다. 그런데 이런 생체리듬이 교란되면, 밤낮으로 온종일 혈압이 높은 상태를 유지하여 뇌졸중이나 심장마비 위험이 높아질 수 있다.

시간제한 식사법, 구조를 위해 출동!

시간제한 식사법은 대사 질환을 관리하는 데에 많은 효능이 있다. 시간제한 식사법을 실천하면 체중 감량에 도움을 주고, 포도당 조절

능력이 향상되며, 심장 건강을 유지할 수 있다. 이 3가지 효과가 발휘되면 여러분은 실제로 병세가 역전되는 모습을 목격할 수 있다. 이제부터 시간제한 식사법이 어떻게 작용해서 효과를 내는지 설명하고자 한다.

무엇보다 가장 명백한 사실은 시간제한 식사법을 따르면 음식을 섭취할 기회 자체가 줄어든다는 것이다. 흩어져 있던 식사시간을—처음에는 12시간 간격으로—통합하는 것만으로도 자연스럽게 열량 섭취량이 감소한다. 앞서 5장에서 이야기했던 것처럼, 정말로 건강에 나쁜 음식을 선택하는 경우는 저녁식사 후에 많이 생긴다. 특히 고지방-고당분을 함유한 간식과 알코올음료를 많이 먹기 때문이다. 만약 여러분이 마지막 식사시간을 저녁 6~7시경으로 잡는 일정을 선택한다면, 밤늦게 알코올과 안주 같은 음식을 끊게 될 가능성이 커진다. 이런 간식을 멀리하게 되면 여러분은 더 나은 생체리듬의 소화 과정과 궁극적으로는 더 좋은 수면을 누릴 수 있게 여러분의 몸을 자동으로 설정하는 셈이 된다. 수면의 질이 좋아질수록, 공복 호르몬 분비가 정확해지고 더 나아가 식탐이 줄어든다. 이뿐만 아니라 푹 쉬어서 개운한 상태로 아침에 일어나게 되면 운동을 하게 될 가능성이 커지고, 운동을 하면 우리 뇌에는 공복감을 줄이라는 신호가 접수된다.

이렇듯 시간제한 식사법은 여러분이 건강에 좋은 음식을 선택하도록 긍정적인 영향을 주어, 궁극적으로는 열량 밀도가 높은 음식보다 영양분이 풍부한 음식을 선택하게 이끌어준다. 여러분이 12시간 시간제한 식사법 또는 그 이상을 유지한다면, 아침식사 때부터 영양가 높은 음식이 더 맛있게 느껴질 것이다. 여러분은 그 까닭이 허기 때문이라고 생각할지 모르겠다. 물론 부분적으로는 맞는 말이다. 하지만 가장 큰 이유는 여러분의 미각과 후각이 이제 더 많이 예민해졌기 때문이다. 다시 말해 고도로 활성화되었다는 뜻이다. 그 결과 음식을 선택할 때 흥미로운 영향을 미치게 된다. 많은 사람이 알려온 바에 따르면, 몇 주 동안 시간제한 식사법을 실천하고 나면, 설탕 범벅에 자연의 풍미가 느껴지지 않는 열량 밀도가 높은 식품이 서서히 맛이 단조롭고 너무 달게 느껴진다고 한다. 이들은 더 이상 그런 음식에 끌리지 않게 된 것이다. 이런 이유로, 이들은 예전만큼 단 음식에 대한 식탐이 생기지 않는다. 이러한 마법과 같은 변화는 자동으로 건강에 좋고 더 나은 음식을 선택하게 만든다.

우리가 단식으로 공복 상태를 유지하거나 운동을 하면, 우리 몸은 저장되어 있던 글리코겐을 더 오랫동안 사용한다. 그러면 근육과 간의 세포들이 상당히 많은 양의 글리코겐을 다 소진해버려서 다음 날 글리코겐을 저장할 공간이 마련된다. 오랫동안 음식을 섭취하지 않은 다음 식사를 하게 되면, 초과 섭취한 탄수화물 가운데 일부는 먼저 글리코겐으로 저장되며, 이 탄수화물을 지방으로 저장하라는 압력은 덜 받게 된다.

음식을 섭취하는 시간대를 분명하게 정해두면, 호르몬 생성 또한 활발해져서 다시 자연의 리듬에 동기화된다. 공복 호르몬인 글루카곤이 간에 작용하는 시간은 원래는 글리코겐 저장량이 격감하는 몇 시간 동안으로 제한되어야 한다. 이 호르몬은 우리가 공복 상태일 때 간에 지시를 내려 아미노산으로부터 포도당을 만들게 한다. 그런데 만약 여러분이 비만이거나 당뇨병을 앓고 있다면, 이 프로그램은 24시간 내내 가동된다. 그러면 여러분의 간은 심지어 식사 후에도 계속해서 아미노산으로부터 당분을 만든다—그 결과 혈당이 상승하고 근육 단백질을 형성할 아미노산 공급은 감소한다. 이때 시간제한 식사법을 실천하면 글루카곤 호르몬의 기능이 정상화된다. 그러면 간에서는 포도당 생성을 반으로 줄여 건강한 근육을 유지하는 데 사용할 단백질을 따로 남겨둔다. 이렇게 근육이 생기면 혈당 감소에 도움이 된다.

시간제한 식사법은 더 많은 지방을 저장해야 한다는 압박감을 줄일 뿐만 아니라, 지방을 연소하는 우리 인체의 고유한 리듬도 회복시킨다. 원래 간과 근육 세포는 밤에 여러 시간 동안 공복 상태를 유지해야만 비로소 그 안에 저장된 지방을 연소하는 메커니즘을 가동시킨다. 그런데 이 과정에서 리듬이 어긋난 경우, 시간제한 식사법은 이 과정을 다시 시작하게 한다. 건강한 지방세포는 전체 용적의 90% 이상을 지방 저장에 할애할 수 있지만, 간세포의 경우 전체 용적의 20% 이상이 지방이라면 병든 세포다. 따라서 간세포 내의 지방량이 매우 적게 감소하더라도 간 기능 향상에 따른 유익한 효과는 막대하다. 시간제한 식사법을 시작한 후 첫 몇 주 동안에 걸쳐 간과 근육에 저장된 지방량이 급격히 감소하면서 글리코겐을 저장할 수 있는 공간이 마련된다. 더 나아가 모든 세포의 내부 공간에 여유가 생기면서 세포들은 더욱 건강해진다.

우리는 콜레스테롤과 지방 사이에 또 다른 흥미로운 연관 관계를 발견했다. 시간제한 식사법이 간에서 콜레스테롤을 분해하는 효소의 수치를 증가시킨 것이다. 대개 콜레스테롤은 담즙산으로 분해된다. 시간제한 식사법을 적용한 쥐들을 검사했더니 혈중 콜레스테롤은 정상 수준으로 감소하고 담즙산은 약간 증가한 것으로 나타났다. 담즙산이 조금 증가한 것은 긍정적인 결과로 평가된다. 담즙산 증가는 지방세포 내에서 지방을 연소시키는 프로그램을 촉발하기 때문이다.[10]

우리는 또한 시간제한 식사법이 전신성 염증을 진정시킨다는 사실도 알게 되었다.[11] 전신성 염증은 당뇨병, 지방간 질환, 아테롬성 동맥경화증 등 많은 대사 질환의 어머니 격에 해당한다. 체중이 감소하면 염증을 일으키는 면역세포를 활성화하는 염증성 지방이 줄어든다. 염증이 감소하면 관절통과 화끈거림이 줄어들어 신체활동을 늘리기가 훨씬 수월해진다. 전체적으로 시간제한 식사법은 과도한 지방을 만들고 저장하려는 욕구를 감소시키고, 지방 연소를 향상하며, 콜레스테롤 수치를 정상화하고, 염증을 줄인다. 지방 감소, 콜레스테롤 감소, 염증 감소란 아테롬성 동맥경화증이나 동맥이 막히는 경우가 발생할 가능성이 감소했다는 의미다.[12]

몇 주 동안 시간제한 식사법을 실천하면 자율신경계의 생체리듬 또한 회복된다. 자율신경계는 혈압 조절을 비롯하여 많은 신체 기능을 통제한다. 나의 동료 줄리 웨이-샤첼 박사가 담당하는 환자들 가운데에는 단지 10시간 시간제한 식사법을 따랐을 뿐인데 혈압이 상당히 많이 떨어진 경우들이 있다―약물치료를 시작할 때 혈압이 떨어지는 것과 같았다. 혈압이 매우 높아서 약물치료를 받는 일부 환자들도 시간제한 식사법을 시도했는데, 이 경우 혈압이 정상화되는 정도가 훨씬 컸다. 샌디에이고 캘리포니아 대학교 소속 심장병 전문의인 팸 타우브Pam Taub 박사가 독자적으로 이끈 임상연구에 따르면, 심장 질환 발병 위험이 큰 과체중 환자들이 10시간 시간제한 식사법을 실천하자 의미심장한 정도의 체중 감소와 지방량 감소가 확인된다고 한다.

시간제한 식사법, 대사증후군 약물치료의 효과를 높이다

대부분의 대사 질환 치료제는 핵심적인 신진대사 조절인자를 찾아 거기에 작용하도록 설계되어 있다. 가령 가장 널리 사용되는 당뇨병 치료제인 메트포르민은 AMP 활성화 단백질 키나아제AMPK라고 불리는 단백질을 활성화하여 포도당과 지방 대사를 더 잘 조절하게 만든다. 그런데 흥미롭게도 시간제한 식사법은 공복 중에 지방의 연소를 증가시킴으로써 메트포르민과 비슷한 효과를 낸다.

스타틴 계열로 알려진 많은 콜레스테롤 강하제는 콜레스테롤이 만들어지는 첫 단계를 조정하는 효소에 작용한다. 바로 이 조절점도 시간에 의해 조정된다. 시간제한 식사법을 따르면, 이 효소의 생체리듬이 향상되어 하루의 절반 동안 자연스럽게 가동을 멈추는데, 이것이 스타틴 계열 치료제가 작용하는 방식과 비슷하다. 그런데 스타틴 계열에는 근력저하와 근육통이 부작용으로 나타난다. 에디라는 환자는 수년간 스타틴 계열 약품을 복용하면서 늘 근육통에 시달렸다. 그런데 10시간 시간제한 식사법을 시작한 후 근육통이 거의 다 사라져서 약물치료를 훨씬 수월하게 받게 되었다.

여기서 핵심은 시간제한 식사법은 그저 그런 체중 감량 비법이 아니라는 사실이다. 시간제한 식사법은 진정한 건강문제에 대처하는 방법이다. 체중 문제를 해결하는 것이 병의 진행을 막기 위한 최선의 방법 가운데 하나라는 것도 역시 사실이다. 혹시 가족력으로 비만, 심장 질환, 당뇨병이 있는데 여러분이 시간제한 식사법의 효과를 톡톡히 보고 있다면 부디 널리 퍼뜨려주기 바란다! 연령에 상관없이 누구나 자신의 생체주기 코드와 조화를 이루는 삶을 살면 그로부터 혜택을 누릴 수 있으니 말이다.

심장 수술 날짜를 잡고 있는가? 자신의 생체리듬에 주목하라

시간은 약물치료에서부터 수술에 이르기까지 다양한 의료 처치가 잘 이루어지는 데 중요한 역할을 한다. 오전 또는 오후에 대동맥판 치환 수술을 받은 596명의 환자를 대상으로 한 연구 결과, 수술 후 500일 동안 주요 부작용으로 심장발작이 일어나는 경우가 오전 수술 환자그룹보다 오후 수술 환자그룹에서 더 적은 것으로 나타났다. 하루 24시간 동안 유전자 발현 생체리듬의 차이로 인해 한 사람의 심장이 치유되는 속도가 오전보다 오후에 더 빨라질 수 있기 때문이다. 수술 후 초기 몇 시간 동안의 치유력이 최종적인 수술 결과와 장기적 회복을 결정하는 데 중요한 작용을 하므로, 치유 단계가 자신의 생체리듬과 일치하도록 맞추는 것이 좋다.

11장

면역력 강화와
암 치료 메커니즘

훌륭하게 무장한 국방시스템에서는 다양한 상황에 대처하기 위해 다양한 접근법과 무기를 사용한다. 이와 마찬가지로 우리 인체의 면역계도 지속적으로 우리 몸을 점검하여 외래 물질—바이러스, 알레르기 유발원, 오염원 등—이나 조직 손상을 찾아내는 고도로 정교한 방어 시스템이다. 무언가 잘못되면 면역계는 적합한 유형의 분자를 적절한 양 투입하여 손상을 복구하거나 공격을 무력화한다. 위협적인 상황이 수습되면, 면역계는 전투/배치 모드에서 물러나 다시 감시 임무로 복귀한다.

흔히 질병, 감염, 알레르기 반응은 면역계가 너무 약하거나 반대로 너무 공격적일 때, 맞서 싸워야 할 외래 물질이 없는데도 실수로 공격을 개시할 때, 위협상황이 해제된 후에도 오랫동안 방어작전을 계속 전개할 때 일어난다. 면역계가 효과적이지 못하면 폭포가 쏟아지듯 면역 반응이 일어나 결국 전신성 혹은 만성 염증이 생긴다.

면역계가 최적의 상태가 아닐 때 나타나는 증상과 질병은 광범위하다. 여드름, 통증, 관절통으로 시작해서 독감, 천식, 간 질환, 심혈관 질환, 대장염, 비염(영문명으로 *-itis*로 끝나는 여러 질병), 다발성 경화증까지 다양하다. 시간이 지나면서 만성 염증은 세포의 DNA를 손상하여 궁극적으로는 암에 이를 수 있다. 가령, 궤양성 대장염과 크론병을 앓는 사람들은 결장암 발병 위험이 크다.[1]

그러나 주요 신체기관들과 마찬가지로 면역계에도 하루 주기 요소, 즉 생체주기 요소가 있다. 그래서 여러분이 면역계의 생체리듬을 다시 맞출 수 있으면 면역 반응을 조절할 수 있다. 게다가 여러분의 생체주기 코드가 교란되면 여러분의 면역계에도 영향을 주어 질병이나 감염에 취약해지고 빠른 회복을 어렵게 한다. 예를 들자면, 상처 치료에도 강력한 생체주기 요소가 있다. 출혈 시간과 혈액 응고 시간은 둘 다 정교하게 균형을 이루어야 한다. 너무 빨리 응고되는 것은 여러분도 원치 않을 것이다. 혈병은 누수가 생긴 부분에 덧대는 시멘트 패치와 같다. 혈병의 결합구조는 간에서 생성된 단백질로 이루어진다. 잘 알다시피 간은 하루 주기의 생체리듬이 강하다. 혈병이 형성되기 전에 너무 오랫동안 출혈을 하면 감염이 일어날 수 있다.

교대근무자들은 면역계가 약하다는 것이 입증된 바 있다. 비非교대근무자들과 비교했을 때, 교대근무자들은 염증성 장 질환(대장염) 발병률이 높다. 이뿐만 아니라 세균성 감염, 여러 종류의 암, 그리고 심혈관 질환과 관절염을 포함한 기타 많은 면역계 관련 만성 질환의 발병 위험이 더 크다. 그런데 오늘날 우리가 모두 교대근무자와 같은 생활을 하는 셈이라면, 이런 질병들은 바로 우리에게도 일어날 수 있다. 이 장에서는 생체주기 코드가 우리 면역계에 어떤 영향을 주는지 정확히 알아보고자 한다. 또한 최적의 건강과 회복을 위해 약물치료, 수술, 처치를 생체주기 코드에 어떻게 잘 맞춰야 하는지도 다루고자 한다.

생체시계, 세포 수준에서 면역 반응을 제어하다

우리 혈액 속에는 수많은 유형의 면역세포가 존재하며 저마다 다양한 목적에 기여한다. 각 세포 유형은 별개의 면역계에 속한다. 일부는 세균을 파괴하고, 일부는 상처를 복구하며, 일부는 어떤 외래 물질이 우리 몸에 이미 침입한 적이 있는지 알아보고 기억하여 다음번 침입 때 적절한 반응을 할 수 있게 한다. 우리 몸에는 이런 구성요소들이 모두 최적으로 결합하여 작용해야 한다. 시계 유전자는 우리 몸에서 유형별 면역세포를 저마다 얼마나 생성해야 할지 결정하는 데 중요한 역할을 한다. 따라서 생체시계 시스템이 붕괴되면 한 가지 유형의 방어벽을 더 많이 만들고 다른 유형은 희생시킴으로써 면역계에 세포 불균형이 야기된다. 예를 들면 세균은 잘 파괴하나 상처 복구능력은 신통치 않은 불균형한 면역계는 상처 부위에서 새로운 감염에 맞서 싸우면 탈진하게 된다. 또는 가장 최근에 대적했던 외래 물질을 기억하지 못하는 면역계는 새로운 백신에 대해 약한 반응을 보일 수도 있다.

생체시계는 세포가 면역계에 속하건 속하지 않건 상관하지 않고 모든 세포의 내부에서 기본 방어 메커니즘도 조절한다. 마치 세포 속에 저마다 면역계가 있어서 위협적인 상황을 무력화하는 것 같다. 세포 내에서 가장 흔한 위협은 산화적 스트레스oxidative stress다. 이것은 산소분자가 추가적으로 세포 안으로 더 들어왔을 때 일어나는 직접적인 결과다. 이런 산소분자는 위험한 활성산소를 만든다. 활성산소는 전기적으로 불안정한 산소분자로, 안정적인 분자가 되려면 어디에서건 전자를 찾아내야 한다. 전자의 공급원에는 세포 속 DNA, 세포막, 주요 효소, 구조적 또는 기능적으로 생명 유지에 필수적인 단백질이 포함된다. 이런 중요한 여러 세포 영역과 물질이 전자를 잃고 활성산소와 합쳐지면 이들의 기능이 변질되고 만다.

산화적 스트레스는 만성 전신성 염증으로 이어지기 때문에 많은 질환의 주요 요인으로 밝혀졌다. 사실, 산화적 스트레스는 대부분의 만성 질환의 기저가 되는 생물학적 메커니즘 가운데 첫손가락에 꼽히며, 결과적으로 암, 심장 질환, 치매, 관절염, 근육 손상, 감염, 급격한 노화를 불러온다. 그런데 생체시계의 주요 역할 가운데 하나가 산화적 스트레스를 제어하는 일이다. 음식을 섭취한 후, 체내의 모든 세포가 에너지를 만들기 위해 영양분을 사용할 때, 세포는 활성산소종을 생산한다. 이때 생체시계는 세포 내의 산화 상태를 감지하는 센서로 작용하여, 항산화 방어 메커니즘을 조정해서 손상된 부분을 깨끗이 청소한다. 수백만 년 동안 음식 섭취는 당연히 낮에 이루어졌기 때문에, 생체시계의 이런 기능은 세포 건강에 필수적이다. 과학자들은 이처럼 낮과 밤 사이에 산화적 스트레스가 올라가고 떨어지는 당연한 현상이 생체시계의 진화를 부추긴 주요 요인 가운데 하나였을 것으로 생각한다.[2]

세포 활동 중에 자가포식이라는 것이 있다. 세포 안의 자질구레한 부분을 세심한 관리 아래 소화하는 작용으로, 산화적 스트레스로 인한 손상 중 일부를 줄이는 데 도움을 준다. 자, 여러분이 쓰레기를 수거해주는 서비스가 제공되지 않는 외딴 마을에 산다고 가정해보자. 직접 쓰레기장으로 가서 쓰레기를 버리기가 어렵다면, 여러분은 한번 썼던 물건을 그냥 버리는 대신 다시 사용하면서 가능한 한 재활용하려고 노력할 것이다. 이와 마찬가지로 세포 내의 길 잃은 잡동사니들을 세포 내 면역계가 리소좀lysosome이라고 하는 쓰레기 처리시스템에 넣으면, 세포들도 이를 재활용한다. 리소좀에는 산성 물질이 있어서 세포 내 쓰레기를 소화한다. 세포 내 쓰레기가 분해되면 거기서 나온 원료는 새로운 세포 성분을 만드는 데 다시 사용된다. 자가포식은 마지막으로 음식을 섭취한 후 여러 시간이 지난 후에 (몇 시간 동안 공복을 유지한 후 하루의 첫 식사를 하기 전에) 더 활발히 이루어진다. 그런 다음 우리가 음식을 섭취하면 작용이 둔화된다. 시간제한 식사법은 공복 상태에서 몇 시간 동안 자가포식 작용을 증가시키는 것으로 알려져 있다.[3]

미토콘드리아는 모든 세포 안에 있는 미세 세포기관으로, 특히 근육 세포에서 많이 발견된다. 이곳은 우리의 모든 에너지가 생산되는 주요 현장이다. 결함이 있거나 손상된, 또는 스트레스를 받은 미토콘드리아는 활성산소종을 생산한다. 그러면 손상된 미토콘드리아와 세포 내의 다른 부차적 손상은 자가포식 작용을 통해 깨끗이 청소된다. 건강한 생체리듬은 미토콘드리아의 기능, 미토콘드리아의 복구, 자가포식을 향상하며, 그 결과 전반적으로 세포 건강을 개선한다.

간혹 자가포식과 이와 유사한 정화 메커니즘만으로는 세포의 손상이나 스트레스를 상쇄하기에 역부족일 수 있다. 이럴 경우, 더 강력한 방어 단계가 가동된다. 이 방어 시스템은 어떤 세포라도 마치 자신이 면역세포인 것처럼 자기방어를 하게 만든다. 이 시스템을 통해 세포는 감염에 맞서 싸울 수 있는 화학물질을 생산하거나 조직 내의 면역세포에 구조 요청을 할 수 있다. 각 세포 내에서 이루어지는 이러한 면역 반응을 여러분 가정에 있는 화재경보기라고 상상해보자. 이런 경보기가 설치된 것은 좋은 일이나, 만약 경보기가 계속해서 작동한다면(만성 염증) 더없이 짜증스럽고 피곤할 테다. 게다가 이 세포 내 경보 시스템이 켜지면—진짜 위협이 닥쳤을 때라 하더라도—세포가 다른 기능에 집중하지 못하게 만들 수도 있다. 바로 이런 이유로 인해 방어 시스템이 만성적으로 활성화되면 신진대사나 손상 복구 등 인체의 일반적인 기능을 저해할 수 있다.[4] 우리 연구진은 쥐들을 대상으로 생체주기 코드를 교란하면 모든 세포가 마치 공격을 받는 상황인 것처럼 행동한다는 사실을 발견했다.[5]

면역계의 생체주기 반응

모든 면역계는 저마다의 개별 임무—감시, 공격, 복구, 정화—를 일정에 따라 하루 중 서로 다른 시간에 수행한다. 위협이 감지되었을 때 모든 면역 반응이 동시에 일어나야 한다고 생각한다면, 이와 같은 면역 반응이 직관에 어긋나는 것처럼 보일 수도 있다. 하지만 시차를 두고 작업이 진행되는 데에는 생명을 구하려는 매우 중요한 목적이 있다. 우리 면역계가 다양한 무기를 동시에 작동시키면, 우리 몸이 압도되어 회복할 수 없는 쇼크 상태가 야기될 수 있다. 이를 가리켜 패혈증성 쇼크septic shock라고 한다. 하지만 이 임무를 여러 시간에 걸쳐 완수하면 인체는 이 과정에서 일어나는 변화에 훨씬 수월하게 적응할 수 있다.

면역계의 상당 부분이 장에 존재하는 것은 적절한 일이다. 가장 많은 잠재적 침입자가 우리가 섭취한 음식을 통해 들어오거나 우리 장 속의 세균 안에서 발생하기 때문이다. 앞서 9장에서 논했듯, 장내미생물은 하루 중 서로 다른 시간에 번창하고 격감한다. 과거 위생상태가 지금보다 나빴던 시대에는 사람들이 지속적으로 세균과 기생충, 바이러스에 노출되어 있으면서 면역계를 가동시키는 일이 심심치 않게 벌어졌다. 이러한 악화인자는 대개 고유의 생체리듬이 있다. 따라서 세균과 기생충의 위협이 매일 증가하고 감소하는 패턴을 예상하여 우리 면역계도 생체리듬을 지니도록 프로그램되었다. 이러한 면역기능의 생체리듬은 만성 염증을 억제하는 역할도 한다. 이를 달리 말하자면,

면역계의 생체주기 조절력을 잃게 되면 만성 염증을 일으키는 또 하나의 원인이 될 수 있다는 것이다.

면역계는 장뿐만 아니라 체지방, 간, 심지어 뇌에도 내장되어 있다. 이런 면역계는 보안요원처럼 활동한다. 대부분의 시간에는 어떤 일이 일어나기를 기다리며 우두커니 서 있는 것이다. 그러다가 침입자가 발생하면 즉각 활성화되어 위협을 무력화한다. 가령 장의 방어벽이 뚫려서 세균 입자가 혈액 속으로 들어가 조직에 내장된 이 면역세포에 닿게 되면 전신성 염증이 야기될 수 있다. 생체리듬이 교란되면 뇌세포 조직 역시 스트레스를 받는다. 그 결과 스트레스를 받은 세포가 이 조직 내 면역세포를 활성화하는 많은 화학물질을 생산하여 종국에는 만성 염증에 이르게 된다.

뇌에 염증이 생기면 우울증, 다발성 경화증, 심지어 조현병을 일으킬 수 있다. 체내 축적지방 염증은 비만의 일반적인 특징이다. 이것은 필요한 경우 지방을 연소하는 지방세포의 정상기능을 저해한다. 과도한 축적지방으로 인해 간이 손상되면, 간에서는 이를 복구하기 위해 면역세포를 동원하는 화학물질을 생산한다. 이렇게 되면 반흔조직으로 지방이 가득 차게 되는 지방성 간염이나 극단적인 경우에는 간경화증으로 이어진다.

시간제한 식사법을 실천하면서 건강한 생체리듬을 유지하는 것은 전신성 염증을 줄이는 데 여러 가지 중요한 역할을 한다. 강력한 생체리듬은 피부와 장 내벽의 복구가 더 잘 이루어지도록 뒷받침한다. 그 결과 소화되지 않은 음식 입자와 질병 유발 세균, 알레르기 유발 화학물질 등이 우리 인체에 들어와서 면역계를 활성화할 기회를 줄여준다. 생체리듬이 더 강력해지면 산화적 스트레스와 염증성 화학물질 생산을 감소시킨다. 시간제한 식사법을 실천하는 동안에는 우리 몸에 들어오는 외부 물질이 줄어들고 우리 몸 자체의 염증성 화학물질이 감소한다. 그리하여 면역세포가 덜 활성화되어 전신성 염증도 덜 일어난다.

자신의 생체리듬을 파악하면 회복이 쉬워진다

누구나 지내기에 가장 나쁜 장소가 병원이라는 데에는 의사들조차도 동의할 것이다. 노인의 경우에는 특히 더 그렇다. 면역기능이 떨어진 환자들이 병원에서 잠재적으로 치명적인 감염에 걸리는 일은 매우 흔하다. 가령 장기적인 인지 기능장애를 불러올 수 있는 손상된 인지 상태를 의미하는 중환자실 섬망ICU delirium이라는 용어가 있다.[6] 증상으로는 집중력 저하, 단기간 내의 의식 장애, 기억력 저하, 혼동, 언어 또는 감정 장애 등이 발생한다.[7] 입원 환자가 수면 부족을 겪거나 시간 또는 빛 감각을 잃으면 누구에게라도 중환자실 섬망이 나타날 수 있다. 이런 중환자실 섬망은 면역계가 손상될 때 발생할 수도 있지만, 우리 연구진은 그 원인이 생체리듬 교란과 더 관계가 많다고 생각한다. 병원에 입원하게 되면 2, 3시간마다 주사를 맞느라 지속해서 통잠을 잘 수가 없고, 조명은 항상 켜져 있다. 게다가 입원 환자는 정맥주

사관이 연결되어 있는 경우가 많은데, 이는 음식과 약물이 아무 때고 혹은 지속적으로 공급된다는 뜻이다.

이런 경우, 최고의 방어는 공격이다. 만약 여러분이 병원에 입원해야 하는 상황이라면, 수면을 도와주는 최고의 도구를 반드시 챙겨가기 바란다. 특히 수면 마스크와 귀마개는 필수다. 수면의 질과 중환자실 섬망 발병에 소음이 미치는 영향을 조사한 연구가 하나 있다. 이에 따르면, 잠잘 때 귀마개를 사용하면 잠을 잘 자게 되고 섬망도 예방되었다. 특히나 입원 후 48시간 이내에 사용한 경우 효과가 컸다.[8] 일반적으로 강력한 생체리듬을 지니고 있으면 입원 기간 동안 더 빨리 회복하는 데에 도움이 된다. 생체리듬이 튼튼하면 조직 회복을 향상하고, 염증을 감소시키며, 손상된 조직 재생을 돕고, 인체에 미치는 스트레스를 최소화하기 때문이다.

항염증제 치료를 위한 생체주기 코드

만약 인체의 염증 과정이 하루 주기의 생체리듬으로 진행된다면, 여러분은 많은 염증성 질환이 낮이나 밤의 특정 시간에 악화할 수 있다고 예상할 것이다. 가령, 노령자들이 가장 많이 앓는 염증성 질환 가운데 하나가 관절에 염증과 심한 통증을 유발하는 관절염이다. 많은 관절염 환자가 통증과 뻣뻣함을 가장 심하게 느끼는 시간이 아침이라서 잠자리에서 일어나기가 어렵다고 호소한다.

환자들은 관절염 통증을 잡으려고 흔히 항염증성 약물치료를 받는다. 500명 이상의 류머티즘성 관절염 환자를 대상으로 한 연구에서, 환자들은 많이 사용되는 비스테로이드성 항염증제NSAID 인도메타신을 아침, 점심, 저녁에 처방받았다.[9] 이 약과 관련된 부작용은 속이 불편하거나 두통/어지럼증이 나타나는 것인데, 저녁에 복용한 경우에 비해 아침에 복용했을 때 거의 5배나 많이 발생했다. 주로 아침에 나타나는 통증과 뻣뻣함을 줄이는 약효도 약을 저녁에 복용했을 때 효과가 더 컸다. 류머티즘성 관절염을 일으키는 염증은 자정 이후에 증가하는 것으로 알려져 있다. 따라서 어떤 항염증제라도 잠자기 전에 복용하면 야간에 일어나는 염증의 강도를 예방적으로 줄일 수 있다. 그러면 이튿날 아침에 잠에서 깰 때 관절염 통증이 덜할 수 있다.

프레드니손과 같은 스테로이드성 치료제에는 강력한 항염증 효과가 있다. 이런 약물은 면역세포를 둔화시키거나 면역 활동을 억제하여 작용한다. 코르티솔처럼 우리 인체 내에 자체적으로 존재하는 스테로이드 물질들도 야간에 서서히 증가하는 것으로 알려져 있다. 그런데 관절염 환자들은 코르티솔을 적게 생산한다.[10] 그러므로 과학자들은 자정 이후에 스테로이드 수치를 높이면 관절염과 맞서는 데에 효과적일 것으로 추정했다. 그런데 이런 치료 계획은 유지하기가 어려웠다. 누구나 자정에는 빨리 잠들어야 하기 때문이다. 이에 대한 해결책으로, 약물을 나중에 방출시키는 형태로 새 버전의 약을 만들었다. 환자가 밤 9시나 10시에 잠잘 때 약을 먹고 자면, 이후 3, 4시간 후에 약물이 캡슐에서 장으로 방출된다. 이 방법은 통제된 임상시험으로 그 효과가 확인되었다. 즉 류머티즘성 관절염 환자들에게 잠자기 전에 같은 양의 프레드니손을 약물이 즉시 방출되는 형태와 나중에 방출되는 형태로 투여했을 때, 나중에 밤늦게 약물이 방출되는 형태를 복용한 경우에 아침에 느끼는 관절의 뻣뻣함이 24% 더 줄어든 것으로 나타났다.[11]

사실, 과학자들은 거의 약물 500개를 대상으로 이들이 생체리듬에 맞게 투약되었을 때 그 내약성(약물 투여 시 부작용이나 불편함을 감내할 수 있는 정도-옮긴이)이 5배나 향상된다는 사실을 발견했다.[12] 우리가 복

독감 예방접종은 언제 해야 할까?

미리 예방접종 계획을 세우고 사전에 1주일 정도는 잠을 잘 자두도록 한다. 한 연구 결과에 따르면, 참가자들이 예방접종 전에 며칠간 잠을 제대로 자지 못했을 때는 거의 절반 정도가 백신 반응이 상당히 지연되어 나타났다고 한다.[13] 이런 결과는 독감 백신을 둘러싸고 중요한 쟁점을 불러일으킨다. 예방접종을 한 사람들 가운데에는 독감에 대한 방어력이 생기지 않는 경우가 있기 때문이다. 그러므로 이런 사람들은 다음 해에 독감 예방접종을 받을 때 각별히 주의를 기울여 예방접종 1주일 전부터 충분한 수면을 취하는 것이 좋다.

수면 문제 외에도 하루 중 언제 예방접종을 할 것인지도 고려해야 할 또 하나의 요인이다. 여러 예비연구 결과, 아침 접종이 오후 접종보다 뛰어난 방어력을 생성한다고 한다.[14]

용하는 모든 약물은 두 가지 효과를 기준으로 복용량의 균형을 맞춘다—질병 또는 증상을 치료하기 위해 의도된 효과와 의도되지 않은 부작용을 저울질해서 정하는 것이다. 투여량을 늘렸을 때 감당할 수 없을 정도로 부작용이 많이 나타날 수 있기 때문에, 단순히 투여량을 늘린다고 해서 치료 효과가 좋거나 빠르게 나타나지 않는 것이다. 그러므로 효과를 높이는 데에는 타이밍이 해답이 될 수 있다. 이렇게 되면 암에서부터 고혈압, 자가면역 질환, 심장 질환, 우울증, 불안장애 등에 이르기까지 수많은 질병의 치료법이 완전히 달라질 수 있다.

시간제한 식사법, 염증 통제에 도움을 주다

생체리듬이 교란되면 면역계에 타격을 주어 전신성 염증 증가와 세균성 감염에 대한 민감성 증가로 이어지는 것으로 알려져 있다.[15] 그러나 시간제한 식사법으로 튼튼한 생체리듬을 유지하면 면역기능을 최적화하고, 감염을 줄이며, 전신성 염증을 감소시키는 데 도움을 줄 수 있다.[16] 이런 결과는 여러 메커니즘에 의해 일어나는 것으로 보인다.

면역계에 이 같은 혜택이 생긴 것은 부분적으로는 시간제한 식사법을 통해 소화계 건강이 개선되었기 때문이다. 앞서 9장에서 알아본 바와 같이, 장 속에 있는 장벽 기능을 향상하면 혈류로 들어오는 침입자들이 적어져서 혈액 속에서 온몸을 순환하는 면역세포가 이를 무력화하기 위해 위협을 가할 필요성도 줄어든다. 시간제한 식사법은 온몸에서 전신성 염증 또한 감소시키는데, 축적지방의 염증도 마찬가지로 줄여준다. 체지방이 에너지원으로 사용되면 염증성 지방과 일반적인 세포 손상 규모가 감소한다. 염증성 지방 감소는 2형 당뇨병과 인슐린 저항성을 예방하는 데 기여하는 요인으로 점차 인정받고 있다. 게다가 전신성 염증이 줄어들면서 관절 통증과 뻣뻣함이 사라지고, 그 결과 신체활동이 가능해지며, 더 나아가 즐거워진다. 이 밖에도 시간제한 식사법이 뇌 시계를 향상하면, 뇌를 덮고 있는 장벽—장 속에 있는 장벽과 유사하다—이 강화된다. 그러면 산소를 포함하고 있는 혈액만 뇌 속으로 들어올 수 있으며, 세균이나 세포 찌꺼기, 뇌 기능에 타격을 줄 수 있는 기타 입자들은 들어올 수 없다. 이렇게 되면 치매를 비롯한 많은 뇌 질환을 유발하는 국소적 뇌염이 감소할 수 있다.

이뿐만 아니라 시간제한 식사법은 모든 세포의 면역방어 시스템을 향상한다. 우리가 시간제한 식사법을 따르면 우리 세포에서는 활성산소를 무력화하는 항산화물질을 더 많이 생산한다. 시간제한 식사법은 자가포식도 향상하여 더 많은 손상 부분이 제거되고 재활용된다. 마지막으로, 시간제한 식사법을 실천하는 동안 세포 내의 생체시계가 향상되면서, 매일 여러 시간 동안 세포 자체 내의 방어 시스템을 정비할 수 있게 된다. 세포가 건강하고 염증이 적은 상태를 유지하면, 몸 전체의 기능이 좋아진다.

내 개인적인 경험을 이야기하자면, 시간제한 식사법을 시작하기 전까지만 해도 나는 무릎과 관절이 늘 욱신거렸다. 운동한 뒤에는 무릎보조기를 하거나 아이스팩을 해야 하는 경우가 많았다. 여행을 가면 언제나 아팠다―감기에 걸리거나 감염이 생겼다. 지난 몇 년간 내가 처방받은 항생제는 모두 며칠 밤 야근을 하거나 (그러면서 야식을 먹거나) 아니면 항공편으로 대륙을 횡단하는 여행을 한 후에 발생한 감염에 따른 것이었다.

하지만 6년 전부터 시간제한 식사법을 실천한 이래, 여행 후에 아픈 적도 거의 없고 관절 통증도 사라졌다. 그리고 수년간 무릎보조기나 아이스팩도 하지 않고 있다.

암: 생체리듬 최후의 붕괴

2007년, 세계보건기구 산하 국제암연구소는 생체리듬 교란을 유발하는 교대근무가 "개연성 있는" 발암원이라고 발표했다. 지난 10년 동안, 대규모 종단적 연구를 포함한 추가적 연구가 진행되었다. 그 결과 교대근무와 암 사이의 연관성을 결장암, 난소암, 유방암으로까지 확장했다.

암의 원인은 많고 다양한데, 그중 일부는 생체주기 요소를 지니고 있다.

- **염증 과다:** 앞서 논한 바와 같이, 염증에는 생체리듬이 있다. 그런데 특히 장이나 간에서 만성 염증이 지속되면 암이 성장하는 데에 기여하게 된다.

- **활성산소 산화적 스트레스:** 활성산소는 세포의 DNA를 손상할 수 있는데, DNA가 손상되면 돌연변이가 생기고 그중 일부는 암으로 발전한다.

- **텔로미어:** DNA 복구에 생체시계가 관여하듯, 건강한 텔로미어(염색체 말단 부분)를 유지하는 데에도 생리리듬이 어느 정도 영향을 미친다. 한 연구에 따르면, 5년 이상 야간근무를 했던 여성들의 경우, 텔로미어 길이가 줄었으며 이와 관련해서 유방암 위험이 증가했다고 한다.[17]

- **면역계 감시 기능:** 어떤 면역세포들은 건강해 보이지 않는 조직을 찾다가 그런 조직을 발견하면 제거해버린다. 이것은 생산적인 자가면역을 잘 보여주는 좋은 예다. 면역계가 정상 세포와 90% 유사한 암세포를 발견하면 제거해버리기 때문이다. 그런데 생체리듬이 교란될 때 벌어지는 상황처럼 이런 면역계가 타격을 받으면 많은 암세포가 약한 감시망을 벗어나 생명을 위협하는 종양으로 자라게 된다.

- **세포 주기 점검:** 정상 세포와 암세포의 근본적인 차이점 중 하나는 성장 속도와 세포 분열 횟수다. 정상 세포는 빠르게 성장하거나 암세포만큼 자주 세포 분열을 하지 않지만, 암세포는 훨씬 빨리 성장하고 훨씬 자주 분열한다. 정상 세포가 세포 분열을 하려면 세포가 완벽한 상태에 있어야 한다. 정상 세포의 경우 생체시계에 따라 많은 통제 단계가 작동하여 세포가 특정한 시간에만 성장하고, 하루에 한 번이나 며칠에 한 번만 세포 분열을 하며, 더 규칙적으로 자주 스스로 복구하게 만든다. 반면 암세포는 이렇게 점검하고 균형 잡는 모든 과정을 회피한다. 암세포는 세포에 영양분을 배급하는 생체주기 메커니즘을 벗어나 버리면서 훨씬 빠르게 성장한다. 암세포는 새로운 세포를 형성하는 지방 분자를 더 많이 만들고, 자체적으로 나온 세포 쓰레기들을

연료로 삼아 빠르게 성장한다. 또한 암세포에는 DNA 손상 응급 복구 메커니즘이 없어서 DNA 손상이 서서히 축적된다.

- **신진대사:** 세포는 자라는 동안 많은 에너지가 필요하다. 생체시계는 신진대사를 조절하는 역할을 한다. 그래서 이 시계가 망가지면 신진대사 속도가 빨라져 암에 연료를 공급하게 된다.

- **DNA 손상 반응:** DNA가 손상되면 복구되어야 한다. 생체시계는 복구 효소 가운데 일부를 조절하여 세포가 손상되려고 하면 복구 시스템이 가동되게 한다. 예를 들면 장에서는 DNA 복구 시스템이 한밤중에 작동하고, 피부의 복구 시스템은 낮 동안 태양에 의한 손상과 경합하지 않게 늦은 저녁에 가동되도록 설계되어 있다. 만약 이런 복구 타이밍 기능이 작동하지 않으면 세포는 손상된 DNA가 복구되기도 전에 새로운 세포로 분열될 수 있다. 손상된 DNA의 확산은 암 발병 가능성을 높인다.

- **자가포식:** 암세포는 자가포식 작용을 이용해서 연료를 공급받는다. 무언가가 손상되자마자 암세포는 즉시 이를 접수하여 재활용한다. 앞서 알아본 바와 같이, 자가포식은 생체시계에 의해 조절된다. 따라서 하루 중 특정한 시간에만, 특히 우리가 공복 상태에 놓이는 한밤중에 일어난다. 자가포식이 한창 맹렬하게 진행되면서 모든 손상 부위를 골라낼 시간이 없을 때, 간혹 손상된 미토콘드리아가 남겨지는 경우가 생긴다. 그러면 손상된 미토콘드리아가 더 많은 활성산소 혹은 산소 대사물 또는 산화적 스트레스를 생산한다.

암 치료와 생체주기 타이밍

생체리듬은 예방과 치료를 포함하여 많은 측면에서 암과 밀접한 관련이 있다. 음식 섭취, 수면, 빛 노출 시간이 불규칙한 교대근무자의 경우 암 발병 위험이 크다는 연구 결과는 역으로 강력한 생체리듬을 유지하면 암에 대한 방어력이 생길 수 있다는 가능성을 제기한다. 샌디에이고 캘리포니아 대학교 무어스 암센터에 근무하는 나의 동료 루스 패터슨Ruth Patterson 박사는 실제로 여성과 유방암 발병 위험에 관한 대규모 후향 연구(질병 발생 이전에 대한 연구 - 옮긴이)를 진행했다. 그 결과 식사시간이 규칙적이고 하루 중 음식을 섭취하는 시간대를 11시간으로 제한하는 시간제한 식사법을 실천하고 있는 여성들의 경우 유방암 발병 위험이 유의미하게 적은 것으로 나타났다.[18] 시간제한 식사법은—암을 유발하는 비법이라고 할 수 있는—만성 염증을 줄여주는 것으로 알려져 있다. 그런 만큼 11시간 시간제한 식사법이 유방암 위험을 감소시킨다는 결과는 타당한 것으로 보인다. 이것은 매우 중요한 발견이다. 영양분 섭취와 암 발병 위험을 연결하는 연구 가운데 인간을 대상으로 한 독자적 통제 연구를 통해 유효성을 입증받은 연구는 매우 드물기 때문이다.

그렇다면 단순히 일상생활 습관을 바꾸는 것만으로 종양의 성장도 감소시킬 수 있을까? 우리는 그렇다고 생각한다. 그리고 생체리듬을 회복하는 것이 바로 그 열쇠라고 믿는다. 이 가설을 두고 한 연구진이 쥐를 대상으로 시험한 결과 긍정적인 결과를 도출했다. 이들은 쥐를 3

그룹으로 나누고 작은 종양을 이식했다. 첫 번째 그룹은 정상적인 빛-어둠 주기로 생활하게 했고, 두 번째 그룹은 마치 시차증이나 교대근무를 경험하는 것처럼 며칠마다 이 주기를 바꾸었다. 이 두 그룹은 원하는 때 언제든 먹이를 먹을 수 있게 했다. 관찰 결과, 교대근무/시차증과 유사한 조건 아래 있었던 쥐들에게서 종양이 더 활발하게 성장하는 것으로 나타났다. 하지만 두 번째 그룹과 마찬가지로 교대근무/시차증 상황에 놓여 있되 12시간 동안만 먹이를 먹을 수 있게 한 세 번째 그룹에서는 종양 성장이 단 7일 만에 20%나 감소한 것으로 확인되었다.[19,20]

암 치료 차원에서도, 화학요법의 타이밍이 관건이라는 사실은 알려진 지 벌써 30년이 넘었다.[21] 말기 난소암 환자들을 대상으로 삼은 한 연구에서, 환자들에게 두 가지 치료제, 즉 독소루비신과 시스플라틴을 각기 다른 시간에 투여하여 치료를 진행했다—이는 그 당시의 표준적인 난소암 치료법이었다. 아침에는 독소루비신을, 저녁에는 시스플라틴을 투약받은 여성들은 항암제 부작용이 덜했던 반면, 이와 반대되는 스케줄로—아침에는 시스플라틴을, 저녁에는 독소루비신을—투약받은 여성들은 부작용이 더 심했다. 이것은 투약 시간을 잘못 맞추면 부작용이 심해진다는 사실을 보여준 최초의 연구였다. 이 연구에 대한 평가를 실은 한 논문은 "투약 시간, 약을 독으로 탈바꿈시키다: 생체리듬에 따른 조절과 약물 요법"이라는 자극적인 제목으로 소개되기도 했다.[22]

이때부터 다른 유형의 암과 다양한 항암제를 대상으로 많은 연구가 이루어져—항암제 투약 타이밍이 치료법의 효과를 좌우할 수 있다는—같은 결론을 도출했다. 결장암에 관한 한 연구에서는 환자들에게 미니-펌프로 옥살리플라틴을 투약했다. 매시간 약물을 소량으로 서서히 투여하고 오후 4시에는 다량으로 투여한 것이다. 예전에는 화학요법에 반응하지 못했던 환자들도 이렇게 시간에 따라 항암제를 달리 투여했더니 양성반응을 보이기 시작했다.[23]

종양을 제거해야 할 때도 타이밍이 중요하게 작용한다. 가령 간에 종양이 생기는 경우, 종양을 포함하고 있는 간의 거의 절반가량을 절제한다. 수술이 끝나면 정상 간세포들이 세포 분열을 하고 성장하여 간이 다시 정상 크기로 자라서 정상적인 기능을 수행하게 된다. 그런데 일본의 한 연구진이 쥐를 대상으로 간의 2/3를 아침 또는 오후 늦게 절제하는 연구를 진행했다. 그 결과, 오후에 간 수술을 받았던 쥐들이 아침에 수술을 받았던 쥐들보다 간 재생 속도가 훨씬 빠른 것으로 확인되었다.[24]

암 환자들 가운데에는 화학요법이나 수술로 쉽게 접근할 수 없는 부위의 암세포를 파괴하기 위해 전신 방사선 조사TBI를 받아야 하는 경우가 있다. 보통 신경계, 뼈, 피부, 그리고 남성의 경우 고환에서 발견된 암을 치료할 때 실시된다. 간혹 면역계를 약화하거나 무력화하기 위해 TBI를 시술하기도 한다. 특히 이식수술을 받는 환자에게 실시한다. 환자가 기증자로부터 골수나 줄기세포를 이식받으면, 환자의 면역계가 이 세포들을 외래 물질로 인식해 파괴하려 들고, 그러면 치료의 목적을 이루지 못하게 되기 때문이다. 이외에도 TBI는 질병에

걸린 골수를 제거하여 새 골수가 자랄 공간을 마련해주기 위해 사용
되기도 한다. 그러나 TBI에는 탈모, 구역질, 구토, 피부 발진 등 많은
부작용이 따른다. 암세포를 죽이려는 의도로 방사선을 조사線照하면
정상 세포의 DNA도 손상하기 때문이다. 이런 DNA가 복구되지 않으
면 세포는 죽게 된다.

　몇 년 전, 우리 연구진은 실험용 쥐를 대상으로 간단한 실험을 했
다. 우리는 쥐 피부와 털 세포의 손상된 DNA가 모두 저녁에 복구된
다는 사실을 확인했다. 우리는 이 발견에서 한 걸음 더 나아가 쥐에게
하루 중 서로 다른 시간에 TBI를 실시했을 때 어떤 일이 일어나는지
를 시험했다. 방사선 조사량은 동일하게 유지한 채 한 그룹은 아침에,
다른 그룹은 저녁에 처치했다. 예상대로, 아침에 TBI 처치를 받은 쥐
들은 전체 털의 80%를 잃었다. 반면 같은 TBI를 저녁에 처치받은 쥐
들은 전체 털의 80%를 사수했다. 이런 결과가 나온 것은 저녁에 이루
어진 방사선 조사가 생체시계와 잘 맞았고, 그 결과 방사선 조사로 인
한 DNA 손상이 신속히 복구되어 털 세포의 정상적인 기능이 회복되
었기 때문이다.[25]

　암 연구와 생체리듬과 관련해서 현재 과학계에 대두된 최신 아이
디어는 종양 안에 있는 시계 분자에 직접 붙어서 생체시계 기능을 회
복시키는 약을 개발하는 것이다. 초기 연구에 따르면, 뇌종양 환자들
의 경우 종양 내에서 시계 단백질 수치가 정상인 환자들이 이 수치가
낮은 환자들보다 장기 생존율이 높다.[26] 우리 실험실에서는 시계 유전
자 기능을 강화하는 약으로 교아종(악성 뇌종양-옮긴이)을 치료하여 쥐

의 종양 시계를 재활성화했다.[27] 원래 교아종 종양을 쥐에게 이식하자 종양이 공격적으로 자라서 단 며칠 만에 종양 크기가 거의 10배—또는 15배—로 커졌다. 그런데 시계 약을 투여받은 쥐들에게서는 종양의 성장이 눈에 띌 정도로 크게 줄었으며 이 쥐들의 생존 기간도 더 길어졌다. 이보다 중요한 사실은 따로 있다. 두 번째 그룹의 쥐들에게는 일반적으로 사용하는 표준적인 뇌종양 치료제를 투여했는데, 시계 약의 효과가 이 표준 항암제보다 더 좋았다.

두 자매의 암 투병은 진행 중

암 치료는 복잡하다. 항암제가 일부 종양을 제거하더라도 다른 종양이 자라거나, 암이 완치된 뒤 몇 년 후에 잠복해 있던 종양이 나타날 수도 있기 때문이다. 이를 가리켜 암의 재발cancer recurrence이라고 한다.

현재 암 치료 연구는 생체주기 코드를 이해하는 쪽으로 활발히 이루어지고 있다. 우리 실험실에서도 암 치료와 생체주기 코드, 이 두 가지를 연결하는 방법을 계속 탐구하고 있다. 일례로, 우리 연구진은 지금 두 자매와 접촉하며 그들을 관찰하고 있다. 언니는 난소암과 자궁암을, 동생은 유방암을 앓고 있는 상태다. 두 사람은 모두 8시간 시간제한 식사법을 따르고 있는데, 이 식사법이 많은 측면에서 이들의 치료에 도움이 된다고 한다. 피로감이 덜하고, 구역질이나 장 통

환자와 치료하는 사람의 생체리듬 맞추기

생체리듬과 암 치료 효과 사이의 긍정적인 인과관계가 널리 인정받고 수용되면, 의사들은 최선의 결과를 산출하기 위해 자신의 일정을 기꺼이 바꿀 것이다. 앞서 살펴보았듯, 우리의 생체리듬은 고무줄을 잡아당기듯 바뀔 수 있다. 가령, 계속해서 야간근무를 하는 노동자들의 생체리듬은 완전히 뒤바뀌어 있다. 이들은 완전히 다른 시간대에 살고 있기에 실제로 이들의 멜라토닌 수치는 낮 동안 올라가고 밤 동안 내려간다. 이와 마찬가지로 외과의들도 자신의 생체리듬을 반대로 바꾸어, 환자의 리듬이 치료에 가장 적합한 때에 맞춰서 자신도 수술 능력을 최대한 발휘할 수 있게 할 수 있다. 예를 들어, 오후 수술이 결과가 더 좋게 나타난다면, 의사는 늦게 일어나 오후 교대근무를 하면서 자신의 최고 능력이 발휘되는 시간을 아침에서 오후로 바꿀 수 있다.

기술 발전 덕분에 우리의 치료 경험은 향상을 거듭하게 될 것이다. 예를 들면, 일부 유럽 병원에서는 환자에게 인슐린 펌프와 비슷한 미니-펌프를 달아서, 이것을 통해 개인별 생체시계를 바탕으로 적절한 시간에 약을 공급한다. 이러한 기술은 많은 치료법에 적용되어 손쉽게 사용될 수 있다. 수술을 포함한 다른 치료법들도 원격조정으로 로봇을 활용한다. 그러면 뉴욕에 있는 의사가 로봇을 통해 샌프란시스코나 하와이에 있는 환자도 치료할 수 있다.[28,29] 이러한 기술 발전을 잠재적 전략으로 삼아, 치료 대상이 되는 신체가 수술에 최적인 상태일 때와 의사가 자신의 능력을 최고로 발휘하는 때 사이의 시차를 맞출 수 있다.

증 같은 약의 부작용이 덜하며, 잠을 더 잘 잔다고 한다. 시간제한 식사법은 두 사람이 투여받고 있는 항암제의 약효까지 상승시키고 있는지 모른다. 두 자매의 사례는 시간제한 식사법을 실천하고 있는 여성들에게서 암 재발이 줄어들었다는 최근 연구 결과와 궤를 같이한다.[30] 시간제한 식사법은 잠복해 있는 미세한 종양의 성장 가능성을 줄이고, 그 결과 암 치료 효과를 향상한다.

12장

최적의 뇌 건강을 위한
생체주기 코드

뇌의 기능에 이상이 있는 때가 언제인지 알아채기는 매우 어렵다. 인간에게는 결함을 보완하는 대단한 능력이 있어서, 우리의 행동이 정상이 아니더라도 흔히 정상으로 생각해버린다. 우리의 행동이나 생각에 변화가 생기면 가장 먼저 이를 눈치 채는 사람은 주로 가족과 친구들이다. 더욱이 가족 중 한 사람에게서 뇌 기능장애가 발생하면, 문제가 되는 영역이 사고력이건, 감정반응이나 기억 관련 영역이건, 가족 전체가 영향을 받는다. 기능장애가 진행됨에 따라 환자는 정상적인 가족관계를 유지하기 어려워지고, 친구도 거의 없이 외톨이로 남게 되며, 다른 사람에게 짐이 될 수 있다. 따라서 정신 건강을 챙기는 일은 자기 자신만이 아니라 가족을 챙기는 일이다.

한 사람의 뇌 기능에 문제가 생길 것이라고 절대적으로 확실하게 알려주는 단 하나의 혈액검사나 유전자검사는 없다. 여기서 뇌 기능 이상이라고 하면 우울증, 불안장애, 양극성 장애, 외상 후 스트레스 장애PTSD, 강박 장애OCD 등을 말한다. 더군다나 현재로서는 파킨슨병이나 알츠하이머, 헌팅턴병, 다발성 경화증, 루게릭병ALS(근위축 측삭경화증) 같은 뇌 관련 질환에 대한 치료법이 없다. 이런 질병들은 몇몇 유전자의 돌연변이와 연관되어 있는 것으로 보인다. 하지만 이것만으로는 전체 발병 원인의 극히 일부분만 설명할 수 있을 뿐이며, 많은 뇌 질환의 발병이 증가하는 최근 상황도 정당화할 수 없음은 물론이다.

따라서 유전적, 환경적 요인이 상호작용하여 이런 질병을 양산하고 있다고 보는 것이 더 타당하다. 이런 설명은 우울증, 불안장애, 강박장애뿐만 아니라 생명을 위협하는 뇌 기능장애에 대해서도 유효하다. 그런데 이러한 설명이 타당하다고 여겨지기는 하나, 어떤 특정한 환경적 요인이 이런 병을 촉발하는지는 아무도 모른다. 하지만 우리는 건강한 생체리듬을 유지하면 이런 뇌 질환에 대한 회복력이 생긴다는 사실은 잘 알고 있다.

생체리듬이 맡은 역할은?

거의 모든 뇌 영역에는 저마다 생체시계가 존재한다. 신경정신병학적 질환에 연루된 뇌피질부도 마찬가지다. 비록 뇌 기능장애가 어떻게 시작하거나 발달하는지 완벽하게 파악되어 있지는 않지만, 이러한 질환들에 작용하는 메커니즘은 주로 4가지 주제로 구성되어 있으며 모든 곳에 생체시계가 관여한다.

(1) **손상되거나 죽은 뇌세포를 대체하는 새로운 뇌세포(뉴런)의 발생 부족으로 인해 건강한 뉴런의 수가 서서히 감소한다:** 예전에는 아동기에 뇌가 발달한 이후에는 뉴런을 더 이상 만들지 않는다고 믿었다. 그러나 소크 연구소 동료인 프레드 게이지Fred Gage 박사는 거의 20년 전에 이런 생각을 깨뜨렸다.[1] 이제는 성인의 뇌에 특별한 줄기세포가 있어서 일생에 걸쳐 새로운 뉴런을 생산한다는 사실이 분명해졌다. 새 뉴런은 성체 신경발생adult neurogenesis 이라고 하는 과정을 통해 손상되거나 죽은 뉴런을 대체한다. 나이가 들어가면서 뇌 기능을 적절히 유지하려면 이러한 재생능력이 매우 중요하다. 신경발생 능력이 감퇴하면 건망증과 기억력 저하에서부터 치매에 이르기까지 뇌 건강 장애가 발생할 수 있다.

생체시계는 여러 측면에서 성체 신경발생을 조절한다. 줄기세포는 새 뉴런을 성장시키는 과정에서 일상 패턴에 따라 알맞은 유형의 건강한 지방 분자를 하루 중 알맞은 시간에 새 뉴런에 전달한다. 우리가 생체리듬을 북돋우면 건강한 뉴런이 더 많이 만들어진다. 역으로, 우리가 잠을 충분히 자지 못하거나 시차증을 겪으면 당일에 만들어질 수 있는 새 뉴런의 수가 줄어든다.

(2) **뉴런의 연결이 잘못되어 뇌 영역 사이에 연결 오류/의사소통 오류를 유발한
다:** 우리는 뇌가 온전히 발달하지 않은 상태로 세상에 태어난다. 즉, 뇌에는
뇌의 다른 영역과 아직 연결되지 않은 부분이 많다는 뜻이다. 이런 연결망
은 출생 후 5년 동안 서서히 발달한다. 이와 함께 뉴런 사이의 의사소통을
중재하는 뇌 속 화학물질들의 주형이 생겨난다. 절대적으로 중요한 이 발달
기 동안 수면-기상, 빛-어둠 주기는 뇌 발달에 영향을 준다. (낮에 빛이 너무
적거나 밤에 빛이 너무 많아서) 적절한 양의 빛을 받지 못하여 불균형이 생기거
나 불규칙한 수면-기상 주기가 생기면 수면 패턴이 영구적으로 변하거나,
빛에 과민해지거나, 심지어 주의력 결핍 및 과잉행동장애ADHD 또는 자폐
범주성 장애ASD와 같은 질병이 생기는 등 지속적인 영향을 주게 된다. 쥐
들의 경우, 망막에 있는 멜라놉신 세포가 뇌에 제대로 연결되지 않으면 빛
으로 인한 두통과 편두통이 생길 수 있다.[2] 사람들도 밝은 빛 아래 너무 오
랫동안 있게 되면 이와 같은 결과가 생길 수 있다.

(3) **손상이 축적되거나 충분한 복구가 되지 않거나 신경세포가 죽는다:** 생체시계
는 신경세포의 스트레스를 줄이는 데 관여하는 유전자들을 조절하여, 신경
세포의 복구를 촉진하고 그 결과 신경세포가 건강한 상태를 유지하게 한다.
뇌에 있는 생체시계 가운데 하나가 교란되면, 이 시계와 관련된 신경세포는
쉽게 스트레스를 받거나 손상되거나 죽어버린다. 또는 찌꺼기를 청소하는
과정이 타격을 받아 더 많은 스트레스와 손상을 유발한다. 그래서 교란된
시계가 있는 뇌에는 빗나간 연결망이 많다. 뇌에 있는 불발된 화학물질들은
더 많은 손상을 유발하여 자폐증, ADHD, 우울증, 양극성 장애, 외상 후 스

트레스 장애, 범불안장애, 공황장애, 중증 편두통, 간질, 발작 등 다양한 질병을 낳을 수 있다.

(4) **뇌의 화학적 불균형:** 뉴런은 신경전달물질이라고 하는 뇌 속 화학물질을 만든다. 신경전달물질은 신경세포들 사이의 연락을 담당하는 메신저다. 이러한 신경전달물질 가운데 일부를 꼽자면 도파민, 세로토닌, 노르아드레날린, 감마아미노낙산GABA 등이 있다. 이들은 뇌 기능을 다양하게 조절하여, 정신을 맑게 하거나 활발하게 만들고, 차분해지게 만들기도 하며, 동기 부여나 보상에 반응하도록 만들기도 한다. 이러한 신경전달물질 가운데 많은 것들이 생체시계의 통제를 받는다. 보통 우리가 하루의 시간에 따라 느끼는 마음의 상태가 다른 것을 생각해보면 잘 알 수 있다. 아침에 우리는 정신이 더 또렷한 상태에 있고 하루의 계획을 다 실천할 수 있을지 조금 걱정하기도 한다. 낮 동안에는 자신이 계획한 일을 해야 한다는 의욕이 넘치고, 일을 해내면 해냈다는 작은 보상에 자극을 받아 열심히 일한다. 저녁이 되고 밤이 깊어지면, 차분함을 지원하는 뇌 속의 화학물질들이 우리가 긴장을 풀 수 있게 도와준다.

뇌에 있는 시계들 가운데 일부는 이러한 뇌 속 화학물질을 만드는 데 관여하지만, 또 다른 일부는 화학물질 생산 주기를 망가뜨리는 데 관여한다. 시계가 교란되면 매일 일어나는 뇌 속의 화학물질 생산 리듬에 타이밍 오류가 발생하거나, 속도가 높거나 낮은 수준으로 고정되어 버린다. 이렇게 되면 다양한 뇌 질환이 발생한다. 쥐들의 경우를 예로 들자면, 뇌에 시계 하나가 없으면 너무 많은 도파민—인체 내의 에너지 사용, 신진대사, 신체활동과 관련된 신경전달물질—을 생산한다.[3] 도파민 과다는 쥐나 사람에게 모두 조증을 일으킨다.

빛의 역할

생체주기 코드와 정신 건강 사이에 관련성이 생기기 시작한 것은 3 만~4만 년 전 인류가 북반구로 이주한 때로 거슬러 올라갈 수 있다. 빛 부족은 우울증과 연관이 있는데, 간신히 6시간밖에 햇빛이 비치지 않아 낮의 길이가 짧은 겨울이 주범이다. 오늘날 이것은 계절성 정서 장애—짧게 줄여 SAD—라는 이름으로 알려져 있다. SAD는 우울증 의 한 형태로 피로, 절망감, 사회적 위축 같은 증상을 동반한다. SAD 에 잘 걸리는 사람은 자연스럽게 햇빛이 적게 비치는 가을부터 이른 봄까지 '윈터 블루스', 즉 겨울 우울증을 겪는다. 이런 증상은 낮이 길 어지기 전까지는 해소되지 않는다. SAD는 북유럽에 사는 사람들에게 서 겨울 동안 빈번하게 발생한다. 이곳에서는 사람들이 아침에 일어 나 출근 준비를 하는 시간에도 햇빛이 많이 비치지 않는다. 그러다가 시간이 지나 해가 나면서 사람들 기분도 좋아지고 업무 능력도 향상 된다. 그런데 꼭 북유럽 국가가 아니더라도 적도에서 위도가 높아질 수록 국가별 우울증과 자살률이 높아진다. 그리고 계절에 따라 발생 빈도가 증가하는데, 특히 겨울에 우울증이 증가한다.[4,5] 이것은 환경적 요인이 공동체의 정신 건강을 취약하게 만들 수 있음을 보여주는 홀

류한 사례다.

우울증, 계절성 정서장애, 밤 수면 부족(깨어 있을 때는 졸림)의 공통된 원인은 낮에 밝은 빛을 충분히 보지 못한다는 점인 것 같다. (일반적인 일을 하건, 교대근무를 하건) 불면증이 있어서 하루종일 졸린 사람들이 우울증에 쉽게 걸린다는 사실은 잘 알려져 있다.[6] 그러나 빛이 일생에 걸쳐 수면과 활동 패턴에 어떤 영향을 미치는지는 이제 막 베일이 벗겨지기 시작한 단계다. 2017년에 발표된 한 연구에서는 (한 시간대를 여행할 때 겪는) 아주 약한 시차증과 비슷한 효과를 주기 위해, 빛이 비치는 시간을 매일 1시간씩 앞당기거나 늦추는 방법으로 청소년기의 쥐들을 부자연스러운 낮-밤 주기에 노출시켰다. 그 결과, 불과 몇 주 동안만 노출시켰음에도 이 쥐들의 생체시계는 완전히 재설계되어 쥐들의 여생 동안 영향을 주었다고 한다.[7,8] 우리는 이런 영향이 생기는 것은 순전히 시교차 상핵SCN에 있는 기준 뇌 시계가 특별한 유전자 세트를 작동시키거나 작동을 멈추는 방법으로 스스로 프로그램을 재설계하기 때문이라고 생각한다.

이 연구가 획기적이라 평가받는 이유는, 이 연구에서 나타난 것과 같은 유형의 생체리듬 변화가 예전에는 쥐들에게 유전자 돌연변이가 있을 때만 발생한다고 믿었던 것이기 때문이다. 하지만 이번 연구진은 돌연변이 대신 쥐들의 SCN에 화학적 불균형이 있다는 사실을 발견했다. 빛이 비치는 일정이 변하면서 마음을 차분하게 해주는 것으로 알려진 신경 화학물질인 GABA 생성에 영향을 미친 것이다. 흥미롭게도 대다수의 SCN 시계 뉴런은 GABA를 생성한다. 또한 GABA

가 과다하거나 부족하면, 마음을 차분하게 하거나 불안하게 하는 흥분조절 능력뿐만 아니라 우리의 일상적인 수면-기상 주기 구성에도 막대한 영향을 주는 것으로 알려져 있다.

그렇다면 생체리듬을 교란하는 빛 환경에서 자란 아이들은 결국에는 정신 건강에 문제가 생긴다는 말인가? 혹은 어른들의 습관이 뇌 기능장애를 촉발할 수 있다는 말인가? 확실한 것은 아직 모른다. 한 가지 우리가 아는 사실은 뇌 기능장애와 관련된 질병이나 질환이 현재 증가추세에 있다는 것이다. 하지만 우리가 취침시간을 정해서 잘 지키고, 밤에 노출되는 빛의 양에 주의하고, 낮에 햇빛을 더 많이 본다면, 이러한 증가추세를 역전시킬 수도 있다.

실내조명은 우리의 생체주기 코드에 극심한 영향을 줄 수 있다. 특히 알맞지 않은 시간에 조명이 켜져 있거나 우리가 아플 때 더욱 그렇다. 앞서 11장에서 논했던 바와 같이, 이미 위태로운 상황에 놓여 있는 중환자실ICU 환자들 가운데 많은 이들이 항상 켜져 있는 병원 조명 때문에 또렷한 낮-밤 감각을 잃는 것으로 알려졌다. 중환자실에 입원한 후 며칠이 지나면 많은 환자에게 중환자실 섬망이 발생한다. 따라서 낮과 밤을 흉내 내어 빛을 밝고 어둡게 조절하는 새로운 조명을 설치하고 밤중에 잠을 잘 잘 수 있도록 소음을 줄이면, 중환자실 환자들의 생체리듬이 회복되어 중환자실 섬망이 상당히 많이 줄어들 것이다.[9]

미숙아들 역시 태어나는 날부터 적절하지 않은 시간에 알맞지 않은 종류의 빛에 노출된다. 이 아기들은 뇌와 신체의 발달이 진행 중인 상태에서 세상에 태어난다. 이들은 가정에서 키울 수 있을 정도로 온전히 발달할 때까지, 태어나서 첫 며칠 동안 또는 몇 주 동안을 신생아 집중치료실NICU에서 지낸다. 그런데 NICU에서는 의사와 간호사가 아기들을 (매분까지는 아니더라도) 매시간 확인해야 하기 때문에 항상 조명이 켜져 있다. 게다가 많은 모니터와 컴퓨터 스크린에서는 소음과 불빛이 새어 나온다. 그 결과, 발달이 이루어지고 있는 아이의 뇌에는 낮이나 밤에 대한 감각이 없다. 이뿐만 아니라 대개 미숙아들은 건강에 문제가 많이 생기는데, 이 가운데에는 두뇌 발달 문제도 있는 것으로 알려져 있다. 많은 미숙아가 자라서 주의력 결핍 및 과잉행동장애, 자폐 범주성 장애, 학습 장애, 언어능력 손상 등을 보인다. 이와 같은 상관성이 제기됨에 따라, 빛 노출이나 음식 섭취시간을 통해 생체리듬을 유지하면 이러한 질병들을 예방하거나 증상을 완화할 수 있는지 시험하는 문제가 새로운 과제로 떠올랐다.

앞서 8장에서 우리는 매우 흥미로운 연구를 하나 살펴본 바 있다. 연구자들이 밤 동안 밝은 빛을 차단하기 위해 미숙아들의 요람을 몇 시간 동안 안전하게 담요로 덮은 것이다.[10] 이렇게 간단한 방법으로 빛-어둠 주기를 만들었더니 병원 체류 기간이 30%나 줄어들 정도로 아기들의 성장과 발달이 가속화되었다. 아기들은 체중도 더 빨리 늘었고 (빠른 체중 증가는 두뇌 전반의 우수한 발달과 관련이 있다) 맥박도 더 안정적이었다. 이뿐만이 아니라 이 아기들은 혈중 산소포화도도 더 좋았으며 멜라토닌도 많았다. 단순히 뚜렷한 낮과 밤의 주기를 경험하게 하는 것만으로도 이토록 엄청난 효과가 있었다.

최적의 뇌 건강을 위해 빛과 수면 문제에 접근하기

모든 신경 질환의 공통 주제는 수면 교란이다. 낮 동안 우리는 주로 인지능력과 감정을 동원하여 일련의 의사결정을 내린다. 수면 교란은 이런 의사결정 과정에 영향을 준다. 외상 후 스트레스 장애나 불안장애, 양극성 장애 등 많은 정신 질환에도 공통으로 수면 교란이 등장한다. 이뿐만 아니라 수면 교란은 알츠하이머와 다발성 경화증 같은 퇴행성 신경 질환의 주요 요인이기도 하다. 이런 문제들은 비정상적인 수면이나 생체리듬 교란과는 거의 관련되지 않은 것으로 여겨지지만, 사실은 마땅히 결부시켜서 생각해야만 한다.[11] 수면 문제를 챙기는 것이 이와 같은 뇌 건강상의 문제를 치료하는 주요 방법이다.

밤에 빛에 너무 많이 노출되면 수면이 줄어든다. 그런데 수면시간은 손상된 세포 단백질 정화작업의 대부분이 일어나는 시간이다. 따라서 잠을 많이 자면 자연히 뇌에서는 노폐물을 청소하고 복구할 시간이 더 많아진다. 수면은 또 다른 방식으로도 뇌의 해독작용을 돕는다. 최근에 발견된 현상에 따르면, 뇌에는 뇌 림프계brain lymphatic system라는 특별한 노폐물 배출 시스템이 존재하는 것으로 보인다. 이 시스템은 잠을 자는 동안 작동하여 뇌에 쌓인 대사 노폐물을 제거해 준다. 수면은 이러한 과정을 60%나 증폭시킨다.[12] 따라서 낮 동안 아무리 좋은 생활습관을 가졌건, 밤에 숙면을 취하는 것이 뇌에 쌓인 모든 노폐물을 제거하는 최선의 방법이다. 이렇게 하면 치매를 예방할 수 있다고 추정된다.[13] 뇌가 과도한 스트레스를 받고 수면이 부족하면 제대로 형성되지 않은 단백질을 생산한다. 이렇게 오류가 있는 단백질들이 쌓이면 뇌세포를 죽일 수 있는데, 이것이 바로 치매의 전형적인 특징이다.

알맞은 빛으로 우울증 이겨내기

앞서 7장에서 만났던 샌디에이고 경찰서의 코리 맵스톤 경사를 기억하는가? 코리는 야간근무를 하면 자신의 기분이 쉽게 가라앉는다는 사실을 아주 잘 안다. 하지만 그는 25년간 일하면서 단 한 번도 우울감을 느껴본 적이 없다. 왜 그럴까? 그는 야간근무 후 잠자리에 들기 전에 반드시 적어도 1시간은 햇빛에 노출되는 시간을 가지기 때문이다. 그의 말에 따르면, 햇빛을 받으면 햇빛이 눈을 통해 뇌로 흘러 들어가 뇌를 깨우는 것이 느껴진다고 한다. 실제로 햇빛을 받고 있으면 뇌에 활기를 불어넣는 비타민을 얻는 셈이다. 햇빛은 뇌 속 화학물질들의 균형을 다시 잡아준다―빛을 더 많이 받으면 뇌에서 흥분성 글루타민산염을 더 많이 분비하고, 코르티솔과 멜라토닌의 하루 리듬을 회복시키며, 이들의 균형을 알맞게 유지한다. 게다가 햇볕을 더 많이 쬐면 저녁에 불빛을 보더라도 수면 회복력이 좋아져서 잠자리에 들었을 때 불안감을 씻어버릴 수 있다.

나이 들면 뇌는 잠을 얼마나 잤는지 잊어버린다?

앞서도 언급한 적이 있지만, 수면은 기억이 강화되고 저장되는 시간이다. 7시간 수면을 취하는 날이 많아질수록 나이 들면서 기억력이 저하되는 것을 막을 수 있다. 우리는 4장에서 잠을 잘 자면 다음 날 기억력과 주의력이 좋아진다는 사실을 확인했다.

나는 잘못된 수면 습관이 치매나 알츠하이머 같은 장기적 기억 문제로 이어지는 것이 아니냐고 하는 문의를 종종 받는다. 사실을 말하자면, 우리는 잘못된 수면이 치매의 원인인지 모른다. 하지만 치매에 기여하는 것만은 분명하다. 여러 연구 결과, 수면 부족은 쥐들의 기억력을 손상하고 알츠하이머의 특징인 플라크와 단백질 엉킴을 키우는데 기여하는 것으로 나타났다.[14,15] 이런 사실을 명심하면, 몇 시간을 불필요하게 허송세월로 보내는 것보다는 숙면을 취하여 자신의 뇌를 보호하는 편이 훨씬 더 좋다는 것을 알 수 있다.

그런데 우리는 나이가 들면서 점점 잠을 더 많이 자는 것이 아니라 적게 잘 가능성이 크다. 고령자들이 내게 들려준 이야기에 따르면, 이들은 5시간만 자도 잠이 완전히 깨고 개운해서 굳이 다시 잠들 생각을 하지 않는다고 한다. 또 우리가 알고 있듯, 수면의 질은 나이가 들면서 떨어진다. 또한 소리와 빛에 더 민감해져서 이것이 수면을 교란하기도 한다. (생체시계의 작동방식을 발견한 공로로 2017년 노벨상을 수상한) 마이클 로스배시 박사와 그의 연구팀은 잠들어 있는 초파리들을 살짝 찌르는 실험을 했다. 그러자 나이 어린 초파리들보다 나이 많은 초파리들이 잠에서 깨는 경우가 더 많았다.[16] 어린 초파리들은 마치 잃어버렸던 잠을 보충이라도 하듯 깨어났다가 다시 잠들거나 이튿날 더 오래 잠을 잤다. 하지만 나이 많은 초파리들은 그렇게 오래 잠을 자지 않았다. 마치 이들의 뇌에서 자신이 얼마나 수면이 부족한지를 '잊어버린' 것처럼 보였다. 로스배시 박사팀의 이 간단한 실험은 시사하는 바가 크다. 즉 나이 많은 뇌는 작은 방해만 받아도 잠에서 깰 뿐만 아니라 자신에게 얼마나 많은 수면이 필요한지도 잊어버린다는 것이다.

자, 핵심은 이렇다: 우리는 나이가 들면서 스스로 잠잘 기회를 적게 줌으로써 자기 자신과 뇌에 몹쓸 짓을 한다. 따라서 매일 밤 8시간의 수면시간을 보장하도록 하라.

뇌 건강을 위한 시간제한 식사법

앞서 9장에서 다루었듯, 장 속에 있는 호르몬들이 실수로 혈액으로 들어가는 경우가 생긴다. 이런 호르몬들은 혈액을 따라 뇌로 건너가 뇌 기능에 영향을 준다. 이런 호르몬들 가운데 하나가 뇌에 도달하면 불안감을 유발하는 것으로 알려진 CCK-4다. 시간제한 식사법은 뇌에 작용하여 불안장애나 공황발작을 일으킬 수 있는 장 호르몬들을 감소시킨다.

한 가지 영양소 그룹에 초점을 맞추면, 음식이 뇌 기능에 영향을 미치는 또 다른 메커니즘을 확인할 수 있다. 예를 들자면 거의 1세기 전부터 케톤 식단—저탄수화물, 고지방으로 구성된 식단—은 중증 약물-저항성 소아 간질의 발병을 줄일 수 있는 것으로 알려졌다. 이러한 영양소 구성은 뇌세포에서 사용할 수 있는 에너지 유형을 바꾼다. 뇌

세포가 케톤체(지방 분해 산물)를 에너지원으로 사용하면 뇌의 전반적인 기능을 향상하고 발작 발생을 줄일 수 있다. 그런데 8~10시간 시간제한 식사법 역시 인체가 축적지방세포를 사용해서 천연 케톤체를 생산하여 뇌의 에너지원으로 사용하게 만들 수 있다. 만약 여러분이 8~10시간 시간제한 식사법을 따르고 있다면, 아침식사 전 몇 시간 동안 여러분의 몸에서는 자연적으로 케톤을 생성한다. 이렇게 만들어진 케톤은 여러분의 뇌에 영양분으로 공급되고 뇌의 염증도 감소시킨다.

생물체의 가장 원초적인 반응 가운데 하나는 먹이가 귀할 때 먹이를 찾고자 하는 동기가 유발되는 것이다. 쥐들은 먹이가 주어지는 시간이 단 몇 시간에 불과하면, 흥미롭게도 기회주의적으로 먹이를 찾는 행동 전략을 치밀하게 짜서 전개한다.[17] 이들은 먹이가 도착하는 시간보다 한두 시간 일찍 일어나서 마치 먹이를 찾기라도 하듯 주변을 돌아다니기 시작한다. 먹이가 제한된 이 쥐들은 일찍 일어나 먹이를 찾을 수 있도록 정확한 수면량을 달성하기 위해 생체시계와 병행해서 케톤 에너지를 사용하는 것이 틀림없다.[18]

케톤에서는 뉴런이 상해를 입지 않도록 보호하는 화학적 신호를 제공한다거나, 뉴런은 알츠하이머, 파킨슨병, 헌팅턴병 같은 퇴행성 신경 질환에 직면했을 때 복구능력이 더 좋아진다는 새로운 증거도 있다.[19] 물론 시간제한 식사법을 따르는 동물에게서 먹이를 찾는 동기가 커졌다는 사실을 뇌 건강 향상과 연결 짓는 것은 시기상조일 수 있다. 그러나 케톤 식단이 뇌 건강에 주는 많은 혜택을 8~10시간 안에 하루에 먹을 음식을 다 먹는 방법으로 누릴 수 있음은 이제 명백한 사실이 되었다.

매일 같은 시간에 식사를 하고 공복 상태를 오래 유지하면 여러분의 뇌와 몸에 내재한 생체시계의 시간을 제대로 맞출 수 있다. 시간제한 식사법은 수면의 질을 자연스럽게 향상하므로, 여러분은 쉽게 잠들어 몇 시간 동안 통잠을 잘 수 있다.

2018년, UCLA의 크리스토퍼 콜웰Christopher Colwell 실험실에서 발표한 연구 결과에 따르면, 쥐 모델에서 시간제한 식사법이 헌팅턴병의 퇴행성 신경 증상을 유의미하게 감소시키는 것으로 밝혀졌다.[20] 3개월 동안 제한 없이 먹이를 먹었던 쥐들은 헌팅턴병 징후를 뚜렷이 보였다. 즉, 정상적인 수면-기상 주기의 심각한 교란, 운동 협응력 감퇴, 심박동수 변이성 증가 등의 증상이 나타났다. 반면 시간제한 식사법을 시행한 그룹의 쥐들은 유의미할 정도로 이런 증상들을 보이지 않았다. 이들은 시간제한 식사법을 시행하지 않은 그룹보다 잠도 잘 잤고, 운동 협응력도 더 좋았으며, 심장박동수도 더 규칙적이었고, 뇌 기능도 정상 뇌의 기능과 더 유사했다.

뇌 건강을 뒷받침하는 운동

운동은 뉴런 간의 연결을 강화하고 기억력을 향상하는 뇌유래신경영양인자BDNF를 증가시킨다. BDNF는 더 나아가 스트레스를 받거나 손상된 뉴런의 복구도 증가시킬 수 있다—이 과정도 뇌에 있는 생체시계가 튼튼할 때 일어난다.

운동과 시간제한 식사법은 독립적으로 또는 공동으로 작용하여 파킨슨병에서 나타나는 도파민 작동성 뉴런 손실을 막을 수 있다. 그 효과는 엄청난 것으로 확인되었다. 운동을 한 쥐들에게 뉴런을 죽이고 파킨슨병과 뇌졸중, 심지어 헌팅턴병까지 유발하는 것으로 알려진 독극물을 주었더니, 운동을 하지 않은 쥐들과 비교했을 때 운동을 한 쥐들의 뇌가 이런 도전에 대해 더 큰 회복력을 보여 결국 더 빨리 회복할 수 있었다.[21,22] 운동을 하는 것이나 12~16시간 공복을 유지하는 것은 쥐의 뇌에서 비슷한 화학적 변화를 일으키는 것으로 보이며,[23] 두 가지 모두 튼튼한 생체리듬을 유지하는 데에 도움을 준다. 이런 효과 덕분에 우리 뇌에는 회복 탄력성이 생성되어, 악영향을 주는 모욕을 받아도 뇌가 이를 더 많이 다스리고 더 빨리 회복할 수 있다.

스트레스에 대처하기

튼튼한 생체시계를 지니면 우리 건강에 영향을 주는 일상생활 속 스트레스로부터 보호받을 수 있다. 가령 스트레스 호르몬 코르티솔은 생체리듬의 조절을 강하게 받는다. 건강한 사람의 경우, 코르티솔 생성은 아침에 정점을 찍고 잠잘 시간이 되면 최저 수준으로 감소한다. 덕분에 우리는 긴장을 풀고 잠자리에 들 수 있다.

생체시계가 작동하는 두 번째 메커니즘은 직접적이다. 스트레스 호르몬이 갑자기 급증할 때 나타나는 영향을 무력화해서 스트레스 요인이 사라진 후에 우리가 정상적인 마음 상태로 돌아갈 수 있게 해준다. 자, 저녁 퇴근길에 교통체증으로 옴짝달싹하지 못하는 상황을 한번 상상해보자. 어린이집에 아이를 데리러 가야 하는데 늦을까 걱정하는 마음만으로도 부신에서 스트레스 호르몬 생성이 증가하기에 충분하다. 하지만 비록 늦었더라도 마침내 어린이집에 도착해서 아이를 만나게 되면 스트레스는 사라져야 한다. 이렇게 마음이 차분해지는 과정은 호르몬 생성이 중단되는 것과 관련된다. 여러분의 시계 시스템이 튼튼해서 스트레스 호르몬 생성을 멈출 수 있다면, 퇴근길에 급증해서 혈액을 따라 순환하고 있는 스트레스 호르몬은 큰 해를 끼치지 않을 것이다.

그러나 저녁 내내 계속해서 스트레스를 받는 느낌이 든다면 스트레스-반응에 문제가 있는 것이다. 먼저, 스트레스 호르몬이 과도해지면 시계 시스템을 압도하게 되고, 그러면 여러분의 몸속 시계가 스트레스 호르몬 생성을 조절할 수 없게 된다. 저녁에 스트레스 호르몬 분비가 급증하면 들뜬 상태가 지속된다. 이렇게 되면 수면시간이 늦어지고 밤에 밝은 빛 노출량이 늘어나서 결국에는 생체시계를 교란하게 된다. 어떤 이들은 이런 '자연스러운 에너지 상승' 덕분에 밤에 더 생산적일 수 있겠다는 생각에 이를 긍정적인 경험이라고 생각할지도 모른다. 하지만 시간이 지나면서 밤에 에너지가 지속되면 생산성이 불안장애로 바뀔 수 있다. 그리고 다음 날, 이런 스트레스 반응에 따른 결과는 여러 모습으로 나타날 수 있다. 밤에 잠자리에 늦게 들었다면 다음 날 낮 동안 몹시 피곤하고 짜증스러우며 멍하고 배가 고플 것이다.

만성 스트레스에 시달리는 사람들은 심지어 우울증에 걸릴 수도 있다. 낮-밤 주기를 거치는 동안 스트레스 호르몬이 과도한 상태를 유지하면 새로운 뉴런의 생산이 감소하는데, 이 상태에서 손상된 뉴런의 수가 증가하면서 우울증에 무릎을 꿇게 된다. 고령자들의 경우, 신생 뉴런의 부족과 손상되거나 죽은 뉴런의 증가가 병행해서 나타나면 건망증이나 기억력 저하를 불러올 수 있다.

스트레스는 좋은 습관으로 해결할 수 있다. 어떤 운동이라도 좋다.—체육관에서 30분이나 1시간이라도—운동을 하면 스트레스의 악영향으로부터 더 많이 보호받을 수 있다. 저녁에는 가벼운 독서나 명상으로 긴장을 풀면 스트레스 호르몬 생산이 감소하고 수면이 촉진된다.

우울증에 집중하기

스트레스를 받거나 갑작스럽게 슬픈 사고를 당하면 사람들은 기분이 가라앉게 된다. 그럴 경우 혼자 있고 싶고, 집 밖으로 나가기 싫고, 어두운 방 안에서 수심에 잠겨 있고 싶은 마음이 드는 것은 어디까지나 자연스러운 일이다. 그런데 이런 행동들 모두가 생체시계에 영향을 준다. 그리고 영향을 받은 시계는 다시 사람들을 우울증으로 몰아넣는다. 이와 동시에, 우울증의 증상 중 하나인 불면증이나 과도한 수면이 다시 생체시계를 교란한다. 이미 우울증에 빠진 사람은 악순환에 빠질 수 있다. 우울증을 더 많이 유발하는 것은 우울증을 일으키는 생체시계가 아니라 생체시계의 교란을 유발하는 우울증이다.

우울증을 이기거나 최소한 다스릴 수 있는 한 가지 방법은 매우 절제된 방식으로 생활을 단순화하는 것이다. 좋은 습관은 좋은 습관을 더 많이 낳는 법. 여러분이 밤에 충분한 수면을 취하도록 노력하고, 낮에 운동하며, 밝은 햇빛에 대한 노출을 늘리고, 매일 같은 시간에 식사를 한다면, 이런 의사결정들은 미리 내려져 있기 때문에 생활 속 스트레스 중 일부는 덜 수 있다.

스트레스를 유발하는 운이 없는 사건들은 피할 수 없는 경우가 많다. 나는 지금껏 살면서 한 번도 스트레스를 받지 않았거나 직장이나 사랑하는 사람을 잃는 것 같은 어려움을 겪은 적이 없는 사람은 만나지 못했다. 이런 사건들이 우리를 불안이나 우울로 몰아붙이더라도, 생체시계가 튼튼하면 우울증에 걸리지 않도록 보호받을 수도 있고, 동시에 우울증에 걸리더라도 거기서 벗어날 수도 있다.

여러분은 수면, 시간제한 식사법, 운동, 적절한 햇빛 노출이라는 4가지 간단한 습관만으로도 튼튼한 생체리듬을 유지하고 정상적인 뇌 기능을 유지할 수 있다. 이 4가지 습관은 저마다 뇌 건강을 증진한다. 한 가지 생체주기 습관을 개선해도 어느 정도 혜택이 돌아오기는 하지만, 두 가지 이상을 함께 실천하면 오래도록 뇌 건강에 유익할 것이다.

우울증을 앓는 사람들의 절대다수는 밤중에 잠이 들거나 수면을 유지하는 데 어려움을 겪는다. 그래서 많은 우울증 치료제가 수면을 촉진하는 방법으로 작용한다. 하지만 약물 유인성 수면은 다음 날 사람들을 너무 졸리게 만들어서 가까스로 잠자리를 빠져나오게 할 수 있다. 약의 도움을 받으면 몇 주 혹은 몇 달에 걸쳐서 서서히 우울증을 이겨낼 수 있게 되지만, 대부분의 경우 삶의 질이 타격을 받는다.

어떤 사람들은 과도한 각성도와 활동성을 보이는 시기, 또는 조증을 경험하기도 한다. 바로 양극성 장애다. 이제는 많은 데이터가 축적되어서, 우울증이 있으면서 불규칙한 수면 패턴을 보이거나 잠을 적게 자는 사람들은 서서히 정신병으로 진행되는 조증을 보일 가능성이 더 큰 것으로 알려져 있다. 조증은 수면 부족 상태에서 시차가 많이 나는 장거리 해외 여행을 할 때에도 발현할 수 있다.[24]

오래전부터 생체리듬의 교란과 뇌 질환 사이에는 상관성이 있는 것으로 생각되어 왔다. 하지만 실제로 전자가 후자를 어떻게 유발하는지 입증하기가 어려웠다. 몇 년 전, 양극성 장애와 생체시계 사이에 직접적인 연관성이 확인되었다. 양극성 장애 치료제로 널리 쓰이는 약품 중 하나—리튬—가 생체시계 구성요소 가운데 하나에 붙어서 그 기능을 강화하는 것으로 밝혀진 것이다.[25] 이 발견은 뇌 건강 차원에서 예방과 치료 양쪽 모두에 영향을 주는 것으로 평가된다. 마찬가지로 우울증이 없는 사람들은 우울증과 싸우는 사람들보다 잠을 더 잘 자고 섭식 습관도 더 좋다. 하지만 긍정적인 기분을 만들려고 리튬을 복용할 필요는 없다. 수면, 빛, 음식, 신체활동 측면에서 생체주기 코드에 맞는 생활습관을 들이면 여러분의 기운을 북돋고 뇌 건강을 향상하는 데에 도움이 될 것이다.

로제 기유맹 박사,
자신의 장수 비결을 생체리듬의 공으로 돌리다

로제 기유맹Roger Guillemin 박사는 예술가이자 남편, 여섯 자녀의 아버지, 할아버지일 뿐만 아니라 노벨상 수상자이기도 하다. 하지만 무엇보다도 가장 인상적인 점은 94세의 고령에도 그가 여전히 활발히 활동하고 있으며 총기도 여전하다는 사실이다. 우리 실험실에서 박사후 과정으로 연구하고 있는 에밀리 마누지안Emily Manoogian 박사와의 인터뷰에서, 그는 자신의 생활방식인 판에 박힌 일상(언제, 무엇을, 얼마나 먹는지/언제, 얼마나 자는지/언제, 얼마나 움직이는지)이 자신의 성공 비결 가운데 일부라고 밝혔다.[26]

기유맹 박사는 프랑스 디종에서 태어나 자라서 그곳에서 학사 학위를 마치고 의학 학위 공부를 시작했다. 그 후 오랫동안 관심을 가졌던 연구를 하기 위해 몬트리올로 건너가 한스 셀리에Hans Selye 박사와 함께 연구했다. 기유맹 박사의 멘토였던 셀리에 박사는 그의 인생에 지대한 역할을 한 인물이다. 셀리에 박사는 스트레스 반응, 즉 부신이 어떻게 코르티솔 같은 화학물질을 만들어서 우리가 극심한 스트레스 상황에서 대처할 수 있게 도와주는지를 밝힌 최초의 과학자 중 한 사람이다. 기유맹 박사의 표현대로 "셀리에 박사는 스트레스라는 단어를 의학에 도입한 최초의 인물이다. 그 전까지만 해도 스트레스는 엔지니어들만 사용하던 용어였다."

50년 동안 자신의 실험실을 이끌며 연구를 계속해온 기유맹 박사의 일상 스케줄은 매우 일관되었다(실제로 그는 40년 이상 버니스라는 조교와 같이 일했다). 그는 매일 아침 알람 없이 6시 30분에서 7시경에 일어났다. 아침식사를 잘 안 하는 편이라 대개 커피와 잼을 바른 토스트로 간단히 먹었다. 8시에 실험실에 출근해서 때로 정오쯤 간단한 점심을 먹고(간식은 먹지 않았다) 5시에 퇴근했다. 집에서는 7시에 가족과 함께 포도주 한 잔을 곁들인 저녁식사를 했다. 집에서나 밖에서나 가능한 한 그는 프랑스 음식만 먹었다. 식단을 제한한 적은 한 번도 없지만, 자신이 즐기는 신선하고 질 좋은 음식만 먹었다. 그는 10시경에 잠자리에 들었고, 다음 날이 되면 똑같은 일정으로 하루를 반복했다. 기유맹 박사는 스스로 운동선수라고 생각한 적은 없지만, 성인이 된 후 거의 매일 수영을 하거나 테니스를 치면서 항상 활동적으로 지냈다.

그는 대단한 성공을 이루었음에도, 실험실에서 끊임없이 진전을 이루어야 한다는 과학자들 공통의 스트레스를 받았다. 실제로 그는 종종 실험실 문을 닫을 생각도 했다고 한다. 그에게는 스트레스를 해소하는 특별한 비결은 없었다. 그저 꾸준함을 잃지 않았을 뿐이다. 그는 예전에도 그랬고 지금도 여전히 자신의 판에 박힌 일상과, 가족과 함께하는 시간이야말로 평생 자신의 버팀목이 되어준 멋진 후원 시스템이라고 했다.

최적의 뇌 건강을 유지하는 일이 반드시 평생의 도전이 될 필요는 없다. 특히 건강한 몸과 마음을 유지하는 데 생체리듬이 중심 역할을 한다는 사실을 이해한다면 더욱 그렇다. 평생의 치아 건강을 위해 매일 치아 관리를 하듯, 여러분의 생체리듬을 양성하기 위해서는 이 책에서 강조한 간단한 습관들을 함께 실천하면 된다. 잠자는 시간, 먹는 시간, 운동하는 시간을 여러분의 유전자, 호르몬, 뇌 속 화학물질의 시의적절한 리듬에 맞춰 조절하면 된다. 사실, 기유맹 박사처럼 90대에도 건강하게 생활하는 사람들의 이야기를 듣고 그들의 생활방식을 자세히 들여다보면, 그들이 생체리듬에 맞는 지혜를 자신의 일상생활에 실천했다는 사실을 발견하게 된다.

13장

생체리듬에 맞는
완벽한 하루

생체리듬에 맞는 나의 완벽한 하루는 전날 밤부터 시작된다. 나는 저녁식사를 일찍 마치고—대략 7시—10시 30분에는 잠이 든다. 아침에는 피로가 풀린 상태로 개운하게 깬다. 8시쯤 푸짐한 아침식사를 마치면 밖에서 잠시 산책을 한 뒤 차를 타고 출근한다. 설레는 마음으로 달려 사무실에 도착하면 즉시 일을 시작할 수 있는 상태다. 정오쯤 점심 겸 짧은 휴식을 취한 뒤 다시 일을 시작해서 5시에 퇴근한다. 퇴근 후에는 운동을 하고 집으로 돌아가 가족들과 저녁식사를 함께한다. 식사 후에는 일을 마저 하거나 딸아이의 공부를 봐준다. 물론 이때는 작업조명을 사용한다.

여러분도 알겠지만, 이처럼 완벽한 나날이 계속되면 내 생체시계는 최적의 건강에 맞게 맞춰진다. 하지만 과연 이런 날이 매일같이 계속 이어질 수 있을까? 물론 그럴 수는 없다. 나는 일 때문에 출장을 많이 다닌다. 미국만이 아니라 전 세계로 다녀야 한다. 때로 비행기를 타기 위해 혹은 몇 시간대 떨어진 곳에 있는 동료들과 원격회의를 하기 위해 유달리 일찍 일어나야 하는 경우도 있다. 어떤 때는 마감일을 앞두고 밤늦게까지 컴퓨터 화면을 응시하면서 일해야 하는 때도 있다. 그리고 간혹 동료들과 모임을 하거나 회의에 참석하느라 내가 원하는 것보다 늦은 시간에 저녁을 먹어야 해서 시간제한 식사법을 포기해야 하는 경우도 생긴다.

하지만 나는 매일 생체주기 코드 가운데 가능한 한 많은 측면을 올바르게 맞추려고 최선을 다한다. 운동을 할 수 없는 경우가 생기면 시간제한 식사법은 꼭 지키도록 한다. 혹시 저녁을 늦게 먹게 되면 적어도 12~13시간은 공복 상태를 유지한 다음에 아침식사를 하는 것이 좋다. 밤에 늦게 자게 되는 경우에는 다음 날 꼭 운동을 하라. 자, 이제 알겠는가? 우리는 완벽을 지향하지만, 때로 최선이 불가능하면 적어도 차선을 선택해야 한다. 나의 건강은 내 손에 달려 있다. 최대의 보상을 받으려면 내가 할 수 있는 한 언제나 올바른 선택을 해야 한다.

나는 여러분이 이 책을 읽으면서 여러분의 생체주기 코드에 대해 한두 가지 지식을 얻게 되었으면 한다. 또한 생체주기 코드를 강화하는 데 필요한 작은 변화를 이루는 일이 얼마나 쉬운 것인지도 알게 되었으면 한다. 몇 주 동안 이 책에 소개된 권고 사항을 따른 다음에는 다시 3장에 있는 테스트를 해보고 그 결과가 얼마나 다른지 확인해보기 바란다. 처음에 수집한 데이터를 기록해두고 어떻게 새로운 습관을 형성해가고 있는지 살펴보는 것은 훌륭한 습관이다. 언제 첫 식사를 하고 마지막 음식 섭취는 언제 할 것인지 정하는 것이 첫 시작이다. 특히 일상적인 음식 섭취 스케줄을 일관되게 유지할 수 있다면 말이다. 밤에는 밝은 불빛에 대한 노출은 물론이거니와 전반적으로 빛을 제한하면, 빨리 잠들고 오랫동안 수면을 유지하는 데에 도움이 된

시간제한 식사법의 확인된 효과

무작위 섭식 패턴	시간제한 식사법
비만	지방량 감소, 제지방량 증가
포도당 불내성, 인슐린 저항성	정상 포도당
고콜레스테롤	정상 콜레스테롤
심혈관 질환	심장 기능 향상, 부정맥 감소
염증	염증 감소
지방간 질환	건강한 간
암 위험 증가	암 위험 감소, 치료 결과 향상
잘못된 수면	향상된 수면의 질
근육 기능 저하	지구력 증가
해로운 장내미생물	건강한 장내미생물
불규칙한 배변	규칙적인 배변
신장 질환	건강한 신장 기능
운동 협응력 저하	운동 협응력 향상

다. 운동은 몸을 피곤하게 만들면서 동시에 뇌 건강을 향상한다—뇌 건강을 강화하는 작업의 대부분은 잠자는 동안 일어나기 때문이다.

혹시 여러분이 현재 만성 질환으로 고통받고 있다면 반드시 명심하기 바란다. 병의 진행을 역전시키거나 증상을 완화하기 위한 최선의 방법 중 하나는 바로 여러분의 생체주기 코드를 강화하는 것임을. 이제 우리 실험실에서는 이러한 권고 사항을 따르려 노력한 뒤 완전히 새롭고 건강한 생활방식을 발견하게 된 사람들의 많은 사례를 목격하고 있다. 어떤 사람들은 심지어 더 이상 약이 필요 없게 되었다고도 말한다. 여러분의 생체코드를 맞추고 건강을 강화하는 데에 시간제한 식사법이 얼마나 중요한 역할을 하는지는 절대 과장이 아니다. 앞의 표는 여러분과 여러분이 사랑하는 사람들이 시간제한 식사법을 실천하도록 최고의 동기를 부여하기 위해 마련한 것이다.

여러분의 생체주기 코드를 강화하는 것이 기적의 치유법은 아니다. 하지만 이와 동시에 나는 여러분이 알약에도 마법의 힘은 없다는 사실을 배웠기를 바란다. 여러분의 주치의가 이야기하는 권고 사항과 이 책에서 얻은 정보를 종합해서 온 힘을 다해 한평생 건강하고 더 나은 삶을 살기 바란다. 물론 여러분이 그런 삶을 사는 것이 나의 바람이다.

감사의 글

2015년 6월, 나는 팔로 알토Palo Alto에 있는 구글 캠퍼스에서 열린 어느 학제간과학 회의—사이언스 푸 캠프Science Foo Camp—에 초대되었다. 그곳에서도 나는 생체리듬 그리고 이 리듬과 건강의 관련성에 대해 늘 하던 대로 강연했다. 그런데 이번에는 청중들이 박사급 전문가들만큼 학구적이지는 않았지만, 그들보다 더 큰 흥미를 보이는 것만 같았다. 다양한 배경과 관심 영역을 지닌 이 사람들이 생체리듬이라고 하는 어려운 과학에 대해, 자신의 건강과 생산성을 향상하기 위해 무엇을 실천하면 되는지 더 많은 것을 알고 싶어 했다. 문득, 이 분야의 저명한 과학자들이 저술한 전문서적은 많지만, 사람들이 이 정보를 일상생활에서 사용할 수 있도록 더 광범위한 독자들에게 이 새로운 과학에 대해 전달해주는 책은 한 권도 없다는 사실을 깨달았다.

이 회의의 주최자이자 참석자 가운데 한 명이었던 린다 스톤Linda Stone이 바로 그런 책을 쓰라고 나를 집요하게 격려했다. 책의 윤곽은 우리 가족과 수차례에 걸쳐 저녁 밥상머리 토론을 하며 모양을 잡아갔다. 나의 아내 스미타와 우리 딸 스네다는 내가 과학적으로 설명하면 참을성 있게 경청하면서 좀 더 단순한 방향으로 명료하게 설명하도록 나를 이끌었다. 호기심 많은 우리 어머니도 때때로 우리 집을 방문하시면 이 토론에 참여하셨다. 오랜 시간을 실험실과 출장에 할애하는 나에게 우리 가족의 인내와 변함없는 지지는 더없이 소중하다.

2017년 3월, 가까운 미래를 위한 회의Near Future Conference에서 생체리듬과 건강에 관한 나의 발표를 들었던 마리아 로데일Maria Rodale이 일반 대중을 위한 생체리듬 서적을 출간하자는 제안을 했다. 이보다 더 완벽할 수 없는 타이밍이었다. 내가 생각하기에 책으로 내기에 꽤 괜찮은 윤곽과 내용이 거의 준비된 듯 보였기 때문이다. 하지만 본격적으로 책을 만드는 작업에 돌입하자마자 나는 나의 과학을 표현할 완전히 새로운 방법을 배워야 한다는 사실을 깨달았다. 나를 구조하기 위해 나선 팸 리플랜더는 누구에게나 단순하고 행동으로 옮길 만한 메시지가 될 수 있도록 내가 생각과 아이디어를 명료하고 일관성 있게 정리하게 도와주었다. 로데일 출판사 편집인들, 마리사 비질란테, 섀넌 웰츠, 다니엘 커티스는 원고를 다듬고 매만져 독자들이 내용을 올바로 이해하도록 만들어주었다. 마이클 오코너는 촘촘한 빗으로 섬세하게 빗질하듯 원고를 검토하며 빼어난 교열 솜씨를 보여주었다. 마지막으로 펭귄 랜덤하우스의 앨리스 다이아몬드는 이 프로젝트를 결승선까지 끌고 온 공로자다.

과학계의 동료들 역시 내게 큰 도움을 주었다. 처음 일주 생물학 분야에 뛰어들 당시, 내게 멘토가 되어준 분들이 바로 스크립스 연구소의 스티브 케이와 노바티스 연구재단 게놈학 연구소의 존 호게네시다. 스티브는 내게 일주 생물학과 이 분야의 많은 석학을 소개해주었다. 제프 홀, 마이클 로스배시, 마이클 영을 알게 된 것은 감격이었다. 이들은 뒤이어 모두 노벨 생리의학상 수상자가 되었고, 내 연구에 영감과 영향을 주었다. 나는 수잔 골든, 아미타 세갈, 제이 던랩, 다카오 곤도의 기초과학 연구로부터도 영감을 받았다. 존 호게네시는 내가 인간의 건강과 관련된 일주 과학에 뛰어드는 데에 촉매자 역할을 했다. 나는 노바티스 연구재단 게놈학 연구소에 있는 동안 조 다카하시, 피터 슐츠, 러스 반 겔더, 이기 프로벤치오, 개럿 피츠제럴드와의 공동연구를 통해 많은 획기적인 발견을 할 수 있었다. 이때의 공동연구는 그 후로도 이어지고 있으며, 스티브와 존은 나의 평생 친구가 되었다.

내 과학자 경력의 다음 단계는 소크 연구소에 합류하면서 시작되었다. 이곳에서는 뛰어난 과학자들, 그들과의 공생관계, 그리고 지구상에 오래도록 영향을 줄 수 있는 근간이 되는 눈부신 발견을 하고 싶은 강한 투지가 내 연구의 동력이 되었다. 이 연구소를 설립한 조너스 소크 박사의 업적이 특히 큰 영감을 주었다. 그가 발명한 소아마비 백신은 예방이 최선의 치료라는 강력한 메시지를 입증하는 사례이기 때문이다. 소크 연구소는 내가 독특한 실험을 많이 할 수 있도록 흔들림 없는 지원을 아끼지 않았다. 소크 연구소에서 나와 공동연구를 진행하는 주요 연구자와 동료 과학자로는 론 에반스, 마크 몬트미니, 인더 버마, 러스티 게이지, 마틴 굴딩, 루벤 쇼, 조 에커가 있다. 이들은 저마다 신진대사, 신경과학, 후생유전학, 재생, 염증, 암 분야에서 내가 생체리듬 연구를 진행하는 데 도움을 주었다. 덧붙여 캐시 존스와 조앤 초리는 끊임없이 새로운 아이디어와 방향을 제시해주는 원천이다.

소크 연구소 외부 인사들의 도움도 빼놓을 수 없다. 나는 신진대사와 노화 분야 석학들—발터 롱고, 마크 매티슨, 레너드 구아렌테, 요한 오웍스—과의 공동연구와 토론을 통해 시간제한 식사법과 생체리듬 이면의 과학을 장수 과학과 통합할 수 있었다.

이뿐만 아니라 대단한 학생들, 교육생들과 함께 일할 수 있는 나는 정말로 행운아다. 본인들의 생체주기 코드를 망가뜨려 가면서 실험실에서 장시간 열심히 연구에 매진한 이들의 노력 덕분에 이 책에 기술된 많은 아이디어를 시험할 수 있었다. 특히 히엡 레, 노부시게 다나카, 크리스토퍼 볼머스, 메구미 하토리, 셔브로즈 길, 아망딘 셰, 아미르 자린파, 루도빅 뮤어, 루치아노 디타치오, 마사 히라야마, 가브리엘 설리, 에밀리 마누지안에게 감사한다. 또한 〈이코노미스트*The Economist*〉의 로지 블라우, 건축가 프레데릭 막스와 수없이 나눈 토론 덕분에 생체리듬에 맞는 조명을 일상생활에 적용할 방법을 찾아낼 수 있었다. 뿐만 아니라 자신의 환자들에게 시간제한 식사법을 안내해준 내과전문의 친구들 줄리 웨이-샤첼, C. 마이클 라이트, 파멜라 타웁에게도 고마움을 전한다.

이 자리를 빌려, 연구비를 지원해준 국립보건원, 국방부, 국토안보부, 리오나 M. 해리 B. 헴슬리 자선신탁, 퓨 자선신탁, 미국노화연구연합, 글렌 의학연구재단, 미국당뇨병협회, 세계암연구재단, 조 W. 도로시 도셋 브라운 재단, H. A. 메리 K. 체프먼 자선신탁, 어윈 조앤 제이컵스 박사 부부에게 감사를 표한다.

마지막으로, myCircadianClock.org 웹사이트와 연구 앱을 통해 수많은 사람이 자신의 생체리듬에 대해 배웠다. 그리고 이 책에도 나와 있는 가르침을 따른 결과, 긍정적인 건강상의 변화를 경험하고 그 내용을 웹사이트와 앱을 통해 공유했다. 그들 모두에게 감사하며, 이 책으로 자신의 경험을 공유할 수 있게 동의해준 몇몇 용기 있는 분들에게 특히 감사드린다.

주

들어가며

1. F. Damiola et al., "Restricted Feeding Uncouples Circadian Oscillators in Peripheral Tissues from the Central Pacemaker in the Suprachiasmatic Nucleus," *Genes and Development* 14 (2000): 2950–61.
2. K. A. Stokkan et al., "Entrainment of the Circadian Clock in the Liver by Feeding," *Science* 291 (2001) 490–93.
3. M. P. St-Onge, et al., "Meal Timing and Frequency: Implications for Cardiovascular Disease Prevention: A Scientific Statement from the American Heart Association," *Circulation* 135, no. 9 (2017): e96–e121.

1장 우리는 모두 교대근무자

1. D. Fischer et al., "Chronotypes in the US—Influence of Age and Sex," *PLoS ONE* 12 (2017): e0178782.
2. T. Roenneberg et al., "Epidemiology of the Human Circadian Clock," *Sleep Medicine Reviews* 11, no. 6 (2007): 429–38.
3. L. Kaufman, "Your Schedule Could Be Killing You," *Popular Science*, September/October 2017, https://

www.popsci.com/your-schedule-could-be-killing-you.

4. J. Li et al., "Parents' Nonstandard Work Schedules and Child Well-Being: A Critical Review of the Literature," *Journal of Primary Prevention* 35, no. 1 (2014): 53–73.

5. D. L. Brown et al., "Rotating Night Shift Work and the Risk of Ischemic Stroke," *American Journal of Epidemiology* 169, no. 11 (2009): 1370–77.

6. M. Conlon, N. Lightfoot, and N. Kreiger, "Rotating Shift Work and Risk of Prostate Cancer," *Epidemiology* 18, no. 1 (2007): 182–83.

7. S. Davis, D. K. Mirick, and R. G. Stevens, "Night Shift Work, Light at Night, and Risk of Breast Cancer," *Journal of the National Cancer Institute* 93, no. 20 (2001): 1557–62.

8. C. Hublin et al., "Shift-Work and Cardiovascular Disease: A Population-Based 22-Year Follow-Up Study," *European Journal of Epidemiology* 25, no. 5 (2010): 315–23.

9. B. Karlsson, A. Knutsson, and B. Lindahl, "Is There an Association between Shift Work and Having a Metabolic Syndrome? Results from a Population Based Study of 27,485 people," *Occupational & Environmental Medicine* 58, no. 11 (2001): 747–52.

10. T. A. Lahti et al., "Night-Time Work Predisposes to Non-Hodgkin Lymphoma," *International Journal of Cancer* 123, no. 9 (2008): 2148–51.

11. S. P. Megdal et al., "Night Work and Breast Cancer Risk: A Systematic Review and Meta-Analysis," *European Journal of Cancer* 41, no. 13 (2005): 2023–32.

12. F. A. Scheer et al., "Adverse Metabolic and Cardiovascular Consequences of Circadian Misalignment," *Proceedings of the National Academy of Sciences of the United States of America* 106, no. 11 (2009), 4453–58.

13. E. S. Schernhammer et al., "Night-Shift Work and Risk of Colorectal Cancer in the Nurses' Health Study," *Journal of the National Cancer Institute* 95, no. 11 (2003): 825–28.

14. E. S. Schernhammer et al., "Rotating Night Shifts and Risk of Breast Cancer in Women Participating in the Nurses' Health Study," *Journal of the National Cancer Institute* 93, no. 20 (2001): 1563–68.

15. S. Sookoian et al., "Effects of Rotating Shift Work on Biomarkers of Metabolic Syndrome and Inflammation," *Journal of Internal Medicine* 261, no. 3 (2007): 285–92.

16. A. N. Viswanathan, S. E. Hankinson, and E. S. Schernhammer, "Night Shift Work and the Risk of Endometrial Cancer," *Cancer Research* 67 no. 21 (2007): 10618–22.

17. E. S. Soteriades et al., "Obesity and Cardiovascular Disease Risk Factors in Firefighters: A Prospective Cohort Study," *Obesity Research* 13, no. 10 (2005): 1756–63.

18. E. S. Soteriades et al., "Cardiovascular Disease in US Firefighters: A Systematic Review," *Cardiology in Review* 19, no. 4 (2011): 202–15.

19. K. Straif et al., "Carcinogenicity of Shift-Work, Painting, and Fire-Fighting," *Lancet Oncology* 8, no. 12 (2007): 1065–66.

20. International Air Transport Association, "New Year's Day 2014 Marks 100 Years of Commercial

Aviation," press release, http://www.iata.org/pressroom/pr/Pages/2013-12-30-01.aspx.

21. J.-J. de Mairan, "Observation Botanique," *Histoire de l'Academie Royale des Sciences* (1729): 35–36.

22. J. Aschoff, "Exogenous and endogenous components in circadian rhythms." *Cold Spring Harbor Symposia on Quantitative Biology* 25 (1960): 11–28.

23. J. Aschoff and R. Wever, "Spontanperiodik des Menschen bei Ausschluß aller Zeitgeber," *Naturwissenschaften* 49, no. 15 (1962): 337–42.

24. C. J. Morris, D. Aeschbach, and F. A. Scheer, "Circadian System, Sleep, and Endocrinology," *Molecular and Cellular Endocrinology* 349, no. 1 (2012): 91–104.

25. R. N. Carmody and R. W. Wrangham, "The Energetic Significance of Cooking," *Journal of Human Evolution* 57, no. 4 (2009): 379–91.

26. R. N. Carmody, G. S. Weintraub, and R. W. Wrangham, "Energetic Consequences of Thermal and Nonthermal Food Processing," *Proceedings of the National Academy of Sciences of the United States of America* 108, no. 48 (2011): 19199–203.

27. P. W. Wiessner, "Embers of Society: Firelight Talk among the Ju/'hoansi Bushmen," *Proceedings of the National Academy of Sciences of the United States of America* 111, no. 39 (2014): 14027–35.

28. R. Fouquet and P. J. G. Pearson, "Seven Centuries of Energy Services: The Price and Use of Light in the United Kingdom (1300–2000)," *Energy Journal* 27, no. 1 (2006): 139–77.

29. G. Yetish et al., "Natural Sleep and Its Seasonal Variations in Three Pre-Industrial Societies," *Current Biology* 25, no. 21 (2015): 2862–68.

30. H. O. de la Iglesia et al., "Ancestral Sleep," *Current Biology* 26, no. 7 (2016): R271–72.

31. H. O. de la Iglesia et al., "Access to Electric Light Is Associated with Shorter Sleep Duration in a Traditionally Hunter-Gatherer Community," *Journal of Biological Rhythms* 30, no. 4 (2015): 342–50.

32. R. G. Foster et al., "Circadian Photoreception in the Retinally Degenerate Mouse (rd/rd)," *Journal of Comparative Physiology A* 169, no. 1 (1991): 39–50.

33. M. S. Freeman et al., "Regulation of Mammalian Circadian Behavior by Non-Rod, Non-Cone, Ocular Photoreceptors," *Science* 284, no. 5413 (1999): 502–4.

34. R. J. Lucas et al., "Regulation of the Mammalian Pineal by Non-Rod, Non-Cone, Ocular Photoreceptors," *Science* 284, no. 5413 (1999): 505–7.

35. S. Panda et al., "Melanopsin (Opn4) Requirement for Normal Light-Induced Circadian Phase Shifting," *Science* 298, no. 5601 (2002): 2213–16.

36. N. F. Ruby et al., "Role of Melanopsin in Circadian Responses to Light," Science 298, no. 5601 (2002): 2211–13.

37. S. Hattar et al., "Melanopsin-Containing Retinal Ganglion Cells: Architecture, Projections, and Intrinsic Photosensitivity," *Science* 295, no. 5557 (2002): 1065–70.

38. D. M. Berson, F. A. Dunn, and M. Takao, "Phototransduction by Retinal Ganglion Cells That Set the Circadian Clock," *Science* 295, no. 5557 (2002): 1070–73.

39. I. Provencio et al., "Melanopsin: An Opsin in Melanophores, Brain, and Eye," *Proceedings of the National Academy of Sciences of the United States of America* 95, no. 1 (1998): 340–45.

2장 생체리듬은 어떻게 작동하는가: 관건은 타이밍

1. R. J. Konopka and S. Benzer, "Clock Mutants of *Drosophila melanogaster,*" *Proceedings of the National Academy of Sciences of the United States of America* 68, no. 9 (1971): 2112–16.

2. S. Panda et al., "Coordinated Transcription of Key Pathways in the Mouse by the Circadian Clock," *Cell* 109, no. 3 (2002): 307–20.

3. D. K. Welsh, J. S. Takahashi, and S. A. Kay, "Suprachiasmatic Nucleus: Cell Autonomy and Network Properties," *Annual Review of Physiology* 72 (2010): 551–77.

4. R. E. Fargason et al., "Correcting Delayed Circadian Phase with Bright Light Therapy Predicts Improvement in ADHD Symptoms: A Pilot Study," *Journal of Psychiatric Research* 91 (2017): 105–10.

5. T. Roenneberg et al., "Epidemiology of the Human Circadian Clock," *Sleep Medicine Reviews* 11, no. 6 (2007): 429–38.

6. K. L. Toh et al., "An hPer2 Phosphorylation Site Mutation in Familial Advanced Sleep Phase Syndrome," *Science* 291, no. 5506 (2001): 1040–43.

7. Y. He et al., "The Transcriptional Repressor DEC2 Regulates Sleep Length in Mammals," *Science* 325, no. 5942 (2009): 866–70.

8. K. P. Wright, Jr. et al., "Entrainment of the Human Circadian Clock to the Natural Light-Dark Cycle," *Current Biology* 23, no. 16 (2013): 1554–58.

9. C. Vollmers et al., "Time of Feeding and the Intrinsic Circadian Clock Drive Rhythms in Hepatic Gene Expression," *Proceedings of the National Academy of Sciences of the United States of America* 106, no. 50 (2009): 21453–58.

10. D. M. Edgar et al., "Influence of Running Wheel Activity on Free-Running Sleep/Wake and Drinking Circadian Rhythms in Mice," *Physiology & Behavior* 50, no. 2 (1991): 373–78.

11. S. Brand et al., "High Exercise Levels Are Related to Favorable Sleep Patterns and Psychological Functioning in Adolescents: A Comparison of Athletes and Controls," *Journal of Adolescent Health* 46, no. 2 (2010): 133–41.

12. K. J. Reid et al., "Aerobic Exercise Improves Self-Reported Sleep and Quality of Life in Older Adults with Insomnia," *Sleep Medicine* 11, no. 9 (2010): 934–40.

13. S. S. Tworoger et al., "Effects of a Yearlong Moderate-Intensity Exercise and a Stretching Intervention on Sleep Quality in Postmenopausal Women," *Sleep* 26, no. 7 (2003): 830–36.

14. E. J. van Someren et al., "Long-Term Fitness Training Improves the Circadian Rest-Activity Rhythm in Healthy Elderly Males," *Journal of Biological Rhythms* 12, no. 2 (1997): 146–56.

3장 당신의 생체시계는 정상인가?

1. F. C. Bell and M. L. Miller, "Life Tables for the United States Social Security Area 1900–2100," Social Security Administration, https://www.ssa.gov/oact/NOTES/as120/LifeTables_Body.html.

2. C. R. Marinac et al., "Prolonged Nightly Fasting and Breast Cancer Prognosis," *JAMA Oncology* 2, no. 8 (2016): 1049–55.

3. A. J. Davidson et al., "Chronic Jet-Lag Increases Mortality in Aged Mice," *Current Biology* 16, no. 21 (2006): R914–16.

4. D. C. Mohren et al., "Prevalence of Common Infections Among Employees in Different Work Schedules," *Journal of Occupational and Environmental Medicine* 44, no. 11 (2002): 1003–11.

5. N. J. Schork, "Personalized Medicine: Time for One-Person Trials," *Nature* 520, no. 7549 (2015): 609–11.

6. B. J. Hahm et al., "Bedtime Misalignment and Progression of Breast Cancer," *Chronobiology International* 31, no. 2 (2014): 214–21.

7. E. L. McGlinchey et al., "The Effect of Sleep Deprivation on Vocal Expression of Emotion in Adolescents and Adults," *Sleep* 34, no. 9 (2011): 1233–41.

8. S. J. Wilson et al., "Shortened Sleep Fuels Inflammatory Responses to Marital Conflict: Emotion Regulation Matters," *Psychoneuroendocrinology* 79 (2017): 74–83.

9. S. Gill and S. Panda, "A Smartphone App Reveals Erratic Diurnal Eating Patterns in Humans That Can Be Modulated for Health Benefits," *Cell Metabolism* 22, no. 5 (2015): 789–98.

10. Ibid.

11. N. J. Gupta, V. Kumar, and S. Panda, "A Camera-Phone Based Study Reveals Erratic Eating Pattern and Disrupted Daily Eating-Fasting Cycle among Adults in India," *PLoS ONE* 12, no. 3 (2017): e0172852.

12. M. Ohayon et al., "National Sleep Foundation's Sleep Quality Recommendations: First Report," *Sleep Health* 3, no. 1 (2017): 6–19.

13. M. Hirshkowitz et al., "National Sleep Foundation's Sleep Time Duration Recommendations: Methodology and Results Summary," *Sleep Health* 1, no. 1 (2015): 40–43.

14. M. Hirshkowitz et al., "National Sleep Foundation's Updated Sleep Duration Recommendations: Final Report," *Sleep Health* 1, no. 4 (2015): 233–43.

4장 최고의 숙면을 위한 생체주기 코드

1. M. Hirshkowitz et al., "National Sleep Foundation's Sleep Time Duration Recommendations: Methodology and Results Summary," *Sleep Health* 1, no. 1 (2015): 40–43.

2. M. Hirshkowitz et al., "National Sleep Foundation's Updated Sleep Duration Recommendations: Final

Report," *Sleep Health* 1, no. 4 (2015): 233–43.

3. D. F. Kripke et al., "Mortality Associated with Sleep Duration and Insomnia," *Archives of General Psychiatry* 59, no. 2 (2002): 131–36.

4. G. Yetish et al., "Natural Sleep and Its Seasonal Variations in Three Pre-Industrial Societies," *Current Biology* 25, no. 21 (2015): 2862–68.

5. H. O. de la Iglesia et al., "Access to Electric Light Is Associated with Shorter Sleep Duration in a Traditionally Hunter-Gatherer Community," *Journal of Biological Rhythms* 30, no. 4 (2015): 342–50.

6. A. M. Williamson and A. M. Feyer, "Moderate Sleep Deprivation Produces Impairments in Cognitive and Motor Performance Equivalent to Legally Prescribed Levels of Alcohol Intoxication," *Occupational & Environmental Medicine* 57, no. 10 (2000): 649–55.

7. H. P. van Dongen et al., "The Cumulative Cost of Additional Wakefulness: Dose-Response Effects on Neurobehavioral Functions and Sleep Physiology from Chronic Sleep Restriction and Total Sleep Deprivation," *Sleep* 26, no. 2 (2003): 117–26.

8. R. E. Fargason et al., "Correcting Delayed Circadian Phase with Bright Light Therapy Predicts Improvement in ADHD Symptoms: A Pilot Study," *Journal of Psychiatric Research* 91 (2017): 105–10.

9. N. Kronfeld-Schor and H. Einat, "Circadian Rhythms and Depression: Human Psychopathology and Animal Models," *Neuropharmacology* 62, no. 1 (2012): 101–14.

10. M. E. Coles, J. R. Schubert, and J. A. Nota, "Sleep, Circadian Rhythms, and Anxious Traits," *Current Psychiatry Reports* 17, no. 9 (2015): 73.

11. S. E. Anderson et al., "Self-Regulation and Household Routines at Age Three and Obesity at Age Eleven: Longitudinal Analysis of the UK Millennium Cohort Study," *International Journal of Obesity* 41, no. 10 (2017): 1459–66.

12. A. W. McHill et al., "Impact of Circadian Misalignment on Energy Metabolism during Simulated Nightshift Work," *Proceedings of the National Academy of Sciences of the United States of America* 111, no. 48 (2014): 17302–7.

13. B. Martin, M. P. Mattson, and S. Maudsley, "Caloric Restriction and Intermittent Fasting: Two Potential Diets for Successful Brain Aging," *Ageing Research Reviews* 5, no. 3 (2006): 332–53.

14. S. Gill and S. Panda, "A Smartphone App Reveals Erratic Diurnal Eating Patterns in Humans That Can Be Modulated for Health Benefits," *Cell Metabolism* 22, no. 5 (2015): 789–98.

15. S. J. Crowley and C. I. Eastman, "Human Adolescent Phase Response Curves to Bright White Light," *Journal of Biological Rhythms* 32, no. 4 (2017): 334–44.

16. J. A. Evans et al., "Dim Nighttime Illumination Alters Photoperiodic Responses of Hamsters through the Intergeniculate Leaflet and Other Photic Pathways," *Neuroscience* 202 (2012): 300–308.

17. L. S. Gaspar et al., "Obstructive Sleep Apnea and Hallmarks of Aging," *Trends in Molecular Medicine* 23, no. 8 (2017): 675–92.

18. E. Ferracioli-Oda, A. Qawasmi, and M. H. Bloch, "Meta-Analysis: Melatonin for the Treatment of

Primary Sleep Disorders," PLoS ONE 8, no. 5 (2013): e63773.

5장 체중 감량을 위해 생체시계를 설정하라: 시간제한 식사법

1. C. M. McCay and M. F. Crowell, "Prolonging the Life Span," *Scientific Monthly* 39, no. 5 (1934): 405–14.

2. S. K. Das, P. Balasubramanian, and Y. K. Weerasekara, "Nutrition Modulation of Human Aging: The Calorie Restriction Paradigm," *Molecular and Cellular Endocrinology* 455 (2017): 148–57.

3. A. Kohsaka et al., "High-Fat Diet Disrupts Behavioral and Molecular Circadian Rhythms in Mice," *Cell Metabolism* 6, no. 5 (2007): 414–21.

4. M. Hatori et al., "Time-Restricted Feeding without Reducing Caloric Intake Prevents Metabolic Diseases in Mice Fed a High-Fat Diet," *Cell Metabolism* 15, no. 6 (2012): 848–60.

5. A. Chaix et al., "Time-Restricted Feeding Is a Preventative and Therapeutic Intervention against Diverse Nutritional Challenges," *Cell Metabolism* 20, no. 6 (2014): 991–1005.

6. A. Zarrinpar et al., "Diet and Feeding Pattern Affect the Diurnal Dynamics of the Gut Microbiome," *Cell Metabolism* 20, no. 6 (2014): 1006–17.

7. V. A. Acosta-Rodriguez et al., "Mice under Caloric Restriction Self-Impose a Temporal Restriction of Food Intake as Revealed by an Automated Feeder System," *Cell Metabolism* 26, no. 1 (2017): 267–77.e2.

8. M. Garaulet et al., "Timing of Food Intake Predicts Weight Loss Effectiveness," *International Journal of Obesity* 37, no. 4 (2013): 604–11.

9. S. Gill and S. Panda, "A Smartphone App Reveals Erratic Diurnal Eating Patterns in Humans That Can Be Modulated for Health Benefits," *Cell Metabolism* 22, no. 5 (2015): 789–98.

10. T. Moro et al., "Effects of Eight Weeks of Time-Restricted Feeding (16/8) on Basal Metabolism, Maximal Strength, Body Composition, Inflammation, and Cardiovas-cular Risk Factors in Resistance-Trained Males," *Journal of Translational Medicine* 14 (2016): 290.

11. J. Rothschild et al., "Time-Restricted Feeding and Risk of Metabolic Disease: A Review of Human and Animal Studies," *Nutrition Reviews* 72, no. 5 (2014): 308–18.

12. T. Ruiz-Lozano et al., "Timing of Food Intake Is Associated with Weight Loss Evolution in Severe Obese Patients after Bariatric Surgery," *Clinical Nutrition* 35, no. 6 (2016): 1308–14.

13. A. W. McHill et al., "Later Circadian Timing of Food Intake Is Associated with Increased Body Fat," *American Journal of Clinical Nutrition* 106, no. 6 (2017): 1213–19.

14. National Institute of Diabetes and Digestive and Kidney Diseases, "Digestive Diseases Statistics for the United States," https://www.niddk.nih.gov/health-information/health-statistics/digestive-diseases.

15. McHill, "Later Circadian Timing."

16. J. Suez et al., "Artificial Sweeteners Induce Glucose Intolerance by Altering the Gut Microbiota," Nature

514, no. 7521 (2014): 181–86.

6장 생체시계로 학습과 일의 효율을 높인다

1. J. S. Durmer and D. F. Dinges, "Neurocognitive Consequences of Sleep Deprivation," Seminars in Neurology 25, no. 1 (2005): 117–29.

2. S. M. Greer, A. N. Goldstein, and M. P. Walker, "The Impact of Sleep Deprivation on Food Desire in the Human Brain," Nature Communications 4 (2013): article no. 2259.

3. R. Stickgold, "Sleep-Dependent Memory Consolidation," Nature 437, no. 7063 (2005): 1272–78.

4. T. A. LeGates et al., "Aberrant Light Directly Impairs Mood and Learning through Melanopsin-Expressing Neurons," Nature 491, no. 7425 (2012): 594–98.

5. M. Boubekri, et al., "Impact of Windows and Daylight Exposure on Overall Health and Sleep Quality of Office Workers: A Case-Control Pilot Study," Journal of Clinical Sleep Medicine 10, no. 6 (2014): 603–11.

6. P. Meerlo, A. Sgoifo, and D. Suchecki, "Restricted and Disrupted Sleep: Effects on Autonomic Function, Neuroendocrine Stress Systems and Stress Responsivity," Sleep Medicine Reviews 12, no. 3 (2008): 197–210.

7. J. A. Foster and K. A. McVey Neufeld, "Gut-Brain Axis: How the Microbiome Influences Anxiety and Depression," Trends in Neurosciences 36, no. 5 (2013): 305–12.

8. S. J. Kentish and A. J. Page, "Plasticity of Gastro-Intestinal Vagal Afferent Endings," Physiology & Behavior 136 (2014): 170–78.

9. L. A. Reyner et al., "'Post-Lunch' Sleepiness During Prolonged, Monotonous Driving—Effects of Meal Size," Physiology & Behavior 105, no. 4 (2012): 1088–91.

10. M. S. Ganio, et al., "Mild Dehydration Impairs Cognitive Performance and Mood of Men," British Journal of Nutrition 106, no. 10 (2011): 1535–43.

11. T. Partonen and J. Lönnqvist, "Bright Light Improves Vitality and Alleviates Distress in Healthy People," Journal of Affective Disorders 57, no. 1–3 (2000): 55–61.

12. D. H. Avery et al., "Bright Light Therapy of Subsyndromal Seasonal Affective Disorder in the Workplace: Morning vs. Afternoon Exposure," Acta Psychiatrica Scandinavica 103, no. 4 (2001): 267–74.

13. C. Cajochen et al., "Evening Exposure to a Light-Emitting Diodes (LED)-Backlit Computer Screen Affects Circadian Physiology and Cognitive Performance," Journal of Applied Physioliology 110, no. 5 (2011): 1432–38.

14. A. M. Chang et al., "Evening Use of Light-Emitting eReaders Negatively Affects Sleep, Circadian

Timing, and Next-Morning Alertness," *Proceedings of the National Academy of Sciences of the United States of America* 112, no. 4 (2015): 1232–37.

15. M. P. Mattson and R. Wan, "Beneficial Effects of Intermittent Fasting and Caloric Restriction on the Cardiovascular and Cerebrovascular Systems," *Journal of Nutritional Biochemistry* 16, no. 3 (2005): 129–37.

16. R. K. Dishman et al., "Neurobiology of Exercise," *Obesity* 14, no. 3 (2006): 345–56.

17. E. Guallar, "Coffee Gets a Clean Bill of Health," *BMJ* 359 (2017): j5356.

18. R. Poole et al., "Coffee Consumption and Health: Umbrella Review of Meta-Analyses of Multiple Health Outcomes," BMJ 359 (2017): j5024.

19. I. Clark and H. P. Landolt, "Coffee, Caffeine, and Sleep: A Systematic Review of Epidemiological Studies and Randomized Controlled Trials," *Sleep Medicine Reviews* 31 (2017): 70–78.

20. J. Shearer and T. E. Graham, "Performance Effects and Metabolic Consequences of Caffeine and Caffeinated Energy Drink Consumption on Glucose Disposal," *Nutrition Reviews* 72, Suppl. 1 (2014): 121–36.

21. T. M. Burke et al., "Effects of Caffeine on the Human Circadian Clock In Vivo and In Vitro," *Science Translational Medicine* 7, no. 35 (2015): 305ra146.

22. S. Grossman, "These Are the Most Popular Starbucks Drinks Across the U.S.," *Time*, July 1, 2014.

23. H. P. van Dongen and D. F. Dinges, "Sleep, Circadian Rhythms, and Psychomotor *Vigilance*," Clinics in Sports Medicine 24, no. 2 (2005): 237–49.

24. B. L. Smarr, "Digital Sleep Logs Reveal Potential Impacts of Modern Temporal Structure on Class Performance in Different Chronotypes," *Journal of Biological Rhythms* 30, no. 1 (2015): 61–67.

25. K. Wahlstrom, "Changing Times: Findings from the First Longitudinal Study of Later High School Start Times," *National Association of Secondary School Principals Bulletin* 86, no. 633 (2002): 3–21.

26. J. Boergers, C. J. Gable, and J. A. Owens, "Later School Start Time Is Associated with Improved Sleep and Daytime Functioning in Adolescents," *Journal of Developmental and Behavioral Pediatrics* 35, no. 1 (2014): 11–17.

27. J. A. Owens, K. Belon, and P. Moss, "Impact of Delaying School Start Time on Adolescent Sleep, Mood, and Behavior," *Archives of Pediatric & Adolescent Medicine* 164, no. 7 (2010): 608–14.

7장 생체리듬에 맞게 운동하라

1. M. S. Tremblay et al., "Physiological and Health Implications of a Sedentary Lifestyle," *Applied Physiology, Nutrition, and Metabolism* 35, no. 6 (2010): 725–40.

2. T. Althoff et al., "Large-Scale Physical Activity Data Reveal Worldwide Activity Inequality," *Nature* 547, no. 7663 (2017): 336–39.

3. D. R. Bassett, P. L. Schneider, and G. E. Huntington, "Physical Activity in an Old Order Amish Community," *Medicine and Science in Sports and Exercise* 36, no. 1 (2004): 79–85.

4. H. O. de la Iglesia et al., "Access to Electric Light Is Associated with Shorter Sleep Duration in a Traditionally Hunter-Gatherer Community," *Journal of Biological Rhythms* 30, no. 4 (2015): 342–50.

5. T. Kubota et al., "Interleukin-15 and Interleukin-2 Enhance Non-REM Sleep in Rabbits," *American Journal of Physiology: Regulatory Integrative and Comparative Physiology* 281, no. 3 (2001): R1004–12.

6. Y. Li et al., "Association of Serum Irisin Concentrations with the Presence and Severity of Obstructive Sleep Apnea Syndrome," *Journal of Clinical Laboratory Analysis* 31, no. 5 (2016): e22077.

7. K. M. Awad et al., "Exercise Is Associated with a Reduced Incidence of Sleep-Disordered Breathing," *American Journal of Medicine* 125, no. 5 (2012): 485–90.

8. J. C. Ehlen et al., "Bmal1 Function in Skeletal Muscle Regulates Sleep," *eLife* 6 (2017): e26557.

9. E. Steidle-Kloc et al., "Does Exercise Training Impact Clock Genes in Patients with Coronary Artery Disease and Type 2 Diabetes Mellitus?" *European Journal of Preventive Cardiology* 23, no. 13 (2016): 1375–82.

10. N. Yang, and Q. J. Meng, "Circadian Clocks in Articular Cartilage and Bone: A Compass in the Sea of Matrices," *Journal of Biological Rhythms* 31, no. 5 (2016): 415–27.

11. E. A. Schroder et al., "Intrinsic Muscle Clock Is Necessary for Musculoskeletal Health," *Journal of Physiology* 593, no. 24 (2015): 5387–404.

12. S. Aoyama and S. Shibata, "The Role of Circadian Rhythms in Muscular and Osseous Physiology and Their Regulation by Nutrition and Exercise," *Frontiers in Neuroscience* 11 (2017): article no. 63.

13. E. Woldt et al., "Rev-erb-α Modulates Skeletal Muscle Oxidative Capacity by Regulating Mitochondrial Biogenesis and Autophagy," *Nature Medicine* 19, no. 8 (2013): 1039–46.

14. H. van Praag et al., "Running Enhances Neurogenesis, Learning, and Long-Term Potentiation in Mice," *Proceedings of the National Academy of Sciences of the United States of America* 96, no. 23 (1999): 13427–31.

15. J. L. Yang et al., "BDNF and Exercise Enhance Neuronal DNA Repair by Stimulating CREB-Mediated Production of Apurinic/Apyrimidinic Endonuclease 1," *NeuroMolecular Medicine* 16, no. 1 (2014): 161–74.

16. S. M. Nigam et al., "Exercise and BDNF Reduce Aβ Production by Enhancing A-Secretase Processing of APP," *Journal of Neurochemistry* 142, no. 2 (2017): 286–96.

17. W. D. van Marken Lichtenbelt et al., "Cold-Activated Brown Adipose Tissue in Healthy Men," *New England Journal of Medicine* 360, no. 15 (2009): 1500–1508.

18. V. Ouellet et al., "Brown Adipose Tissue Oxidative Metabolism Contributes to Energy Expenditure During Acute Cold Exposure in Humans," *Journal of Clinical Investigation* 122, no. 2 (2012): 545–52.

19. E. Thun et al., "Sleep, Circadian Rhythms, and Athletic Performance," *Sleep Medicine Reviews* 23 (2015): 1–9.

20. E. Facer-Childs and R. Brandstaetter, "The Impact of Circadian Phenotype and Time Since Awakening on Diurnal Performance in Athletes," *Current Biology* 25, no. 4 (2015): 518–22.

21. R. S. Smith, C. Guilleminault, and B. Efron, "Circadian Rhythms and Enhanced Athletic Performance in the National Football League," *Sleep* 20, no. 5 (1997): 362– 65.

22. N. A. King, V. J. Burley, and J. E. Blundell, "Exercise-Induced Suppression of Appetite: Effects on Food Intake and Implications for Energy Balance," *European Journal of Clinical Nutrition* 48, no. 10 (1994): 715–24.

23. E. A. Richter and M. Hargreaves, "Exercise, GLUT4, and Skeletal Muscle Glucose Uptake," *Physiological Reviews* 93, no. 3 (2013): 993–1017.

24. E. van Cauter et al., "Nocturnal Decrease in Glucose Tolerance during Constant Glucose Infusion," *Journal of Clinical Endocrinology and Metabolism* 69, no. 3 (189): 604–11.

25. J. Sturis et al., "24-Hour Glucose Profiles during Continuous or Oscillatory Insulin Infusion: Demonstration of the Functional Significance of Ultradian Insulin Oscillations," *Journal of Clinical Investigation* 95, no. 4 (1995): 1464–71.

26. H. H. Fullagar et al., "Sleep and Athletic Performance: The Effects of Sleep Loss on Exercise Performance, and Physiological and Cognitive Responses to Exercise," *Sports Medicine* 45, no. 2 (2015): 161–86.

27. A. Chaix et al., "Time-Restricted Feeding Is a Preventative and Therapeutic Intervention against Diverse Nutritional Challenges," *Cell Metabolism* 20, no. 6 (2014): 991–1005.

28. T. Moro et al., "Effects of Eight Weeks of Time-Restricted Feeding (16/8) on Basal Metabolism, Maximal Strength, Body Composition, Inflammation, and Cardiovascular Risk Factors in Resistance-Trained Males," *Journal of Translational Medicine* 14 (2016): article no. 290.

29. P. Puchalska and P. A. Crawford, "Multi-Dimensional Roles of Ketone Bodies in Fuel Metabolism, Signaling, and Therapeutics," *Cell Metabolism* 25, no. 2 (2017): 262–84.

30. King, Burley, and Blundell, "Exercise-Induced Suppression."

8장 전자기기 화면이 생체리듬을 방해한다

1. R. M. Lunn et al., "Health Consequences of Electric Lighting Practices in the Modern World: A Report on the National Toxicology Program's Workshop on Shift Work at Night, Artificial Light at Night, and Circadian Disruption," *Science of Total Environment* 607–8 (2017): 1073–84.

2. C. A. Czeisler et al., "Bright Light Induction of Strong (Type 0) Resetting of the Human Circadian Pacemaker," *Science* 244, no. 4910 (1989): 1328–33.

3. J. Xu et al., "Altered Activity-Rest Patterns in Mice with a Human Autosomal-Dominant Nocturnal Frontal Lobe Epilepsy Mutation in the β2 Nicotinic Receptor," *Molecular Psychiatry* 16, no. 10 (2011):

1048–61.

4. L. A. Kirkby and M. B. Feller, "Intrinsically Photosensitive Ganglion Cells Contribute to Plasticity in Retinal Wave Circuits," *Proceedings of the National Academy of Sciences of the United States of America* 110, no. 29 (2013): 12090–95.

5. J. M. Renna, S. Weng, and D. M. Berson, "Light Acts through Melanopsin to Alter Retinal Waves and Segregation of Retinogeniculate Afferents," *Nature Neuroscience* 14, no. 7 (2011): 827–29.

6. J. Parent, W. Sanders, and R. Forehand, "Youth Screen Time and Behavioral Health Problems: The Role of Sleep Duration and Disturbances," *Journal of Developmental and Behavioral Pediatrics* 37, no. 4 (2016): 277–84.

7. *The Nielsen Total Audience Report: Q2 2017*, http://www.nielsen.com/us/en/insights/reports/2017/the-nielsen-total-audience-q2-2017.html.

8. I. Provencio et al., "Melanopsin: An Opsin in Melanophores, Brain, and Eye," *Proceedings of the National Academy of Sciences of the United States of America* 95, no. 1 (1998): 340–45.

9. P. A. Good, R. H. Taylor, and M. J. Mortimer, "The use of tinted glasses in childhood migraine." *Headache* 31 (1991): 533–536.

10. S. Vásquez-Ruiz et al., "A Light/Dark Cycle in the NICU Accelerates Body Weight Gain and Shortens Time to Discharge in Preterm Infants," *Early Human Development* 90, no. 9 (2014): 535–40.

11. P. A. Regidor et al., "Identification and Prediction of the Fertile Window with a New Web-Based Medical Device Using a Vaginal Biosensor for Measuring the Circadian and Circamensual Core Body Temperature," *Gynecological Endocrinology* 34, no. 3 (2018): 256–60.

12. X. Li et al., "Digital Health: Tracking Physiomes and Activity Using Wearable Biosensors Reveals Useful Health-Related Information," *PLoS Biology* 15, no. 1 (2017): e2001402.

13. C. Skarke et al., "A Pilot Characterization of the Human Chronobiome," *Scientific Reports* 7 (2017): article no. 17141.

14. D. Zeevi et al., "Personalized Nutrition by Prediction of Glycemic Responses," *Cell* 163, no. 5 (2015): 1079–94.

9장 생체시계가 장내미생물과 소화기관에 끼치는 영향

1. J. G. Moore, "Circadian Dynamics of Gastric Acid Secretion and Pharmacodynamics of H2 Receptor Blockade," *Annals of the New York Academy of Sciences* 618 (1991): 150–58.

2. K. Spiegel et al., "Brief Communication: Sleep Curtailment in Healthy Young Men Is Associated with Decreased Leptin Levels, Elevated Ghrelin Levels, and Increased Hunger and Appetite," *Annals of Internal Medicine* 141, no. 11 (2004): 846–50.

3. S. Taheri et al., "Short Sleep Duration Is Associated with Reduced Leptin, Elevated Ghrelin, and

Increased Body Mass Index," *PLoS Medicine* 1, no. 3 (2004): e62.

4. J. Bradwejn, D. Koszycki, and G. Meterissian, Cholecystokinin-tetrapeptide Induces Panic Attacks in Patients with Panic Disorder. *Can J Psychiatry* 35 (1990): 83–85.

5. L. M. Ubaldo-Reyes, R. M. Buijs, C. Escobar, and M. Angeles-Castellanos, "Scheduled Meal Accelerates Entrainment to a 6-H Phase Advance by Shifting Central and Peripheral Oscillations in Rats," *European Journal of Neuroscience* 46, no. 3 (2017): 1875–86.

6. C. A. Thaiss et al., "Transkingdom Control of Microbiota Diurnal Oscillations Promotes Metabolic Homeostasis," *Cell* 159, no. 3 (2014): 514–29.

7. P. J. Turnbaugh et al., "Diet-Induced Obesity is Linked to Marked but Reversible Alterations in the Mouse Distal Gut Microbiome," *Cell Host & Microbe* 3, no. 4 (2008): 213–23.

8. Thaiss, "Transkingdom Control of Microbiota Diurnal Oscillations."

9. A. Zarrinpar et al., "Diet and Feeding Pattern Affect the Diurnal Dynamics of the Gut Microbiome," *Cell Metabolism* 20, no. 6 (2014): 1006–17.

10. J. A. Foster and K. A. McVey Neufeld, "Gut-Brain Axis: How the Microbiome Influences Anxiety and Depression," *Trends in Neurosciences* 36, no. 5 (2013): 305–12.

11. B. Chassaing et al., "Dietary Emulsifiers Impact the Mouse Gut Microbiota Promoting Colitis and Metabolic Syndrome," *Nature* 519, no. 7541 (2015): 92–96.

12. B. Chassaing et al., "Dietary Emulsifiers Directly Alter Human Microbiota Composition and Gene Expression Ex Vivo Potentiating Intestinal Inflammation," *Gut* 66, no. 8 (2017): 1414–27.

13. M. S. Desai et al., "A Dietary Fiber–Deprived Gut Microbiota Degrades the Colonic Mucus Barrier and Enhances Pathogen Susceptibility," *Cell* 167, no. 5 (2016): 1339–53.

14. D. Hranilovic et al., "Hyperserotonemia in Adults with Autistic Disorder," *Journal of Autism and Developmental Disorders* 37, no. 10 (2007): 1934–40.

15. D. F. MacFabe et al., "Effects of the Enteric Bacterial Metabolic Product Propionic Acid on Object-Directed Behavior, Social Behavior, Cognition, and Neuroinflammation in Adolescent Rats: Relevance to Autism Spectrum Disorder," *Behavioural Brain Research* 217, no. 1 (2011): 47–54.

16. K. Segawa et al., "Peptic Ulcer Is Prevalent among Shift Workers," *Digestive Diseases and Sciences* 32, no. 5 (1987): 449–53.

17. R. Shaker et al., "Nighttime Heartburn Is an Under-Appreciated Clinical Problem That Impacts Sleep and Daytime Function: The Results of a Gallup Survey Conducted on Behalf of the American Gastroenterological Association," *American Journal of Gastroenterology* 98, no. 7 (2003): 1487–93.

18. J. Leonard, J. K. Marshall, and P. Moayyedi, "Systematic Review of the Risk of Enteric Infection in Patients Taking Acid Suppression," *American Journal of Gastroenterology* 102, no. 9 (2007): 2047–56.

19. R. J. Hassing et al., "Proton Pump Inhibitors and Gastroenteritis," *European Journal of Epidemiology* 31, no. 10 (2016): 1057–63.

20. T. Antoniou et al., "Proton Pump Inhibitors and the Risk of Acute Kidney Injury in Older Patients: A

Population-Based Cohort Study," *CMAJ Open* 3, no. 2 (2015): E166–71.

21. M. L. Blank et al., "A Nationwide Nested Case-Control Study Indicates an Increased Risk of Acute Interstitial Nephritis with Proton Pump Inhibitor Use," *Kidney International* 86, no. 4 (2014): 837–44.

22. P. Malfertheiner, A. Kandulski, and M. Venerito, "Proton-Pump Inhibitors: Understanding the Complications and Risks," *Nature Reviews: Gastroenterology & Hepatology* 14, no. 12 (2017): 697–710.

23. T. Ito and R. T. Jensen, "Association of Long-Term Proton Pump Inhibitor Therapy with Bone Fractures and Effects on Absorption of Calcium, Vitamin B12, Iron, and Magnesium," *Current Gastroenterology Reports* 12, no. 6 (2010): 448–57.

10장 비만, 당뇨, 심장 질환 등 대사증후군에 대처하는 법

1. National Institute of Diabetes and Digestive and Kidney Diseases, "Health Risks of Being Overweight," https://www.niddk.nih.gov/health-information/weight-management/health-risks-overweight.

2. Y. Ma et al., "Association Between Eating Patterns and Obesity in a Free-Living US Adult Population," *American Journal of Epidemiology* 158, no. 1 (2003): 85–92.

3. A. K. Kant and B. I. Graubard, "40-Year Trends in Meal and Snack Eating Behaviors of American Adults," *Journal of the Academy of Nutrition and Dietetics* 115, no. 1 (2015): 50–63.

4. S. Gill and S. Panda, "A Smartphone App Reveals Erratic Diurnal Eating Patterns in Humans That Can Be Modulated for Health Benefits," *Cell Metabolism* 22, no. 5 (2015): 789–98.

5. N. J. Gupta, V. Kumar, and S. Panda, "A Camera-Phone Based Study Reveals Erratic Eating Pattern and Disrupted Daily Eating-Fasting Cycle among Adults in India," *PLoS ONE* 12, no. 3 (2017): e0172852.

6. A. J. Stunkard, W. J. Grace, and H. G. Wolff, "The Night-Eating Syndrome: A Pattern of Food Intake among Certain Obese Patients," *American Journal of Medicine* 19, no. 1 (1955): 78–86.

7. E. Takeda et al., "Stress Control and Human Nutrition," *Journal of Medical Investigation* 51, no. 3–4 (2004): 139–45.

8. Z. Liu et al., "PER1 Phosphorylation Specifies Feeding Rhythm in Mice," *Cell Reports* 7, no. 5 (2014): 1509–20.

9. T. Tuomi et al., "Increased Melatonin Signaling Is a Risk Factor for Type 2 Diabetes," *Cell Metabolism* 23, no. 6 (2016): 1067–77.

10. M. Watanabe et al., "Bile Acids Induce Energy Expenditure by Promoting Intracellular Thyroid Hormone Activation," *Nature* 439, no. 7075 (2006): 484–89.

11. A. Chaix et al., "Time-Restricted Feeding Is a Preventative and Therapeutic Intervention against Diverse Nutritional Challenges," *Cell Metabolism* 20, no. 6 (2014): 991–1005.

12. P. N. Hopkins, "Molecular Biology of Atherosclerosis," *Physiological Reviews* 93, no. 3 (2013): 1317–1542.

13. D. Montaigne et al., "Daytime Variation of Perioperative Myocardial Injury in Cardiac Surgery and Its Prevention by Rev-Erbα Antagonism: A Single-Centre Propensity-Matched Cohort Study and a Randomised Study," *Lancet* 391, no. 10115 (2017): 59–69.

11장 면역력 강화와 암 치료 메커니즘

1. C. N. Bernstein et al., "Cancer Risk in Patients with Inflammatory Bowel Disease: A Population-Based Study," *Cancer* 91, no. 4 (2001): 854–62.
2. N. B. Milev and A. B. Reddy, "Circadian Redox Oscillations and Metabolism," *Trends in Endocrinology and Metabolism* 26, no. 8 (2015): 430–37.
3. N. Martinez-Lopez et al., "System-Wide Benefits of Internal Fasting by Autophagy," *Cell Metabolism* 26, no. 6 (2017): 856–71.
4. D. Cai et al., "Local and Systemic Insulin Resistance Resulting from Hepatic Activation of IKK-beta and NF-kappaB," *Nature Medicine* 11, no. 2 (2005): 183–90.
5. R. Narasimamurthy et al., "Circadian Clock Protein Cryptochrome Regulates the Expression of Proinflammatory Cytokines," *Proceedings of the National Academy of Sciences of the United States of America* 109, no. 31 (2012): 12662–67.
6. T. D. Girard et al., "Delirium as a Predictor of Long-Term Cognitive Impairment in Survivors of Critical Illness," *Critical Care Medicine* 38, no. 7 (2010): 1513–20.
7. S. Arumugam et al., "Delirium in the Intensive Care Unit," *Journal of Emergencies, Trauma, and Shock* 10, no. 1 (2017): 37–46.
8. B. van Rompaey et al., "The Effect of Earplugs during the Night on the Onset of Delirium and Sleep Perception: A Randomized Controlled Trial in Intensive Care Patients," *Critical Care* 16, no. 3 (2012): article no. R73.
9. A. Reinberg and F. Levi, "Clinical Chronopharmacology with Special Reference to NSAIDs," *Scandinavian Journal of Rheumatology: Supplement* 65 (1987): 118–22.
10. I. C. Chikanza, "Defective Hypothalamic Response to Immune and Inflammatory Stimuli in Patients with Rheumatoid Arthritis," *Arthritis Rheumatism* 35, no. 11 (1992): 1281–88.
11. F. Buttgereit et al., "Efficacy of Modified-Release versus Standard Prednisone to Reduce Duration of Morning Stiffness of the Joints in Rheumatoid Arthritis (CAPRA-1): A Double-Blind, Randomised Controlled Trial," *Lancet* 371, no. 9608 (2008): 205–14.
12. A. Ballesta et al., "Systems Chronotherapeutics," *Pharmacological Reviews* 69, no. 2 (2017): 161–99.
13. K. Spiegel, J. F. Sheridan, and E. van Cauter, "Effect of Sleep Deprivation on Response to Immunization," *JAMA: The Journal of the American Medical Association* 288, no. 12 (2002): 1471–72.
14. J. E. Long et al., "Morning Vaccination Enhances Antibody Response over Afternoon Vaccination: A

Cluster-Randomised Trial," *Vaccine* 34, no. 24 (2016): 2679–85.

15. O. Castanon-Cervantes, "Dysregulation of Inflammatory Responses by Chronic Circadian Disruption," *Journal of Immunology* 185, no. 10 (2010): 5796–805.

16. Y. M. Cissé et al., "Time-Restricted Feeding Alters the Innate Immune Response to Bacterial Endotoxin," *Journal of Immunology* 200, no. 2 (2018): 681–87.

17. J. Samulin Erdem et al., "Mechanisms of Breast Cancer Risk in Shift Workers: Association of Telomere Shortening with the Duration and Intensity of Night Work," *Cancer Medicine* 6, no. 8 (2017): 1988–97.

18. C. R. Marinac et al., "Prolonged Nightly Fasting and Breast Cancer Risk: Findings from NHANES (2009–2010)," *Cancer Epidemiology, Biomarkers & Prevention* 24, no. 5 (2015): 783–89.

19. E. Filipski et al., "Effects of Light and Food Schedules on Liver and Tumor Molecular Clocks in Mice," *Journal of the National Cancer Institute* 97, no. 7 (2005): 507–17.

20. M. W. Wu et al., "Effects of Meal Timing on Tumor Progression in Mice," *Life Sciences* 75, no. 10 (2004): 1181–93.

21. W. J. Hrushesky, "Circadian Timing of Cancer Chemotherapy," *Science* 228, no. 4695 (1985): 73–75.

22. R. Dallmann, A. Okyar, and F. Levi, "Dosing-Time Makes the Poison: Circadian Regulation and Pharmacotherapy," *Trends in Molecular Medicine* 22, no. 5 (2016): 430–35.

23. F. Levi et al., "Oxaliplatin Activity Against Metastatic Colorectal Cancer. A Phase II Study of 5-Day Continuous Venous Infusion at Circadian Rhythm Modulated Rate," *European Journal of Cancer* 29A, no. 9 (1993): 1280–84.

24. T. Matsuo et al., "Control Mechanism of the Circadian Clock for Timing of Cell Division In Vivo," *Science* 302, no. 5643 (2003): 255–59.

25. M. V. Plikus et al., "Local Circadian Clock Gates Cell Cycle Progression of Transient Amplifying Cells during Regenerative Hair Cycling," *Proceedings of the National Academy of Sciences of the United States of America* 110, no. 23 (2013): E2106–15.

26. S. Kiessling et al., "Enhancing Circadian Clock Function in Cancer Cells Inhibits Tumor Growth," *BMC Biology* 15 (2017): article no. 13.

27. G. Sulli et al., "Pharmacological Activation of REV-ERBs Is Lethal in Cancer and Oncogene-Induced Senescence," *Nature* 553, no. 7688 (2018): 351–55.

28. J. Marescaux et al., "Transatlantic Robot-Assisted Telesurgery," *Nature* 413, no. 6854 (2001): 379–80.

29. J. Marescaux et al., "Transcontinental Robot-Assisted Remote Telesurgery: Feasibility and Potential Applications," *Annals of Surgery* 235, no. 4 (2002): 487–92.

30. C. R. Marinac et al., "Prolonged Nightly Fasting and Breast Cancer Prognosis," *JAMA Oncology* 2, no. 8 (2016): 1049–55.

1. P. S. Eriksson et al., "Neurogenesis in the Adult Human Hippocampus," *Nature Medicine* 4, no. 11 (1998): 1313–17.

2. R. Noseda et al., "A Neural Mechanism for Exacerbation of Headache by Light," *Nature Neuroscience* 13, no. 2 (2010): 239–45.

3. J. Kim et al., "Implications of Circadian Rhythm in Dopamine and Mood Regulation," *Molecules and Cells* 40, no. 7 (2017): 450–56.

4. G. E. Davis and W. E. Lowell, "Evidence That Latitude Is Directly Related to Variation in Suicide Rates," *Canadian Journal of Psychiatry* 47, no. 6 (2002): 572–74.

5. T. Terao et al., "Effect of Latitude on Suicide Rates in Japan," *Lancet* 360, no. 9348 (2002): 1892.

6. C. L. Drake et al., "Shift Work Sleep Disorder: Prevalence and Consequences beyond That of Symptomatic Day Workers," *Sleep* 27, no. 8 (2004): 1453–62.

7. A. Azzi et al., "Network Dynamics Mediate Circadian Clock Plasticity," *Neuron* 93, no. 2 (2017): 441–50.

8. A. Azzi et al., "Circadian Behavior Is Light-Reprogrammed by Plastic DNA Methylation," *Nature Neuroscience* 17, no. 3 (2014): 377–82.

9. C. J. Madrid-Navarro et al., "Disruption of Circadian Rhythms and Delirium, Sleep Impairment and Sepsis in Critically Ill Patients: Potential Therapeutic Implications for Increased Light-Dark Contrast and Melatonin Therapy in an ICU Environment," *Current Pharmaceutical Design* 21, no. 24 (2015): 3453–68.

10. S. Vásquez-Ruiz et al., "A Light/Dark Cycle in the NICU Accelerates Body Weight Gain and Shortens Time to Discharge in Preterm Infants," *Early Human Development* 90, no. 9 (2014): 535–40.

11. K. Wulff et al., "Sleep and Circadian Rhythm Disruption in Psychiatric and Neurodegenerative Disease," *Nature Reviews: Neuroscience* 11, no. 8 (2010): 589–99.

12. L. Xie et al., "Sleep Drives Metabolite Clearance from the Adult Brain," *Science* 342, no. 6156 (2013): 373–77.

13. J. Mattis and A. Sehgal, "Circadian Rhythms, Sleep, and Disorders of Aging," *Trends in Endocrinology and Metabolism* 27, no. 4 (2016): 192–203.

14. J. E. Kang et al., "Amyloid-β Dynamics Are Regulated by Orexin and the Sleep-Wake Cycle," *Science* 326, no. 5955 (2009): 1005–7.

15. A. Di Meco, Y. B. Joshi, and D. Pratico, "Sleep Deprivation Impairs Memory, Tau Metabolism, and Synaptic Integrity of a Mouse Model of Alzheimer's Disease with Plaques and Tangles," *Neurobiology of Aging* 35, no. 8 (2014): 1813–20.

16. J. Vienne et al., "Age-Related Reduction of Recovery Sleep and Arousal Threshold in *Drosophila*," Sleep 39, no. 8 (2016): 1613–24.

17. A. Chaix and S. Panda, "Ketone Bodies Signal Opportunistic Food-Seeking Activity," *Trends in*

Endocrinology & Metabolism 27, no. 6 (2016): 350–52.

18. R. Chavan et al., "Liver-Derived Ketone Bodies Are Necessary for Food Anticipation," *Nature Communications* 7 (2016): article no. 10580.

19. M. P. Mattson, "Lifelong Brain Health Is a Lifelong Challenge: From Evolutionary Principles to Empirical Evidence," *Ageing Research Reviews* 20 (2015): 37–45.

20. H. B. Wang et al., "Time-Restricted Feeding Improves Circadian Dysfunction as Well as Motor Symptoms in the Q175 Mouse Model of Huntington's Disease," *eNeuro* 5, no. 1 (2018): doi: 10.1523/ENEURO.0431-17.2017.

21. M. C. Yoon et al., "Treadmill Exercise Suppresses Nigrostriatal Dopaminergic Neuronal Loss in 6-Hydroxydopamine-Induced Parkinson's Rats," *Neuroscience Letters* 423, no. 1 (2007): 12–17.

22. C. W. Cotman, N. C. Berchtold, and L. A. Christie, "Exercise Builds Brain Health: Key Roles of Growth Factor Cascades and Inflammation," *Trends in Neurosciences* 30, no. 9 (2007): 464–72.

23. A. J. Bruce-Keller et al., "Food Restriction Reduces Brain Damage and Improves Behavioral Outcome Following Excitotoxic and Metabolic Insults," *Annals of Neurology* 45, no. 1 (1999): 8–15.

24. M. L. Inder, M. T. Crowe, and R. Porter, "Effect of Transmeridian Travel and Jetlag on Mood Disorders: Evidence and Implications," *Australian and New Zealand Journal of Psychiatry* 50, no. 3 (2016): 220–27.

25. L. Yin et al., "Nuclear Receptor Rev-erbα Is a Critical Lithium-Sensitive Component of the Circadian Clock," *Science* 311, no. 5763 (2006): 1002–5.

26. Emily Manoogian, "A Prized Life: A Glimpse into the Life of Nobel Laureate, Dr. Roger Guillemin," *myCircadianClock* (blog), May 6, 2016, http://blog.mycircadian clock.org/a-prized-life-a-glimpse-into-the-life-of-nobel-laureate-dr-roger-guille min/.

생체리듬의 과학

초판 1쇄 발행 2020년 1월 30일
4쇄 발행 2023년 9월 20일

지은이 사친 판다 | 옮긴이 김수진
펴낸이 오세인 | 펴낸곳 세종서적(주)

주간 정소연
편집 최정미 | 디자인 김진희 | 인쇄 천광인쇄
마케팅 임종호 | 경영지원 홍성우

출판등록 1992년 3월 4일 제4-172호
주소 서울시 광진구 천호대로132길 15, 세종 SMS 빌딩 3층
전화 경영지원 (02)778-4179, 마케팅 (02)775-7011 | 팩스 (02)776-4013
홈페이지 www.sejongbooks.co.kr | 네이버 포스트 post.naver.com/sejongbooks
페이스북 www.facebook.com/sejongbooks | 원고 모집 sejong.edit@gmail.com

ISBN 978-89-8407-778-2 03510